医学影像诊断学

YIXUE YINGXIANG ZHENDUANXUE

（第3版）

主 编 魏晓洁 阴祖栋

副主编 甘 洁 吴雪玲 姜相森 田 宁

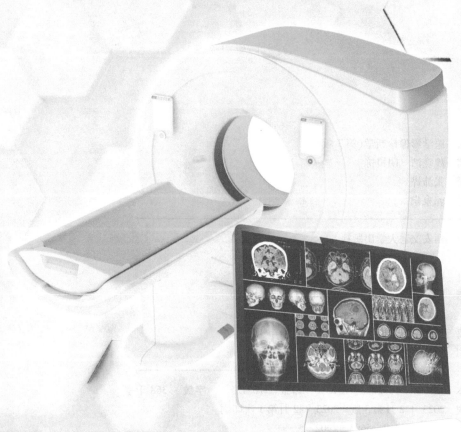

U0282095

西安交通大学出版社
XI'AN JIAOTONG UNIVERSITY PRESS

国家一级出版社
全国百佳图书出版单位

图书在版编目(CIP)数据

医学影像诊断学 / 魏晓洁,阴祖栋主编. —3 版. —西安:西安交通大学出版社,2023.2
ISBN 978-7-5693-2902-5

Ⅰ.①医…　Ⅱ.①魏…②阴…　Ⅲ.①影像诊断—医学院校—教材　Ⅳ.①R445

中国版本图书馆 CIP 数据核字(2022)第 218233 号

书　　名	医学影像诊断学(第 3 版)
主　　编	魏晓洁　阴祖栋
责任编辑	张沛烨
责任校对	郭泉泉

出版发行	西安交通大学出版社
	(西安市兴庆南路 1 号　邮政编码 710048)
网　　址	http://www.xjtupress.com
电　　话	(029)82668357　82667874(市场营销中心)
	(029)82668315(总编办)
传　　真	(029)82668280
印　　刷	西安五星印刷有限公司

开　　本	787mm×1092mm　1/16　印张　16.125　字数　368 千字
版次印次	2023 年 2 月第 3 版　2023 年 2 月第 1 次印刷
书　　号	ISBN 978-7-5693-2902-5
定　　价	78.00 元

编　委　会

前 言
PREFACE

医学影像诊断学是利用各种影像设备使人体内部结构和器官成像,从而了解人体内部器官和组织的解剖、生理功能状况及病理改变,诊断疾病的一门学科。随着新技术、新方法在医学影像领域的广泛推广和应用,医学影像诊断在临床诊断中的价值越来越重要,传统教学模式已不能完全适应临床应用和学科发展的需求。为进一步提高影像医学与临床医学专业学生的职业素养、临床思维能力及解决实际问题的能力,山东医学高等专科学校影像诊断教研室与山东省立第三医院影像中心合作,结合自身教学经验和业务专长,对《医学影像诊断学》进行了第 2 次修订。

在修订过程中,努力遵循"三基"(基础理论、基本知识和基本技能)和"五性"(思想性、科学性、先进性、启发性和适用性)的教材编写原则,秉承"教师易授,学生易学"的教材编写要求,结合医学影像诊断学理论知识庞杂,理论、技能并重的学科特征,主要对以下内容进行修订:①重点介绍通过 X 线、计算机体层成像和磁共振成像技术对疾病进行诊断,删减了部分病种,选择人体各系统的常见病、多发病为教学内容;②增加了项目化教材的属性,将人体各系统疾病的影像诊断整合为 9 个项目,每个项目按病种又分设多个任务,任务后设"任务小结及评价"和"任务习题",引导学生课后对所学的理论知识及技能进行自我评价与总结,及时查缺补漏;③通过临床病例导入学习任务,设置真实工作情境,按照"医学基础—影像分析—诊断思维—临床应用"递进式设置子任务,引导学生自主探究与合作,从而培养其临床思维及解决问题的能力;④增设了数字内容,学生可使用手机扫描书中的二维码,完成"任务小结及评价"和"任务习题",进行理论和技能拓展。

本教材在前两版教材的基础上做了大胆的改革尝试,写作时虽力求严谨,但由于编者水平和时间有限,难免存在错误与不足之处,敬请读者批评指正。

《医学影像诊断学》编委会

2023 年 1 月

目 录
CATALOGUE

项目 1

认识常用医学影像学检查方法

任务1 X线成像

知识目标:掌握X线的产生及医用特性,X线成像原理及必备条件,常用的X线检查技术,X线图像特点,X线防护及数字X线成像。

技能目标:掌握X线图像分析的原则与步骤。

素质目标:尊敬、爱护患者,体现X线防护观念;尊重职业,自愿奉献医学事业。

【任务导入】

患者,女,25岁,单位组织体检,到放射科拍摄胸部X线片,结果如下(图1-1-1)。

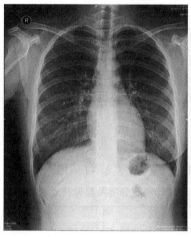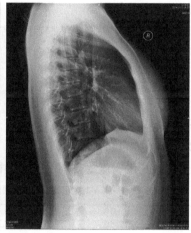

图1-1-1 胸部X线正、侧位片

影像表现 胸廓对称,肋骨走行自然,骨皮质连续,未见畸形及骨质破坏。气管、纵隔居中,无增宽。两肺门大小、位置、形态正常;两肺纹理走行自然,未见扭曲及聚拢;两肺野清晰,透光度好,未见实变及肿块影。心影形态、大小、位置正常。膈肌光整,双肋膈角锐利。

影像诊断 心、肺、膈未见异常。

【任务实施与分析】

一、认识X线及其医用特性

X线是一种波长很短的电磁波,波长范围为0.0006~50nm,用于人体医学成像的波长范围为0.008~0.031nm。X线能够进行人体成像,是因其具有以下特点。

1.穿透性(penetrability)

X线具有强穿透性,能够穿透可见光不能穿透的物体,但在穿透过程中有不同程度的吸收与衰减。穿透性是X线成像的基础。

2. 荧光效应（fluorescence）

X线能够激发荧光物质产生荧光。荧光效应是进行X线透视检查的基础。

3. 感光效应（photosensitization）

通过X线照射后，胶片上的溴化银离子（Ag⁺）被还原成金属银（Ag）而产生潜影。感光效应是X线摄影的基础。

4. 电离效应（ionization effect）

X线穿过人体，使机体与细胞结构发生生物学改变，可产生损伤，甚至是坏死。电离效应是进行X线检查时需要进行防护的原因。

二、X线的成像原理及条件

具有穿透力的X线穿过不同密度、不同厚度的人体组织后，导致不同程度的衰减，不同位置、不同衰减量的剩余X线在荧光屏上产生不同强度的荧光，或在胶片上产生不同程度感光，由此产生影像的过程即X线成像。

X线成像的必要条件如下。

（1）X线具有穿透性，能够穿透人体组织结构。

（2）被穿透的人体组织结构存在密度与厚度的差异，从而使X线在穿透人体的过程中产生不同程度的衰减。

（3）穿过人体后有差异的剩余X线不可见，必须显像在载体（荧光屏、胶片）上，才能获得有黑白对比、层次差异的X线图像。

三、X线图像上人体自然密度分类

正常人体组织结构的密度大体可分为高、中、低三种（表1-1-1）。

表1-1-1　正常人体组织结构的密度分类及显像特点

密度分类	人体组织结构	现象特点
高密度	骨、钙化灶	显示为白色
中等密度	软骨、肌肉、神经、实质性内脏（如肝、肾）等	显示为不同程度的灰色
低密度	脂肪以及存在于呼吸道、胃肠道、鼻窦等空腔内的气体	分别显示为灰黑色和深黑色

四、常用X线检查技术

常用X线检查技术包括常规检查、特殊检查和造影检查。

1. 常规检查

（1）透视（fluoroscopy）。透视的最大优势是可以动态观察，可通过转动体位进行多方向观察，常用于了解心脏大血管搏动、肺和膈肌的运动及胃肠蠕动等动态变化，但影像对比度及清晰度较差，患者所接受的辐射剂量较大，目前多作为补充检查。

（2）X线摄影（X-ray photography）。目前X线摄影是临床上最常规、最基础的影像学检查手段。其优点是应用范围广，图像清晰，空间分辨率高，可永久性保存，患者所接受的辐射剂量比透视少；缺点是检查区域为胶片大小所限制，不能动态观察，图像为重叠成像。

2. 特殊检查

现在常用的特殊检查主要是软X线摄影（soft X-ray photography），由钼靶产生波长较长的

X线,X线能量低、穿透力较弱,可提高软组织分辨力,常用于乳腺的检查。

其他特殊检查,如体层摄影、放大摄影、高千伏摄影等,目前已基本不再使用。

3. 造影检查

对于缺乏天然对比的组织或器官,可将高密度或低密度的物质引入器官或其周围组织间隙,使其产生对比以显影,即造影检查(contrast examination),引入的物质称为对比剂(contrast medium),可分为阴性对比剂和阳性对比剂。阴性对比剂也称低密度对比剂,其密度低,X线吸收少,常用的有空气等,主要用于关节腔造影。阳性对比剂也称高密度对比剂,其密度高,X线吸收多,常用的有硫酸钡和碘化合物。硫酸钡性质稳定,服用安全,主要用于胃肠道造影。碘化合物分为无机碘和有机碘,无机碘以碘化油为代表,常用于支气管、子宫输卵管造影,也可用于肿瘤血管的栓塞治疗;非离子型有机碘毒副反应低,目前广泛用于尿路、动静脉的造影以及CT增强检查等。碘化合物的不良反应主要是过敏反应和肾毒性。

对比剂的引入方式分为直接引入法和间接引入法两种。①直接引入法:包括口服法(如食管、胃、肠的造影法),灌注法(如直肠、结肠灌注造影,逆行性尿路造影)等。②间接引入法:对比剂引入体内,经吸收或聚集,使脏器显影(如静脉肾盂造影等)。

五、X线的防护

X线检查过程中会对人体产生电离效应,过量照射会导致辐射损害,因此必须重视X线防护工作,保护患者和工作人员的健康,具体防护方法和措施如下。

1. 主动防护

尽量减少X线的发射量,不能一次大剂量或经常照射。如任务导入病例中,女性做胸部检查时应用辐射剂量小的胸片,而没有使用辐射剂量相对较大的透视。

2. 被动防护

缩小照射野,穿戴各种防护用品,遮挡重要部位,比如检查时,医生常用铅围裙对患者的性腺进行遮挡。

六、数字X线成像

1. 计算机X线摄影

计算机X线摄影(computed radiography,CR)是应用成像板(image plate,IP)替代胶片,记录穿过人体后的X线影像信息,用激光扫描仪将记录在IP上的影像信息以数字形式读出,经过处理、显示等步骤,形成数字化图像。

CR提高了图像的分辨率和病变显示能力,降低了X线辐射剂量,实现了X线摄影信息的数字化,可采用计算机技术实施各种图像后处理,有利于X线摄影信息的数字化存储和传输。

2. 数字X线摄影

数字X线摄影(digital radiography,DR)是用探测器作为X线的接收介质,直接把X线转换成电信号,然后通过数模转换形成数字图像,其省略了CR技术中激光读取这一步。

与CR相比,DR具有以下优点:①患者接受辐射剂量更小;②时间分辨力明显提高,仅仅数秒钟就能显示图像;③后处理图像的层次更加丰富。

3.数字减影血管造影

数字减影包括时间减影、能量减影、混合减影、动态数字减影体层摄影等。其中,时间减影是选择血管造影 CR 图像中的一帧无对比剂的图像为蒙片,一帧同一位置有对比剂的图像作为减影对,行数字减影处理,得到无其他组织遮盖的血管图像,主要用于血管造影。

数字减影血管造影(digital subtraction angiography,DSA)与常规血管造影相比,其密度分辨力和对比分辨力更高,对比剂用量更少,具备实时成像和绘制血管路径图的能力,有利于介入诊疗操作。

七、X 线图像的分析原则与步骤

X 线图像的分析原则为全面观察、具体分析、结合临床、综合诊断,分析步骤如下。

(1)阅读检查申请单,了解影像学检查的目的,包括初诊、复查疗效、进一步检查,为临床治疗提供更多依据。

(2)采用全面、对比、重点观察的方法,发现异常改变。

(3)详细分析异常表现,包括形态、大小、数量、密度、均匀性、周围改变等,明确其所代表的病理改变和意义。

(4)结合临床资料,如性别、年龄、家族史、症状体征、实验室检查等,进行综合分析,做出正确的诊断结论。

任务 2 计算机体层成像(CT)

【任务目标】

知识目标:掌握 CT 的基本成像原理、图像特点及常用检查技术。

技能目标:掌握 CT 的临床应用及图像分析的方法。

素质目标:尊敬、爱护患者,体现 X 线防护观念;尊重职业,自愿奉献医学事业。

【任务导入】

患者,女,64 岁,因咳嗽、咳痰、痰中带血 2 月余就诊。医生建议行胸部 CT 检查,结果如下(图 1 - 2 - 1)。

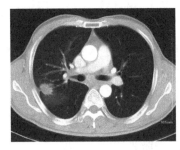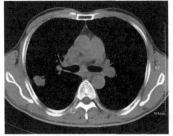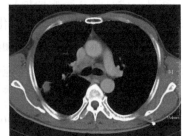

图 1 - 2 - 1 胸部 CT 平扫及增强扫描

影像表现　平扫示右肺上叶后段有一形态不规则软组织密度灶(CT值约31Hu),大小约 2.2cm×2.1cm,边缘见分叶、毛刺及炎性浸润,邻近胸膜向内凹陷;增强扫描示病灶CT值为 56Hu,纵隔内未见明显增大的淋巴结,未见胸腔积液。

影像诊断　右肺上叶后段周围型肺癌。

【任务实施与分析】

一、认识CT

计算机体层成像(computed tomography,CT)由英国电子工程师亨斯菲尔德(Hounsfield)发明。1972年,世界上第一台CT设备诞生,仅用于颅脑检查。同年4月,亨斯菲尔德在英国放射学年会上正式宣告了这一发明。

CT设备主要包括扫描部分、计算机系统、图像显示和存储系统三部分。①扫描部分:由X线管、探测器和扫描架组成。②计算机系统:将扫描收集到的信息数据进行储存运算。③图像显示和存储系统:将经计算机处理、重建的图像显示在显示器上,或用多幅照相机或激光照相机将图像摄下。

二、CT的成像原理

CT是用X线束对人体某部具有一定厚度的层面进行扫描,由探测器接收透过该层面的X线,转变为可见光后,由光电转换变为电信号,再经模拟/数字转换器(analog/digital converter)转为数字信号,输入计算机进行图像重建,最终以不同的灰阶形式进行图像显示。

三、CT的图像特点

CT图像是横断面图像、数字化图像重建的图像,具有很高的密度分辨力,这主要是通过CT的窗口技术实现的。

1.CT值

CT图像测量中用于表示组织密度的统一计量单位,称为亨氏单位(Hounsfield unit,Hu)。CT值的应用,使得原来仅靠肉眼比较、判断的组织密度差别,转变为量化比较。通过CT值可以确认不同组织和病变部位,是数字图像的一大优势。如骨皮质的CT值在1000Hu左右,水样组织多在0Hu左右,软组织大多在20~70Hu。

2.窗口技术

窗口技术是数字图像所特有的一种显示技术,它利用一幅图像可用不同的灰度在监视器上显示这一优势,来观察不同的组织差别。窗口技术中就出现了两个基本概念——窗宽(window width)和窗位(window level)。窗宽是指显示器中最亮灰阶所代表CT值与最暗灰阶所代表CT值的跨度;窗位是指窗宽上限所代表CT值与下限所代表CT值的中心值。要观察不同的组织或病变,必须选择适当的窗宽和窗位。

四、CT检查技术及图像后处理

1.CT检查技术

(1)平扫:指未用血管内对比剂的CT扫描。

(2)增强扫描(enhancement scan):指使用血管内对比剂后的CT扫描。

（3）高分辨力扫描（high resolution scan,HRCT）：指着重提高空间分辨力的扫描方式,主要用于观察骨的细微结构以及肺内微细结构。

2.CT图像后处理技术

（1）多方位重组（multi - planar reformation,MPR）：指将原始横断图像的数据叠加成三维数据,然后重新组合成冠状、矢状、斜位（或者曲面）断层图像（图1-2-2）。

（2）表面遮蔽显示（surface shaded display,SSD）：指将容积扫描数据按照表面数学模型进行计算处理,将超过预设信号阈值的相邻像素连接并重组,可极好地显示复杂、重叠结构的三维关系及相关结构的表面关系。该方法可用于显示血管表面形态,特别是突出血管瘤等异常结构。

（3）最大密度投影（maximum intensity projection,MIP）：指将扫描后的若干层图像叠加起来,把其中的高密度部分做一投影,低密度部分删掉,形成这些高密度部分三维结构的二维投影。该方法多用于血管成像（图1-2-3）。

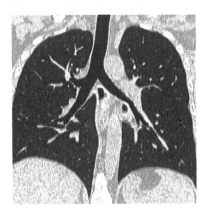

图1-2-2　多方位重组图像（MPR）

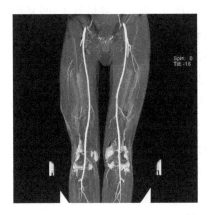

图1-2-3　最大密度投影图像（MIP）

（4）容积再现（volume rendering,VR）：以不同的灰阶（或色彩）,三维显示扫描容积内的各种结构（图1-2-4）。

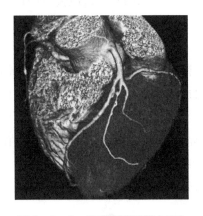

图1-2-4　容积再现图像（VR）

（5）CT仿真内镜（CT virtual endoscopy,CTVE）：在重建出三维立体图像的基础上,利用计算机远景投影功能,以腔内为视角,依次调整物屏距,产生被观察物体不断靠近模拟视点并逐渐放大的若干图像,将这些图像连续回放,在动态观察中产生类似真正内窥镜观察的效果,主要用于气管、胃肠道等空腔器官的内壁观察(图 1 - 2 - 5)。

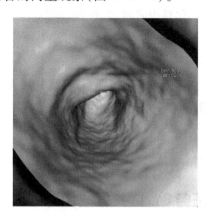

图 1 - 2 - 5　CT 仿真内镜图像(CTVE)

五、CT 的临床应用

CT 因其扫描速度快、断层成像、密度分辨力高等优势,已广泛应用于临床,但由于患者所接受的辐射剂量大,因此,不宜将其作为常规首选诊断手段,应综合考虑,合理选择应用。

1. 中枢神经系统疾病

CT 诊断价值较高,尤其对颅内肿瘤、感染性疾病、颅脑外伤、脑梗死、脑出血以及椎管内肿瘤与椎间盘突出等疾病诊断效果好。此外,CT 血管成像(CTA)已广泛应用于脑血管畸形、颅内动脉瘤等疾病的诊断,脑血流灌注显像用于超急性期脑梗死的诊断。

2. 头颈部疾病

CT 对眶内占位病变、早期鼻窦癌、中耳小胆脂瘤、听骨破坏与脱位、内耳骨迷路的轻微破坏、耳先天发育异常,以及鼻咽癌的早期发现等均有较高的诊断价值。

3. 肺部疾病

随着高分辨力 CT 的应用,CT 在胸部疾病诊断中优势愈加明显,能显示出胸部 X 线片难以发现的微小病灶,对肺部肿瘤、纵隔原发病变、肺间质病变及胸膜、膈肌、胸壁病变等做出诊断。

4. 心脏及大血管疾病

由于设备的改进,扫描时间缩短,以及心电门控等检查方法的应用,CT 在心脏大血管诊断上的应用日益受到人们的重视。CT 增强扫描可显示心脏及大血管的内腔形态,CTA 可用于诊断冠状动脉的狭窄及明确斑块的性质。

5. 腹部及盆部疾病

由于 CT 图像密度分辨力高,CT 可用于肝、胆、胰、脾、腹膜腔、腹膜后间隙、肾上腺及泌尿生殖系统疾病的诊断,尤其适用于对肿瘤性、炎症性和外伤性病变的诊断。

6. 骨骼关节系统疾病

骨骼关节系统疾病多可通过 X 线检查确诊,但 CT 对于显示细微的骨质改变等效果优于

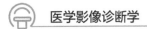
X线,此外,CT还可通过重建的图像显示长骨结构。

六、CT图像分析步骤

(1)阅读检查申请单,了解患者CT检查的目的与要求。

(2)观察CT图像上的信息,包括患者姓名、性别、年龄、检查号、检查部位与方法等。

(3)分辨图像类型,分辨平扫及增强图像,根据图像上显示的窗宽、窗位等信息判断出不同窗条件的图像,如肺窗、纵隔窗等。

(4)采用全面对比、重点观察的方法,逐帧观察每幅图像,先平扫后增强扫描。

(5)发现病灶后,对病灶进行详细分析,包括形态、大小、数目、轮廓、边缘、CT值、均匀性、相邻结构以及增强类型等。

(6)结合患者的临床资料,综合分析,做出诊断。

任务3　磁共振成像（MRI）

【任务目标】

知识目标:掌握MRI的基本原理、图像特点及常用技术。

技能目标:掌握MRI的临床应用及图像分析方法。

素质目标:尊敬、爱护患者;尊重职业,自愿奉献医学事业。

【任务导入】

患者,男,66岁,因鼻塞、流涕一周,发热伴乏力两天入院。医生建议行头颅MRI检查,结果如下(图1-3-1)。

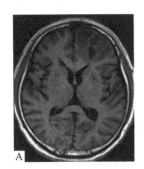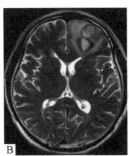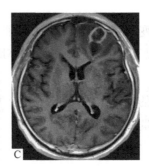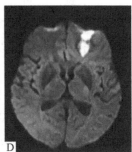

A. T_1WI;B. T_2WI;C. 增强T_1WI;D. DWI。

图1-3-1　头颅MRI

影像表现　左侧额叶类圆形病灶,T_1WI病灶中心为略高于脑脊液的低信号区,其外为略高信号环状影,周围为低信号水肿带,增强扫描见完整的环形强化;T_2WI高信号坏死灶周围有一低信号暗带,壁薄,光滑不连续;DWI呈高信号。

影像诊断　左侧额叶脑脓肿。

【任务实施与分析】

一、认识 MRI

磁共振成像（magnetic resonance imaging, MRI）是利用原子核在磁场内所产生的信号, 重建成像的一种影像技术。

第二次世界大战期间, 美国斯坦福大学的布洛赫和哈佛大学的铂赛尔带领各自的研究团队独立开展了核磁共振研究。他们几乎同时发现, 具有单数电子的原子核（质子）形成一个小磁场, 当人体被放置在一个强大的静磁场内时, 人体内原来杂乱无章的质子便排列整齐形成一个磁矩, 当外加一个与质子振动频率相同的射频场时, 磁矩发生主磁场方向和强度的变化, 射频场停止后, 主磁场又回到原来的方向和强度, 这就是核磁共振现象（nuclear magnetic resonance, NMR）。1972 年, 美国纽约州大学的劳特伯提出用 NMR 信号可以重建图像。1973 年, 英国诺丁汉大学的曼斯菲尔德等学者得出了用线性梯度场可有效获取核磁共振的空间分辨率的结论。他们的研究是 MRI 诞生的基础。1978 年以后, MRI 进入了快速发展时期, 20 世纪 90 年代后, MRI 进入了功能成像时期。

二、MRI 的成像原理

在磁共振现象中, 终止 RF 脉冲后, 质子将恢复到原来的平衡状态, 这个恢复过程称为弛豫。弛豫分为纵向弛豫和横向弛豫。纵向磁化从 0 恢复到最大, 其过程为纵向弛豫；横向磁化从最大减小到 0, 其过程为横向弛豫。纵向磁化由 0 恢复到最大数值的 63% 所需时间, 为纵向弛豫时间（T_1）；横向磁化由最大值衰减到 37% 所需的时间, 为横向弛豫时间（T_2）。

每个体素中氢质子的含量不同、氢质子受周围环境影响不同, 均会改变弛豫时间, 因此含有不同组织的体素之间会产生弛豫时间的差别, 把这些弛豫时间的差别用电信号记录下来并且数字化, 就成为磁共振成像的基础。

三、MRI 的图像特点

1. 多参数成像

MRI 成像参数主要包括 T_1、T_2 和质子密度等。在 MRI 检查中, 可分别获取同一层面的 T_1WI、T_2WI、PDWI 等多种不同参数的图像, 从而有利于显示正常组织与病变组织。

2. 多方位成像

MRI 可直接获得人体横断面（轴位）、冠状面、矢状面及任意斜面图像, 有利于解剖结构和病变的三维显示和定位。

3. 流空效应

由于血液在流动, 采集信号时, 受激励的血液已经流出了切面, 流入切面的是未受激励的血液, 所以流动的血液在磁共振图像上是没有信号的。流空效应可以识别血管的存在以及血液流速是否正常。

四、MRI 的常用新技术

1. 脂肪抑制

脂肪抑制是指将图像上脂肪的高信号抑制下去, 而非脂肪形成的高信号不被抑制、保持不变的技术。这样既可以验证高信号区是否是脂肪组织,也可以显示原先被脂肪高信号所掩盖的病灶。

2.磁共振血管成像(MRA)

MRA 是指应用特殊的扫描序列,使血流在图像中成为高信号,静止组织呈低信号,然后采用最大强度投影(MIP)等后处理技术,获取类似血管造影的三维血管成像的技术。该方法可用于血管形态异常的诊断。

3.磁共振水成像

磁共振水成像是采用长 TE 技术获取重 T_2WI,使富含相对静止的游离水的组织表现出高信号,而含水量少的组织信号被压低,形成暗背景的成像技术。其主要包括 MR 胰胆管造影(MRCP)、MR 尿路造影(MRU)、MR 脊髓造影(MRM)、MR 内耳成像、MR 涎腺成像等。

4.功能磁共振成像(fMRI)

fMRI 主要包括弥散成像(DWI)、灌注成像(PWI)等。

五、MRI 的临床应用

MRI 因多方位、多参数及无创性等优势,在全身各系统疾病的诊断中均有广泛应用。

1.中枢神经系统疾病

MRI 具有良好的软组织分辨率,在脑血管疾病、颅内感染、脑白质病变、发育畸形、颅脑肿瘤以及脊髓与椎管内病变的诊断方面,均有明显优势。

2.头颈部疾病

MRI 对头颈部疾病的诊断价值要明显优于 CT。

3.肺部疾病

MRI 对纵隔、肺门淋巴结肿大及占位性病变诊断价值较高,但一般不用于肺部疾病的诊断。

4.心脏及大血管疾病

MRI 对心脏和大血管疾病的诊断具有明显优势,无须使用对比剂即可清晰显示心脏和大血管的内腔结构,MRI 电影技术还可对心脏及大血管疾病进行动态观察。

5.腹部及盆部疾病

MRI 在肝脏疾病的诊断和鉴别诊断中具有重要价值;MRCP 对于胰胆管疾病的显示具有独特的优势;MRU 无须使用对比剂即可使尿路显影;在生殖系统疾病中,尤其是对肿瘤的诊断,MRI 具有重要价值。

6.骨骼关节系统疾病

MRI 可清晰显示半月板、关节软骨和关节韧带等疾病,对四肢的软组织肿瘤也有很好的显示效果。

六、MRI 图像分析步骤

(1)阅读检查申请单,了解患者检查的目的和要求。

（2）观察磁共振图像上的信息，包括患者姓名、性别、年龄、检查号、检查部位与方法等。

（3）分辨图像类型，如 T_1WI、T_2WI 等；分辨出平扫和增强扫描图像。

（4）采用全面对比、重点观察的方法，逐帧观察每幅图像，一般先 T_1WI、T_2WI，再阅读其他加权像；先平扫后增强扫描。

（5）发现病灶后，对病灶进行详细分析，包括形态、大小、数目、轮廓、边缘、信号高低、均匀性、相邻结构以及增强类型等。

（6）结合患者的临床资料，综合分析，做出诊断。

【拓展阅读】

人工智能在医学图像处理中的应用

人工智能（artificial intelligence，AI）是研究、开发用于模拟、延伸和扩展人的智能的理论、方法、技术及应用系统的一门技术科学，通常是指通过计算机程序来呈现人类智能的技术。近年来，随着深度学习的发展，AI 技术在医学领域取得了很多突破性进展，尤其体现在医学图像处理方面，前期主要包括 CT、MRI 和超声图像中病灶的智能识别、自动分割、三维重建和三维量化，以及后期的疾病智能诊断和预后评估。

一、医学影像和病理图像的智能分割

人体正常结构和病灶详细信息的精准获取，来源于对人体结构的边界精准分割，而且人体结构三维图像和三维形态学参数的获取，更依赖于二维影像学和病理学图像的分割。目前，基于 AI 的深度学习算法常被用于医学影像学图像，如 CT、MRI、超声和病理学图像的分析。一般在图像中选择一些具有一定准确几何形态规律的、相互变异较小的、边界比较清楚的人体组织结构，来进行深度学习算法或软件的训练，比如人体大脑、小脑、肝、肺、肾、脾、乳腺、甲状腺、骨骼肌等，尤其目前的研究在肝癌、肺癌等常见病、多发病的体现最多，往后的研究会逐渐向适合深度学习的，而又为常见病、多发病的实质性脏器疾病发展，如胰腺癌、食管癌、腮腺肿瘤等。

二、AI 辅助疾病诊断

疾病快速精准诊断是精准治疗的关键，传统的诊断存在医学诊断个体差异、耗时长、优势医疗资源相对匮乏等问题。AI 辅助疾病诊断包括疾病病灶检测和疾病分类、分期确诊，数据源主要来自人体影像学和病理学数据。在诊断效率上，AI 在某些疾病的诊断上水平已经超过了医生，并且在临床上开始使用，比如肺癌、皮肤癌、乳腺癌等这几类都是常见的肿瘤，但对其他疾病如胶质细胞瘤、宫颈癌、直肠癌的智能诊断还处于发展阶段。

三、AI 辅助疾病预后评估

AI 辅助疾病预后评估是目前为临床医生、患者及家属最关心的问题。通常采用回顾性的研究分析方法，构建疾病智能预后评估模型，进行预后风险性评估研究和手术、放疗以及新辅助化疗风险性评估。

总之，AI 是数字医学发展的新方向，为现代医学研究的主流热点，是未来医学发展的必然

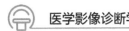

趋势。现在,医学 AI 尚处于弱人工智能时代,不具备沟通的功能和能力,仍然需要 AI 技术的不断提高和完善,以期早日实现人机智能交流。医学 AI 时代已经来临,我们亟须紧跟数字医学和 AI 时代步伐,激流勇进,为未来医学的创新和改革做出贡献。

节选自《第三军医大学学报》, 2021, 43(18):1707–1712,有删改

任务小结及评价　　　　　任务习题

项目 2

呼吸系统疾病的影像诊断

任务 1　呼吸系统正常及基本病变的影像表现

【任务目标】

知识目标:掌握正常胸部 X 线片及胸部 CT 表现;熟悉肺、支气管、胸膜的常见基本病变的影像征象;了解呼吸系统疾病的常用影像学检查方法。

技能目标:能够对胸部 X 线片及胸部 CT 影像表现进行阅片及分析,并能发现异常,进一步全面分析。

素质目标:尊敬、爱护患者,体现 X 线防护观念;培养实事求是、科学、严谨的工作态度。

【任务导入 1】

患者,男,50 岁,受凉后感冒、咳嗽。医生建议行胸部 X 线检查,结果如下(图 2-1-1)。

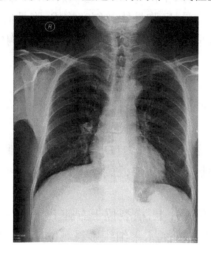

图 2-1-1　胸部 X 线正位片

影像表现　患者双侧胸廓对称,气管、纵隔居中,无增宽;两肺门影未见增大,两肺纹理稍增多、紊乱,两肺野清晰,透光度好。心影形态和大小未见异常。膈肌光整,双肋膈角锐利。

影像诊断　胸部未见明显异常。

【任务实施与分析】

一、胸部 X 线检查的常用体位

胸部 X 线检查常规拍摄正位片及侧位片。

1. 正位片

正位片的标准体位是后前位投照,前胸部靠片,双手叉腰并尽量内旋,身体保持稳定不动,深吸气后屏气摄片。正位片图像清晰,可显示两肺野,能最大程度发现病变。

2. 侧位片

双臂上举,常规左侧靠片,已知肺内有病变时,病变侧靠片。侧位片为正位片的补充,可显

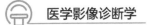

示胸部的前后关系,帮助进行病变的定位。

二、认识相关部位的影像结构

认识胸廓、胸膜、肺野、肺门、肺纹理的影像,并明确其所代表的解剖结构。

1.胸廓

胸廓由软组织和骨骼构成,正常时两侧对称。

(1)软组织。①胸锁乳突肌:自两侧颈部向内下斜行,两侧对称,外缘清晰。②锁骨上皮肤皱褶:为锁骨上缘3～5mm宽的条带状软组织影,与锁骨平行。③胸大肌:位于两肺中野中外带,呈扇形略高密度影,下缘清楚,并斜向腋部皮肤皱褶。④女性乳房及乳头:两肺下野对称性半圆形致密影,下缘清晰,并向外上延伸至腋部;在第5前肋间水平,有时可见小圆形致密影,多两侧对称,为乳头影。

(2)骨骼。①肋骨:呈后高前低的走行特点,一般第6肋骨的前端相当于第10肋骨后端的高度,第1～10肋骨前端借肋软骨与胸骨相连。肋骨常见的变异有三种,即颈肋、叉状肋和肋骨联合。②锁骨:两侧基本对称,呈横"S"形。③肩胛骨:位于两肺野外上方,有时内缘可重叠在肺野上外带。④胸骨:由胸骨柄、胸骨体及剑突构成,胸骨柄、胸骨体交界处向前突出称胸骨角,相当于第2肋骨前端水平。⑤胸椎:正位片除上方4个胸椎可显示外,其他均与纵隔影重叠,有时可见横突影。

2.胸膜

胸膜分为两层,包裹肺和叶间的部分为脏层,与胸壁、纵隔及膈肌相贴者为壁层,两者之间为潜在的胸膜腔。

(1)斜裂:在侧位片上,斜裂胸膜表现为自后上(第4、5胸椎水平)斜向前下方的细线状致密影,在前肋膈角后2～3cm处与膈肌相连,正常情况多不能显示。一般左斜裂起点位置较高,与第3～4后肋端水平。

(2)横裂(水平裂):在正位胸片上,横裂位于右肺上叶和中叶之间,表现为从腋部第6肋骨水平向内止于右肺门外约1cm处的水平细线影。侧位片上起自右肺斜裂中点,向前水平走行达前胸壁。

3.肺野

充满气体的两肺在胸部X线片上表现为均匀、一致、透明的区域,称为肺野。为了便于病变定位,通常将每侧肺野分为九个区域。在第2、4肋骨前端下缘划一水平线,将肺野分为上、中、下3个野;将每侧肺野纵行分为3等份,称为内、中、外带。

4.肺门

肺门指肺门部肺动脉、肺静脉、支气管和淋巴组织在X线片上的总合投影,位于两肺中野的内带区域,一般左侧肺门较右侧高1～2cm。两肺门均可分为上、下两部,右肺门上、下两部之间相交形成钝角,称为肺门角。在侧位片上,两肺门大部分重叠,呈逗号状。

5.肺纹理

在胸片上自肺门向外呈放射分布的树枝状影,称肺纹理,主要由肺动脉和肺静脉组成。

三、纵隔和膈肌

1.纵隔

纵隔位于胸骨之后,胸椎之前,介于两肺之间,上至胸廓入口,下达膈肌,两侧为纵隔胸膜和肺门。

纵隔的分区目前多采用六分区法。在侧位胸片上,从胸骨柄、胸骨体交界处至第 4 胸椎体下缘划一连线,分为上、下纵隔;以心脏、升主动脉和气管前缘的连线作为前、中纵隔的分界线,再以食管的前壁与心脏的后缘作为中、后纵隔的分界线,从而将上、下纵隔又分为前、中、后 3 个区,共六区(图 2 - 1 - 2)。

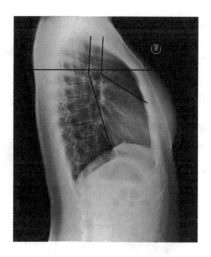

图 2 - 1 - 2　纵隔六分区

2.膈肌

膈肌位于胸腔、腹腔之间,左、右均呈圆顶状,一般右膈略高于左膈。膈圆顶一般位于偏内侧及偏前方约 1/3 处,其在前、外、后侧形成肋膈角,在内侧形成心膈角。膈肌平静呼吸运动幅度为 1~2.5cm,深呼吸时可达 3~6cm。

【讨论】

(1)针对本例患者胸片所提供的信息,临床医生应如何进行影像诊断分析?

(2)对于肺部疾病,如果想进一步明确检查,应采用哪种影像学检查方法?

【任务导入 2】

该患者进行抗感染治疗半个月后,症状缓解不明显,又进一步进行了胸部 CT 检查(图 2 - 1 - 3)。

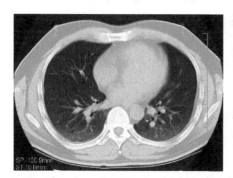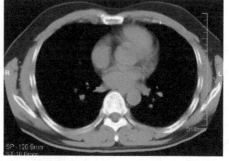

图 2 - 1 - 3　胸部 CT 平扫(肺窗 + 纵隔窗)

影像表现 肺窗:双侧胸廓对称,双侧支气管血管束稍有增粗,支气管壁轻度增厚,管腔未见异常,其余肺叶、段未见异常。纵隔窗:双侧肺门未见增大,纵隔内未见异常软组织占位及增大淋巴结,胸壁骨骼、软组织未见异常,气管和主支气管管腔、管壁未见异常。双侧横膈未见异常。

影像诊断 支气管血管束轻度增粗,支气管壁增厚改变,考虑为支气管炎。

【任务实施与分析】

一、CT 图像上肺叶和肺段的判定

首先要明确叶间胸膜的大致位置和走行,右侧水平裂平右侧肺门水平,双侧斜裂自后上往前下行止于前肋膈角后方。在 CT 上辨认叶间裂(为缺乏支气管血管束的区域)来分辨左肺上、下叶,右肺上、中、下叶。可通过对支气管分支的辨认来明确各叶、段的位置(图2-1-4)。

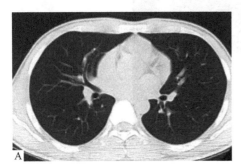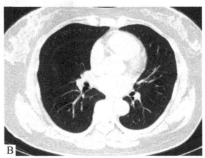

A. CT:两侧斜裂表现为无肺纹理的透明带;B. HRCT:右侧水平裂表现为三角形无肺纹理的透明区,两侧斜裂为高密度线状影。

图2-1-4 叶间胸膜

左肺2叶8段,分别为上叶尖后段、前段、上舌段、下舌段,下叶背段、前内基底段、后基底段和外基底段。

右肺3叶10段,分别为上叶尖段、后段、前段,中叶内侧段、外侧段,下叶背段、前基底段、后基底段、内基底段和外基底段。

二、CT 与 X 线平片的对比

CT 密度分辨率明显高于 X 线,其为横断层图像,避免了胸部 X 线片上结构的重叠。此外,增强 CT 可以显示病变的强化特点,进一步定性、定位。一般情况下,X 线平片上纵隔为多种解剖结构的综合投影,各解剖结构不能被分辨出。而 CT 图像为断层图像,可分辨出心脏、大血管、气管、食管等结构,并可以通过增强扫描使心脏及血管强化,从而清晰显示(图2-1-5)。

因此,增强 CT 在肺部及纵隔病变的诊断及鉴别诊断上具有较大的价值。

【讨论】

CT 是否可以完全取代胸部 X 线进行呼吸系统的检查?

三、相关结构的异常 CT 表现

1.肺部病变(图2-1-6)

(1)渗出实变:多见于急性炎症,肺泡腔内的气体被液体或细胞成分所取代,表现为肺叶、肺段密度增高影或斑片状密度增高影。

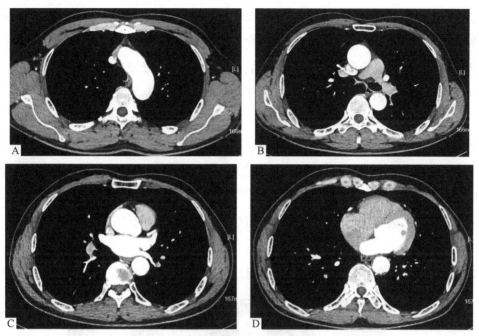

A.主动脉弓层面;B.肺动脉主干层面;C.左心房层面;D.四腔心层面。

图2-1-5　纵隔

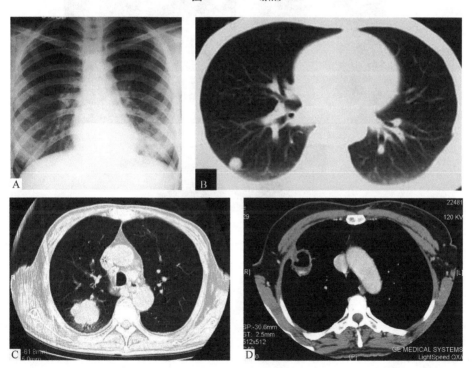

A.渗出(X线正位:两下肺模糊的斑片状影);B.结节(CT肺窗:右肺下叶见一类圆形结节,边缘光整);C.肿块(CT肺窗:右肺见一形态不规则肿块影,边缘见分叶征及毛刺征);D.空洞(CT纵隔窗:右肺见一厚壁空洞,洞壁光整,其内见气液平面)。

图2-1-6　肺部病变

（2）增殖性病灶：多见于慢性炎症，以成纤维细胞、血管内皮细胞和组织细胞增殖为主，常表现为结节状、肿块状、肺段或肺叶影，边界较渗出病变清晰，无融合趋势。增殖性病灶的细胞成分逐渐被纤维组织取代称纤维化，可分为弥漫性纤维化和局限性纤维化。

（3）钙化：发生在退行性变或坏死组织内，密度高，边缘清晰锐利，大小及形状各异。

（4）结节与肿块：类圆形，结节影直径小于3cm；良性肿块大多密度均匀，边缘清晰，恶性肿块形态不规则，密度欠均匀，边缘模糊不清，常见分叶、毛刺或癌性空洞。

（5）空洞与空腔：空洞是肺内病变组织发生坏死液化后，经引流支气管排出后形成的透亮区，按照洞壁有无及厚薄，可分为虫蚀样（无壁）空洞、薄壁空洞和厚壁空洞。空腔是肺内生理腔隙的病理性扩大，如肺大疱、含气肺囊肿等。

（6）间质病变：表现为磨玻璃密度灶、支气管血管束增粗、网状阴影、蜂窝状阴影等。

2.支气管病变

支气管不完全阻塞可引起肺气肿，完全阻塞可引起肺不张（图2-1-7）。

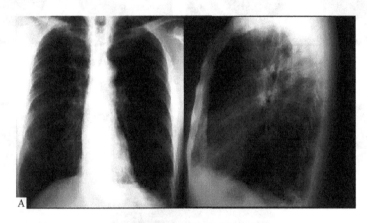

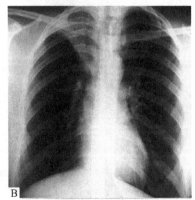

A.弥漫型肺气肿（X线正、侧位：胸廓扩张呈桶状，双肺野透亮度增加，肺纹理纤细、稀疏，膈肌低平，纵隔狭长，肋骨走行变平，肋间隙增宽）；B.右肺上叶不张（X线正位：右肺上叶体积缩小，密度增高，水平裂向上移位，右肺中、下叶代偿性肺气肿，透亮度增强）。

图2-1-7　支气管病变

3.胸膜病变(图2-1-8)

(1)胸腔积液包括游离性和局限性。①游离性胸腔积液:表现为患侧肋膈角变平、变钝,或出现外高内低的液面。②局限性胸腔积液:包括包裹性积液、叶间积液和肺底积液。

(2)气胸与液气胸。①气胸:空气进入胸膜腔内,表现为胸壁与被压缩的肺脏边缘之间的条带状无肺纹理的含气区。②液气胸:胸膜腔内液体与气体同时存在,立位胸部 X 线片上表现为横贯胸腔的气液平面,内侧是被压缩的肺脏。

(3)胸膜肥厚、粘连及钙化。

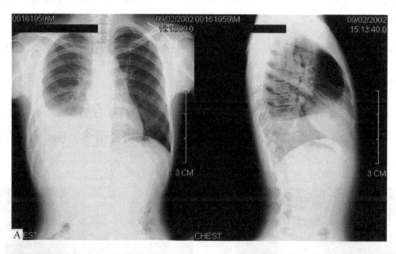

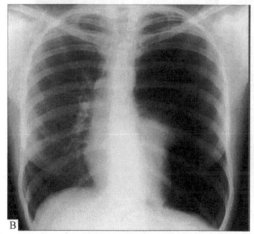 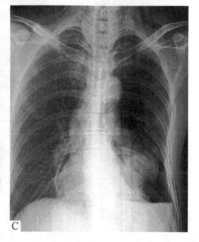

A.游离性胸腔积液(X 线正、侧位:右侧中等量胸腔积液,上缘呈外高内低弧线影);B.气胸(X 线正位:左侧胸腔内见被压缩的左肺及充气的胸膜腔);C.液气胸(X 线正位:左侧胸腔内见被压缩的左肺及充气的胸膜腔,下方见气液平面)。

图2-1-8　胸膜病变

任务 2　肺部炎性病变

【任务目标】

知识目标:掌握常见肺部炎性病变(大叶性肺炎、支气管肺炎、肺脓肿)的影像征象;了解常用影像学检查方法在肺部炎性病变诊断中的价值。

技能目标:能够对常见肺部炎性病变典型病例的 X 线及 CT 影像表现进行分析与诊断,以及初步的鉴别诊断。

素质目标:尊敬、爱护患者,体现 X 线防护观念;培养实事求是、科学、严谨的工作态度。

【任务导入1】

患者,男,23 岁,打球淋雨后发热、咳嗽,体温 39.3℃,偶有右侧胸痛,口唇疱疹。查体:双侧呼吸音粗,心率90 次/分,心律齐。实验室检查:白细胞明显增多。医生建议行胸部 X 线检查,结果如下(图 2 – 2 – 1)。

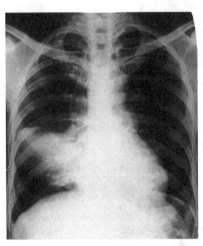
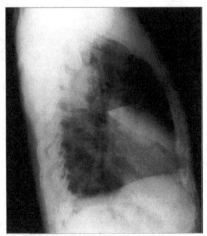

图 2 – 2 – 1　胸部 X 线正、侧位片

影像表现　患者胸廓对称,肋骨走行自然。心右缘旁见一大片密度增高较均匀一致的三角形阴影。基底贴右心缘,尖端向外。上缘止于右水平裂。气管、纵隔居中,无增宽,两肺门影正常,其余肺野未见明显异常。心影形态、大小未见异常。膈肌光整,双肋膈角锐利。

影像诊断　右肺中叶大叶性肺炎(实变期)。

【任务实施与分析】

一、大叶性肺炎的疾病概要

大叶性肺炎(lobar pneumonia)90% 以上由肺炎链球菌引起,炎症常累及整个肺叶或多个肺段,发病范围广,故称大叶性肺炎。

大叶性肺炎在病理上分四期。①充血期:为发病后 1～2 天,此时肺部毛细血管扩张充血,肺泡内有少量浆液渗出。②红色肝样变期:为发病后 3～4 天,肺泡内充满大量纤维蛋白及红细胞等渗出物。③灰色肝样变期:为发病后 5～6 天,肺泡内红细胞减少而代之以大量的白细胞。④消散期:为发病 1 周后,肺泡内的纤维性渗出物开始溶解而被吸收、消失,肺泡重新充气。

本病多见于青壮年,表现为起病急,突然寒战、高热、胸痛、咳嗽、咳铁锈色痰。实验室检查可见白细胞总数及中性粒细胞明显增高。

二、大叶性肺炎的影像表现

1. X 线检查

临床怀疑肺部炎性病变时,常首选胸部 X 线正、侧位片进行检查,能充分反映大叶性肺炎病理上 4 个阶段的大体形态改变。

(1)充血期:常无阳性表现,或仅表现为病变区肺纹理增多、透亮度略低。

(2)实变期(包括红色肝样变期及灰色肝样变期):表现为大片状均匀的致密阴影,形态与肺叶或肺段的轮廓相符合,有时可见空气支气管征。

(3)消散期:实变区密度逐渐减低,但因病变的消散不均,可表现为大小不等、分布不规则的斑片状阴影,透亮度增加,继续吸收,仅表现为肺纹理多乱,最终可完全吸收,部分患者形成机化性肺炎。

2. CT 检查

CT 对早期大叶性肺炎的显示优于 X 线,病灶可表现为磨玻璃样影。同时,CT 对于空气支气管征等细节病灶的显示也更加清晰(图 2-2-2)。

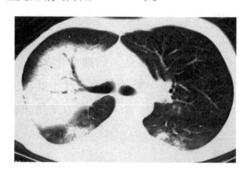

图 2-2-2　右肺上叶大叶性肺炎的 CT 表现
实变期,其内可见空气支气管征。

【讨论】

(1)患者经治疗后体温基本正常,症状减轻。复查胸片,见右肺阴影扩大。应如何解释其临床表现和影像表现不一致的情况,下一步将如何治疗?

(2)若患者经治疗后症状不见好转,体温不降,咳吐脓痰,右侧胸痛加重,胸片显示病变范围变大,且密度不均匀,右侧见胸腔积液。该如何结合临床解释影像表现?

若患者临床感染症状明显且高度怀疑有肺部病变,但胸片表现正常或病变轻微,在临床表现不能完全用胸片解释的情况下,或怀疑患者出现并发症时,应进一步进行 CT 检查。

【任务导入 2】

患儿,6 岁,感冒后发热、咳嗽、咳泡沫黏痰,双肺闻及湿啰音。医生建议行胸部 X 线检查,结果如下(图 2 - 2 - 3)。

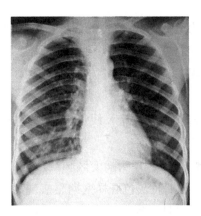

图 2 - 2 - 3 胸部 X 线正位片

影像表现 患者胸廓对称,肋骨走行自然。双肺纹理增多、模糊,并见斑片状密度增高影分布于双下肺,边缘模糊不清。肺门、纵隔、心影及双侧横膈未见异常。

影像诊断 双肺支气管肺炎。

【任务实施与分析】

一、支气管肺炎的疾病概要

支气管肺炎(bronchopneumonia)又称小叶性肺炎(lobular pneumonia),可由细菌或病毒感染引起,以葡萄球菌、肺炎链球菌和双球菌多见。病理变化为小支气管壁充血水肿、肺间质内炎性浸润、肺小叶渗出与实变的混合病变。病变呈散在性小叶状,但可融合成大片。本病多见于婴幼儿、老年人、免疫功能损害或长期卧床者,常表现为发热、咳嗽,咳泡沫样黏痰,有时伴气促、呼吸困难。

二、支气管肺炎的影像表现

1. X 线表现

病变多发生在两肺中下野的内中带,肺纹理增多、增粗、模糊,斑片状模糊致密影沿肺纹理分布,可融合成较大片状。婴幼儿患者常伴局限性肺气肿。

2. CT 表现

两肺中下部支气管纹理增粗,周围散在斑片状模糊影,有时见小叶性肺气肿。

【讨论】

(1)报告中描述"肺纹理增粗、模糊",这种表现的病理基础是什么?

(2)报告中描述"斑片状密度增高影分布于双下肺,边缘模糊不清",这种表现的病理基础是什么?

【任务导入 3】

患者,男,60 岁,高热、咳嗽月余,咳黄痰。医生建议行胸部 CT 检查,结果如下(图 2 - 2 - 4)。

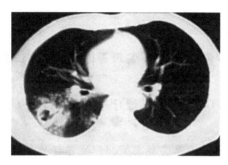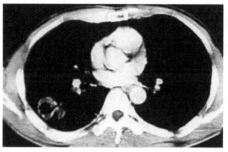

图 2 - 2 - 4 胸部 CT 平扫(肺窗 + 纵隔窗)

影像表现 患者右肺下叶见一厚壁空洞,周围见斑片状模糊影,其余肺组织未见明显异常。

影像诊断 右肺下叶肺脓肿。

【任务实施与分析】

一、肺脓肿疾病概要

肺脓肿(lung abscess)是由化脓菌感染引起的肺部化脓性炎症,以金黄色葡萄球菌多见。感染途径有吸入性、血源性和直接蔓延,吸入性多为单发病灶,血源性感染多为多发病灶。本病病灶多见于上叶后段及下叶背段。

化脓菌经支气管吸入后,引起肺组织化脓性炎症,约 1 周后病灶中心发生坏死、液化,形成脓肿,坏死物经支气管排出后则形成空洞。

急性肺脓肿表现为发热、咳嗽、咳脓臭痰,白细胞总数明显增加;慢性肺脓肿以咳嗽、咳脓痰、咯血为主,可伴不规则发热、贫血、消瘦等。

二、肺脓肿的影像表现

1. X 线表现

(1)急性肺脓肿:早期炎性浸润,呈片状模糊影,随后病灶中心出现透光区,形成内含液面的厚壁空洞,内壁光整,外缘模糊不清。

(2)慢性肺脓肿:常表现为边界清楚的厚壁空洞,洞内多无液平面,或液平面较低。

2. CT 表现

急性肺脓肿多呈类圆形厚壁空洞,内有气液平面,空洞内壁光整,外缘模糊,周围有炎性浸润;慢性肺脓肿周围的炎性浸润已被吸收,洞内的脓液也大多引流干净,多表现为内、外壁清晰的厚壁空洞。肺脓肿增强扫描只有脓肿壁有强化,因此多表现为环形强化。

任务 3　肺结核

【任务目标】

知识目标：掌握肺结核的分型、病理基础及影像征象；了解常用影像学检查方法在肺结核诊断中的价值。

技能目标：能够对肺结核典型病例的 X 线及 CT 影像表现进行分析、诊断，以及初步的鉴别诊断。

素质目标：尊敬、爱护患者，体现 X 线防护观念；培养实事求是、科学、严谨的工作态度。

【任务导入】

患者，男，51 岁，因咳嗽、发热 2 周就医。医生建议行胸部 CT 检查，结果如下（图 2 - 3 - 1）。

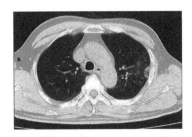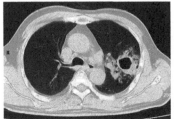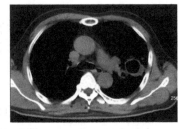

图 2 - 3 - 1　胸部 CT 平扫（肺窗 + 纵隔窗）

影像表现　左肺上叶见多发斑片状及条索状影，尖后段见一较大空洞，大小约 29mm × 34mm；右肺尖胸膜下见多发条索状影；双侧胸膜肥厚粘连。

影像诊断　两肺继发性肺结核。

【任务实施与分析】

一、结核病的分类

2017 年 11 月 9 日，国家卫生和计划生育委员会发布了《WS 196—2017 结核病分类》卫生行业标准（自 2018 年 5 月 1 日起实施），新的分类法将结核病分为结核分枝杆菌潜伏感染者、活动性结核病和非活动性结核病三大类，其中活动性结核病根据病变部位分类如下。

1. 肺结核

肺结核（pulmonary tuberculosis）指结核分枝杆菌复合群侵入肺、气管、支气管和胸膜等部位引起的感染性疾病，可分为以下 5 种类型。

（1）原发型肺结核：包括原发综合征和胸内淋巴结结核。

（2）血行播散型肺结核：包括急性、亚急性和慢性血行播散型肺结核。

（3）继发型肺结核：包括浸润性肺结核、结核球、干酪样肺炎、慢性纤维空洞性肺结核和毁损肺等。

（4）气管、支气管结核：包括气管、支气管黏膜及黏膜下层的结核病。

（5）结核性胸膜炎：包括干性胸膜炎、渗出性胸膜炎和结核性脓胸。

2.肺外结核

肺外结核指结核病变发生在肺以外的器官和部位，如淋巴结（除外胸内淋巴结）、骨关节、泌尿与生殖系统、消化系统、中枢神经系统等部位。

二、肺结核的疾病概要

肺结核是人体吸入结核杆菌在肺内引起的一种慢性特异性传染病。其基本的病理改变包括肺内渗出、增殖及变质性病变。其转归表现若为吸收、消散、纤维化、钙化等，为愈合表现；若为干酪性坏死、液化空洞、播散（血液或支气管播散）等，则为恶化表现。

【讨论】

任务导入病例中包含了哪些肺部的基本病变？

三、原发型肺结核的影像表现

原发型肺结核多见于儿童，为初次感染结核杆菌引起的肺结核，临床上只有 15％ 的患者发展为活动性肺结核。

（1）原发型肺结核的典型影像表现为原发综合征，表现为原发病灶、淋巴管炎与肿大的肺门淋巴结连接在一起形成的"哑铃"状征象（图 2－3－2）。

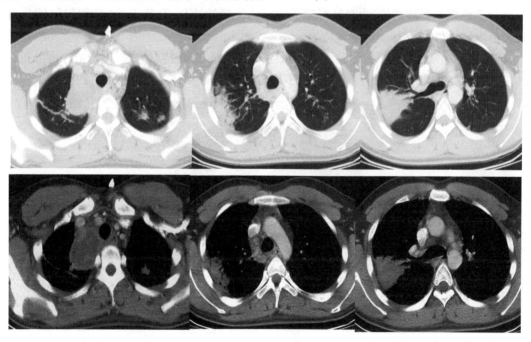

图 2－3－2 原发综合征

CT 平扫：右肺上叶外缘见模糊的斑片状渗出实变影，并见纵隔淋巴结增大，二者间见多发索条状影相连。

原发病灶：肺内边界模糊的斑片状密度增高影。

淋巴管炎：自原发病灶向肺门走行的索条状影。

淋巴结炎：肺门淋巴结增大。

（2）胸内淋巴结结核表现为肺门影结节样增大、密度增高，根据边缘有无炎性渗出，分为结节型和炎症型(图2-3-3)。

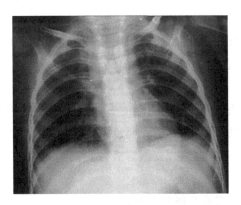

图2-3-3　胸内淋巴结结核

X线正位:右肺门处见增大的结节影,为肿大的淋巴结,边缘模糊不清,为炎症型。

四、血行播散型肺结核的影像表现

血行播散型肺结核为结核杆菌经血行在肺内播散形成的结核,根据结核杆菌毒力不同、数量不同及机体免疫力差异,分为以下两型。

(1)急性粟粒型肺结核:为双肺野弥漫分布的粟粒样结节,其特点为"三均匀",即分布均匀、大小均匀(直径1~2mm)、密度均匀。

(2)亚急性、慢性血行播散型肺结核:为散在分布的结节,其特点为"三不均匀",即分布不均匀(多集中在中上肺野)、大小不均匀、密度不均匀(新老病灶交替或混合存在)(图2-3-4)。

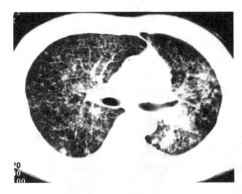

图2-3-4　亚急性粟粒型肺结核

CT平扫:双肺野散在分布大小不等的结节影,密度不均匀。

五、继发型肺结核的影像表现

继发型肺结核为成年人最常见的结核病类型,病变常局限于肺的一段,多为肺上叶尖段、后段及下叶背段。病理改变形式多种多样,包括浸润病变、干酪病变、增殖病变、空洞病变、结核球以及纤维化、钙化等不同性质的病变。影像表现可以一种为主,或多种表现混合存在。

1.渗出性病灶

渗出性病灶表现为锁骨上、下斑片状密度增高影,边缘模糊,密度多不均匀。

2. 增殖性病灶

增殖性病灶呈斑点状致密影,边缘较清晰,多排列成"梅花瓣"或"树芽状"。

3. 干酪性病灶

干酪性病灶为继发性肺结核的特殊类型,包括干酪样肺炎和结核球。

(1)干酪样肺炎:表现为一个肺叶或肺段大片状密度增高影,密度不均匀,可见多发的虫蚀样(无壁)空洞,其余肺野可见支气管播散灶(图2-3-5)。

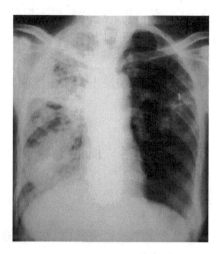

图2-3-5　右肺上叶干酪样肺炎

X线正位片:右肺上叶密度增高,其内可见多发虫蚀样空洞,其余肺野见多发模糊斑片状支气管播散灶。

(2)结核球:干酪性病变被纤维组织包裹形成的类圆形病灶,直径多在2~3cm,边缘清晰,轮廓光滑,密度较高,内部多见钙化。

【讨论】

如何对干酪样肺炎与大叶性肺炎进行鉴别诊断?

4. 空洞性病灶

空洞性病灶主要表现为多发纤维性厚壁空洞,伴有广泛的纤维条索病灶以及支气管播散病灶(图2-3-6)。

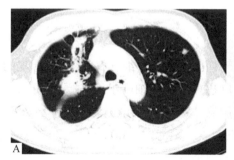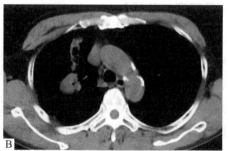

A.肺窗;B.纵隔窗:右肺上叶见形态不规则的密度增高影,并形成厚壁空洞,周围见纤维条索影与胸膜粘连。

图2-3-6　右肺上叶结核性空洞

【讨论】

如何对空洞为主型肺结核与肺脓肿进行鉴别诊断？

5. 钙化性病灶

钙化性病灶表现为稳定后可有钙盐沉积,包埋病灶,病灶密度较高,边缘锐利,长期随访无变化,为结核病愈合的影像表现。

六、气管、支气管结核的影像表现

气管、支气管结核指发生在气管、支气管黏膜和黏膜下层的结核病,其 CT 多表现为支气管管壁不规则增厚,内缘凹凸不平,管腔粗细不均。

七、结核性胸膜炎的影像表现

干性结核性胸膜炎影像学上呈阴性表现;渗出性结核性胸膜炎多表现为胸腔积液或胸膜肥厚、粘连、钙化等征象。

任务 4　肺肿瘤

【任务目标】

知识目标:掌握肺癌的影像征象和鉴别诊断要点;熟悉肺转移瘤、肺错构瘤的影像征象;了解常用影像学检查方法在肺癌诊断中的价值。

技能目标:能够对肺癌、肺转移瘤、肺错构瘤典型病例的 X 线及 CT 影像表现进行分析、诊断及初步的鉴别诊断。

素质目标:尊敬、爱护患者,体现 X 线防护观念;培养实事求是、科学、严谨的工作态度。

【任务导入】

患者,女,55 岁,咳嗽、痰中带血 3 个月。医生建议行胸部 CT 检查,结果如下(图 2 - 4 - 1)。

影像表现　患者左肺上叶舌段近肺门处见结节状密度增高影,大小约 24mm × 13mm × 14mm,密度欠均匀,边缘呈分叶状,见毛刺征。相邻舌段支气管稍受压变窄。

影像诊断　左肺上叶舌段肺癌。

【任务实施与分析】

一、肺癌的疾病概要

肺癌(bronchial lung cancer)是指起源于支气管上皮、腺体、细支气管、肺泡上皮的原发恶性肺部肿瘤,具有发病率高、死亡率高的特点。肺癌按照肿瘤细胞组织来源,可分为小细胞癌及非小细胞癌,其中非小细胞癌又可分为鳞癌、腺癌、腺鳞癌和大细胞癌等。

影像学上,肺癌按照生长部位不同可分为三型。

(1)中央型肺癌:肿瘤发生于肺段及段以上支气管。

(2)周围型肺癌:肿瘤发生于肺段以下,细支气管以上的支气管。

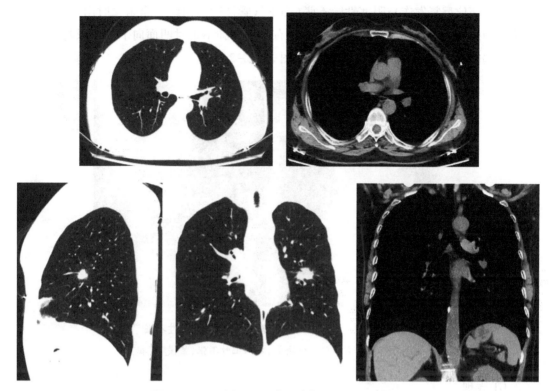

图 2 - 4 - 1　胸部 CT 平扫(肺窗 + 纵隔窗 + 重建)

(3)弥漫型肺癌:肿瘤发生于细支气管和肺泡上皮,弥漫分布于两肺。

肺癌的临床表现多种多样,取决于肿瘤的大小、部位、周围结构侵犯、转移灶等,常见的有咳嗽、咳痰、咯血、胸痛及发热。有些患者症状不明显,在查体中偶然发现。

二、肺癌的影像学检查方法

1. 胸部 X 线片

胸部 X 线片只能检出进展期肿瘤,对早期较小的肿瘤以及一些模糊斑片状的不典型病灶漏诊率和误诊率较高。

2. 多层螺旋 CT

多层螺旋 CT 密度分辨率高,可进行薄层扫描,进而发现许多胸部 X 线片上发现不到的影像信息。增强扫描可进一步了解病灶的血供情况,能够进一步做定性、定位的诊断。多种 CT 重建技术的应用,大大提高了诊断的准确性。因此,多层螺旋 CT 是目前肺癌诊断及鉴别诊断的最佳影像学检查方法。

3. MRI

由于肺部质子数极少,肺部 MRI 信噪比低,因此,MRI 在肺部疾病诊断中应用极少。

三、中央型肺癌的影像表现

1. X 线表现

中央型肺癌直接征象为肺门区不规则肿块影。此外,还可见肺癌组织引起的支气管阻塞等间接征象,如阻塞性肺气肿(早期由于支气管部分阻塞引起);阻塞性肺炎(不易吸收,或吸收后在同一部位反复发作);阻塞性肺不张(当支气管被肿瘤组织完全阻塞时出现,右肺上叶的中央型肺癌有时可出现典型的横"S"征,即右肺上叶肺不张时凹面向下的下缘与肺门区肿块向下隆起的下缘相连形成横置的"S"形)(图2-4-2)。

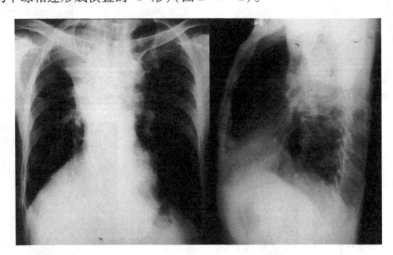

图2-4-2 右肺中央型肺癌并右肺上叶阻塞性不张

X线正、侧位:右肺门区肿块影,右肺上叶不张,呈横"S"征。

2.CT 表现

肿瘤瘤体为直接征象,CT图像上可表现为肺门区分叶状肿块影,或病变支气管腔内的结节或支气管壁不规则增厚,引起支气管腔的狭窄与截断(图2-4-3)。此外,CT可清晰显示病变支气管狭窄引起的阻塞性肺气肿、阻塞性肺炎与阻塞性肺不张。增强扫描多呈不均匀强化,还可显示有无肺门、纵隔淋巴结增大。

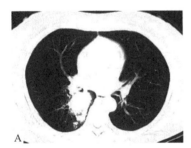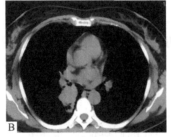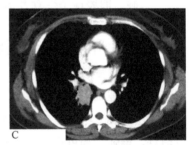

A.肺窗;B.纵隔窗:一软组织肿块包绕右肺下叶支气管生长,右肺下叶支气管受压变窄;C.增强扫描:肿块呈不均匀强化。

图2-4-3 右肺下叶中央型肺癌

四、周围型肺癌的影像表现

1.X线表现

早期周围型肺癌多表现为边缘模糊不清的结节影或斑片状阴影。进展期肺癌肿块较大,其密度欠均匀,部分可形成厚壁不规则空洞,肿块的边缘可出现凹凸不平的分叶征和长短不一的毛刺征,有时可引起胸膜凹陷征(图2-4-4)。

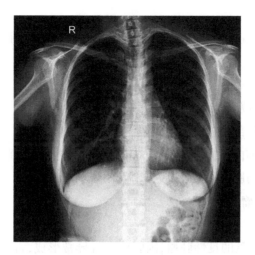

图 2 - 4 - 4　左肺周围型肺癌

X 线正位：左肺下野见一类圆形密度增高影，密度欠均匀，边缘模糊不清。

2. CT 表现

（1）边缘征象：分叶征为肿块边缘出现凹凸不平的轮廓，以深分叶多见；毛刺征表现为肿块边缘细短僵直的放射状细线影，少数可呈棘突或锯齿状改变。

（2）内部征象：空泡征指结节病灶内直径 <5mm 的小透亮区；空气支气管征指直径约1mm 的细条状低密度影；癌性空洞是肿瘤组织坏死液化，经引流支气管排出后形成的低密度透亮区，特点是厚壁空洞，内壁凹凸不平，有壁结节。

（3）邻近结构征象：血管聚集征是指周围血管向肿块聚集的改变；胸膜凹陷征是指肿瘤与邻近胸膜之间的三角形阴影（图 2 - 4 - 5）。

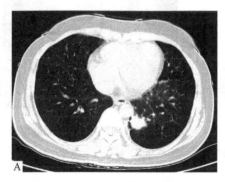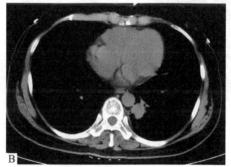

A. 肺窗；B. 纵隔窗：左肺下叶见一软组织肿块影，密度欠均匀，边缘见分叶及多发毛刺，并可见胸膜凹陷征。

图 2 - 4 - 5　左肺周围型肺癌

五、弥漫型肺癌的影像表现

1. X 线表现

弥漫型肺癌的 X 线表现缺乏特异性，可表现为两肺多发大小不等的结节状阴影，以两肺中下野分布为主，或多发的肺段或肺叶实变阴影。

2. CT表现

弥漫型肺癌的CT表现为两肺弥漫分布大小不等的小结节或小斑片影;肺段、肺叶分布的多发肺实变影。

六、肺癌的转移

肺癌主要有三种转移方式。

(1)淋巴转移:常见的部位为肺门与纵隔淋巴结。

(2)血行转移:出现肺内转移结节和脑、骨骼等远隔部位的转移灶。

(3)胸膜转移:表现为胸腔积液、胸膜结节及不规则增厚等。

七、肺部其他常见肿瘤

1. 肺错构瘤

肺错构瘤是肺内最常见的良性肿瘤,因胚胎发育异常形成,常表现为边界清晰的圆形、类圆形肿块,瘤内可见"爆米花样"钙化(图2-4-6)。

2. 肺转移瘤

肺转移瘤指肺内或肺外的原发恶性肿瘤转移到肺内的肿瘤,主要转移途径包括血行转移、淋巴转移。典型患者表现为两肺弥漫分布多发大小不等的结节状及肿块阴影,边界清晰,以两肺的中下野和中外带较常见;或呈多发小片状、粟粒结节影,边界模糊(图2-4-7)。

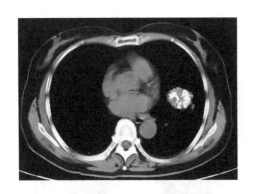

图2-4-6　左肺错构瘤

CT平扫纵窗:左肺见一类圆形结节,其内见爆米花样钙化。

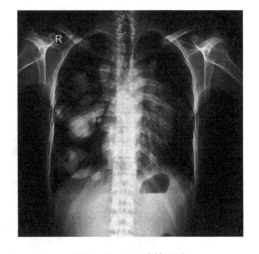

图2-4-7　肺转移瘤

X线正位:双肺野见多发、大小不等的转移瘤。

【拓展阅读】

低剂量螺旋CT在早期肺癌筛查中的应用

目前,肺癌发病率及死亡率均居恶性肿瘤第一位。据国家癌症中心权威发布:2020年,我国新确诊癌症患者中,每6人就有1人是肺癌;癌症死亡患者中,每4人就有1人是肺癌。

由于肺癌症状出现较晚,很多为偶然发现,且临床有症状发现的患者中80%已经到了晚期,丧失了手术机会,导致5年生存率仅有16%。相反,早期肺癌5年生存率高达90%。因此,早发现、早治疗是唯一能提高肺癌患者生活质量,延长生存时间的方法。而目前,早发现、早诊断最好的方法就是低剂量螺旋 CT(LDCT)筛查。

低剂量全肺扫描结合薄层靶向扫描可先对全肺进行 LDCT 扫描,再通过对病变部位进行靶向性 CT 薄层扫描,可有效提高成像清晰度,使诊断准确性提高,减少肺结节外的扫描辐射;自适应统计迭代重建(ASIR)技术的应用,也可帮助在减少剂量的同时降低噪声和改善图像质量。

研究表明,LDCT 筛查后的Ⅰ期肺癌患者 10 年生存率为 88%,其中经手术治疗的Ⅰ期肺癌患者 10 年生存率为 92%,LDCT 筛查的肺癌患者生存率和生活质量与胸部 X 线片筛查者相比,均有明显改善。

随着 LDCT 肺癌筛查方案的不断完善,其在早期肺癌筛查方面将得到更为广泛的应用,促进我国肺癌早期诊断率的提升。此外,随着基因组学、分子生物学等学科的发展,将 LDCT 与其他辅助检查加以联合应用,有望使肺癌的早期诊断率得到进一步的提高。

节选自《中外医疗》,2020(13):189 – 191,有删改

任务 5　纵隔疾病

【任务目标】

知识目标:掌握常见纵隔疾病(胸内甲状腺肿、胸腺瘤、畸胎瘤、淋巴瘤、神经源性肿瘤)的影像征象、病理基础及定位方法;了解常用影像学检查方法在纵隔疾病诊断中的价值。

技能目标:能够对常见纵隔疾病典型病例的影像表现进行分析、诊断及初步的鉴别诊断。

素质目标:尊敬、爱护患者,体现 X 线防护观念;培养实事求是、科学、严谨的工作态度。

【任务导入】

患者,男,47 岁,无明显诱因出现间歇性左前胸痛 2 月余。医生建议行胸部 CT 检查,结果如下(图 2 – 5 – 1)。

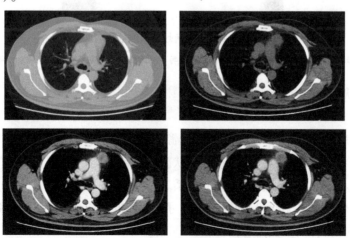

图 2 – 5 – 1　肺部 CT 平扫及增强扫描

影像表现　患者前纵隔偏左侧见一软组织肿块影,最大截面约为 3.2cm × 2.8cm,边缘毛糙,与心包分界不清,CT 平扫值约为 50Hu,增强扫描边缘明显强化,中央区呈轻度强化。双肺纹理清晰,段及段以上支气管通畅。纵隔内未见明显增大淋巴结。双侧胸腔内未见明显液体密度影。

影像诊断　胸腺瘤。

【任务实施与分析】

一、常见纵隔疾病

纵隔疾病种类繁多,多表现为纵隔内肿块性病变,其发病均有一定的好发位置,对疾病的诊断具有参考意义。前纵隔疾病中胸内甲状腺肿位于前纵隔上部,胸腺瘤和畸胎瘤多位于前纵隔中部;中纵隔以淋巴瘤多见;后纵隔多见神经源性肿瘤。

纵隔疾病早期无明显症状,随着疾病逐渐发展,常出现邻近的脏器或结构受压的症状,如刺激性干咳、吞咽困难、声音嘶哑等。

二、确定纵隔疾病的病灶位置

首先,要确定病灶是否位于纵隔内。若病灶边缘与纵隔边缘成钝角,则判定病灶位于纵隔内;若病灶边缘成锐角,则多是肺内病灶(图 2 − 5 − 2)。其次,应结合 X 线侧位片或 CT、MRI 等图像对病灶进行精准定位。

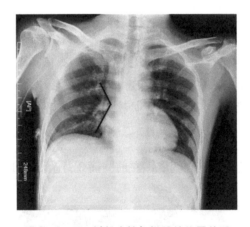

图 2 − 5 − 2　判断病灶与纵隔的位置关系

X 线正位:右上纵隔向外突出,病灶边缘与纵隔边缘呈钝角,判断病灶位于纵隔内。

三、胸内甲状腺肿

1. 疾病概要

胸内甲状腺肿(intrathoracic goiter)根据起源不同分为胸骨后甲状腺肿和迷走甲状腺肿两类。①胸骨后甲状腺肿,较多见,常为颈部甲状腺肿向胸骨后的延伸,与颈部甲状腺相连。②迷走甲状腺肿,少见,与颈部甲状腺无任何联系。

胸内甲状腺肿临床可无症状,肿块较大时可出现邻近结构受压的症状;颈部肿物可随吞咽动作上下移动;多为良性,少数为恶性。

2. 影像表现

（1）X 线表现：较大的甲状腺肿可表现为上纵隔增宽，向一侧或两侧突出。气管受压、变形、移位。透视下可见病灶随吞咽动作上下移动。

（2）CT 表现：病灶常位于气管前方或侧方，大多与颈部甲状腺相连，邻近结构受压。平扫时，病变密度常略高于周围肌肉组织，其内可见囊变、出血、钙化等；增强扫描时，病灶实性部分呈持续明显强化（图 2 - 5 - 3）。

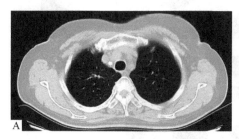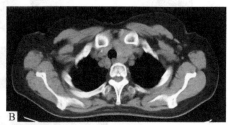

A. 肺窗；B. 纵隔窗：气管前方软组织密度肿块影，其内可见钙化。

图 2 - 5 - 3　胸内甲状腺肿

（3）MRI 表现：肿瘤 T_1WI 扫描呈中低信号，T_2WI 扫描呈高信号，信号多不均匀；增强扫描呈明显且不均匀强化。

四、胸腺瘤

1. 疾病概要

胸腺瘤（thymoma）起源于未退化的胸腺组织，常位于前纵隔的中上方，好发年龄为 50 ~ 60 岁，少数患者 20 岁前发病。常无明显临床症状，部分患者合并重症肌无力。

2. 影像表现

（1）X 线表现：前纵隔内肿块影，纵隔增宽，轮廓异常（图 2 - 5 - 4A）。

（2）CT 表现：病灶多位于前纵隔大血管前方或一侧，少数可因组织异位至胸廓入口或后纵隔。非侵袭性胸腺瘤多呈圆形、卵圆形，边缘光滑，部分可有囊变或钙化（图 2 - 5 - 4B、图 2 - 5 - 4C）；侵袭性胸腺瘤呈浸润性生长，边缘毛糙不整，与邻近器官间的脂肪间隙消失。增强扫描时，肿瘤呈中度均匀强化，坏死囊变区不强化。

（3）MRI 表现：肿瘤 T_1WI 扫描呈中等或略低信号，T_2WI 扫描多呈中等略高信号。侵袭性胸腺瘤呈浸润性生长，肿瘤与周围组织结构分界不清。

五、畸胎类肿瘤

1. 疾病概要

畸胎类肿瘤（teratoid tumor）以小儿和青少年多见，肿瘤来源于原始生殖细胞，好发于前纵隔中部，少数位于中后纵隔和多间隙。其病理学分囊性畸胎瘤和实性畸胎瘤两种类型：①囊性畸胎瘤，又称皮样囊肿，囊内包含液体。②实性畸胎瘤，结构复杂，密度不均匀，瘤体内含脂肪、牙齿、骨骼等多种组织成分为其特征性表现。

2. 影像表现

（1）X 线表现：畸胎类肿瘤多位于前纵隔中部，呈圆形或椭圆形，边缘光滑，肿块影的密度可不均匀,皮样囊肿壁可发生蛋壳样钙化,瘤体内出现牙齿、骨骼等高密度影,为畸胎瘤的特征性表现。

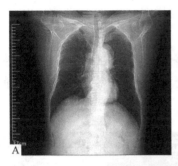
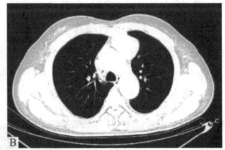
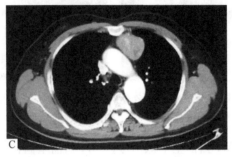

A. X 线平片:纵隔局部向左侧增宽,气管受压稍向右移;B. 肺窗;C. 增强扫描:升主动脉前方见一软组织肿块影,边缘清晰,强化不明,其内可见囊变灶。

图 2 - 5 - 4　胸腺瘤

(2)CT 表现:①囊性畸胎瘤 CT 可见囊肿为圆形或椭圆形囊性肿块,囊内呈均匀一致的液性密度,囊壁常有蛋壳状钙化。②实性畸胎瘤呈混杂密度,瘤体内的脂肪、牙齿、骨骼和钙化成分是特征性表现,如肿瘤呈浸润性生长则提示为恶性。增强扫描肿瘤常呈不均匀强化(图 2 - 5 - 5)。

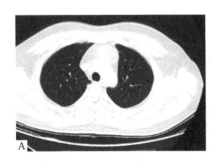
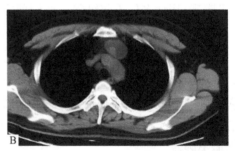

A. 肺窗;B. 纵隔窗:主动脉弓前方见一类圆形软组织密度肿块影,边缘光整,混杂密度。

图 2 - 5 - 5　畸胎瘤

(3)MRI 表现:根据畸胎瘤内成分不同,信号不同。T_1WI 扫描囊性部分呈低信号,脂肪成分呈高信号,钙化呈低信号,实质成分与肌肉信号相似,为等或偏低信号;T_2WI 扫描多呈高低混杂信号。

六、淋巴瘤

1. 疾病概要

淋巴瘤(malignant lymphoma)起源于淋巴结或结外淋巴组织,为恶性肿瘤,临床上以霍奇金病多见,常见于青年人。

2.影像表现

(1)X 线表现:纵隔影增宽,以上纵隔为主,边缘常凹凸不平。

(2)CT 表现:纵隔多发淋巴结增大,以前纵隔血管前间隙和支气管旁组最常见。增大的淋巴结可单个分散存在,也可融合成团,密度可均匀,也可因坏死液化而不均匀。增强扫描见轻中度强化(图2-5-6)。

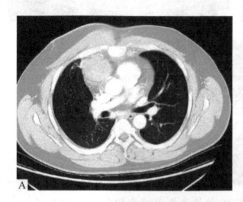
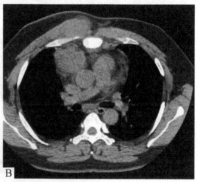
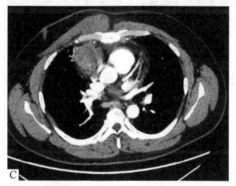

A.肺窗;B.纵隔窗:平扫前纵隔血管前间隙见增大的淋巴结融合成团,边缘不整,见分叶,密度尚均匀;C.增强扫描:呈轻度不均匀强化。

图2-5-6　淋巴瘤

(3)MRI 表现:肿大的淋巴结在 T_1WI 上呈等信号,在 T_2WI 上呈高信号。

七、神经源性肿瘤

1.疾病概要

神经源性肿瘤(neurogenic tumors)90% 位于后纵隔脊柱旁,患者多无明显症状及体征,常偶然发现。

2.影像表现

(1)X 线表现:肿瘤多位于后纵隔脊柱旁,邻近骨质常有破坏或吸收。

(2)CT 表现:肿瘤多位于后纵隔脊柱旁,呈密度均匀的类圆形或哑铃形,可引起同侧椎间孔扩大。良性者边缘光整,恶性者呈浸润性生长,边缘不清,密度不均,邻近骨质有破坏(图

2-5-7)。

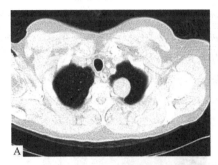

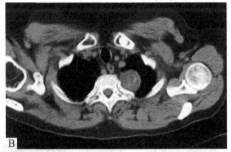

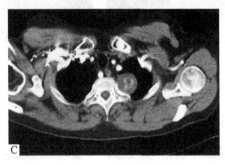

A.肺窗;B.纵隔窗:脊柱左侧见类圆形软组织肿块,边缘光整,密度欠均匀;C.增强扫描:呈轻度不规则强化。

图2-5-7 神经源性肿瘤

(3)MRI表现:病灶呈长 T_1 和长 T_2 信号,增强可见明显强化,若内部有坏死液化则强化不均匀。

【讨论】

(1)对于纵隔疾病该如何选择恰当的影像学检查方法?

(2)纵隔疾病的分析思路?

任务6 胸部外伤

【任务目标】

知识目标:掌握常见胸部外伤(肋骨骨折、胸膜创伤、创伤性肺损伤、外伤性膈疝)的影像征象及病理基础;了解常用影像学检查方法在胸部外伤诊断中的价值。

技能目标:能够对常见胸部外伤典型病例的X线及CT影像表现进行分析、诊断,以及初步的鉴别诊断。

素质目标:尊敬、爱护患者,体现X线防护观念;培养实事求是、科学、严谨的工作态度。

【任务导入】

患者,男,26岁,因胸部外伤入院。医生建议行胸部X线及CT检查,结果如下(图2-6-1)。

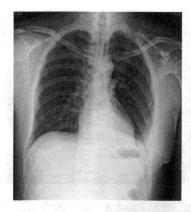
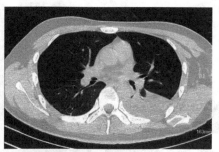
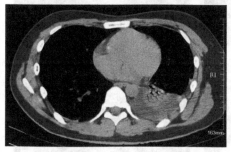

图 2 - 6 - 1　胸部 X 线正位片,胸部 CT 平扫(肺窗 + 纵隔窗)

影像表现　患者左侧多根肋骨骨质不连续,左侧肩胛骨粉碎性骨折。左肺下叶背段模糊斑片状影,内可见空气支气管征。左侧胸腔可见新月形稍高密度液体影。左侧膈面不光整,左侧肋膈角显示不清。

影像诊断　左侧多发肋骨骨折、左侧肩胛骨粉碎性骨折、左肺下叶背段肺挫伤、左侧少量胸腔积液。

【任务实施与分析】

一、肋骨骨折的影像表现

肋骨骨折(fracture of rib)可单发也可多发,多见于第 3 ~ 10 肋骨腋部及背部。肋骨骨折可分为不完全性骨折和完全性骨折伴移位,多根肋骨骨折常导致胸廓塌陷。

1. X 线表现

胸部 X 线片多表现为骨皮质断裂,断端可移位也可无移位,常引起气胸、液气胸等继发损伤。多发骨折易漏诊。

2. CT 表现

CT 检查易于发现肋骨骨折及肺或周围软组织的继发损伤,VR 图像可清楚显示肋骨骨折类型及部位(图 2 - 6 - 2)。

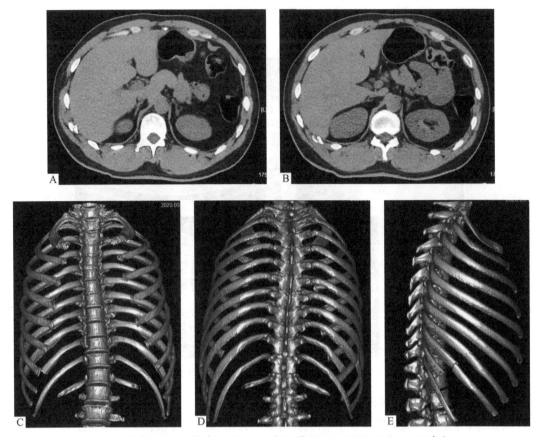

A、B.纵隔窗:右侧肋骨第8～10后肋多发骨折;C～E.VR 图像:显示清晰。

图2-6-2　肋骨多发骨折

二、气胸、液气胸的影像表现

胸膜损伤后可引起气胸、液气胸。外伤性气胸发生率仅次于肋骨骨折,胸膜损伤后,空气经胸部伤口及肺、气管或食管的破裂口进入胸膜腔内,胸膜腔负压消失,肺被压缩,称为创伤性气胸(traumatic pneumothorax)。如同时伤及肺及胸膜表面的血管引起出血即形成液气胸(liquid pneumothorax)。

1. X 线平片

X 线平片是诊断气胸、液气胸的常见影像方法,可显示肺萎缩的程度、纵隔有无移位以及是否伴有胸腔积液等。气胸表现为肺野外带透亮度增高,无肺纹理,其内为受压的肺组织。胸腔积液(血)呈凸面向下弧线影,外高内低,上缘模糊。液气胸可见气液平面(图2-6-3)。

2. CT

CT 可发现 X 线平片难以显示的少量气胸,基本征象是气胸带及被压缩的肺边缘。气胸带表现为沿胸壁内缘呈半月形无肺组织区,边缘清楚,其宽窄决定于胸膜腔内气体量的多少。胸腔积液则表现为胸腔内新月形液性密度影,通过测量 CT 值,可判断液体的成分,如果密度较高,则考虑为胸腔积血。液气胸表现为胸腔内位于前方的气体和后方的液体(图2-6-4)。

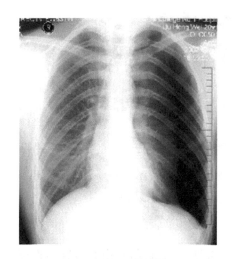

图 2-6-3　左侧液气胸

X 线正位:肺野外带透亮度增高,无肺纹理,其内见受压的左肺,左侧肋膈角变平。

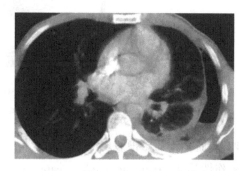

图 2-6-4　左侧液气胸

CT 平扫(纵隔窗):左侧胸壁内缘呈半月形无肺组织区,边缘清楚,其下方见气液平面。

三、创伤性肺损伤的影像表现

创伤性肺损伤包括肺挫伤和肺撕裂伤。

1.肺挫伤

肺挫伤(pulmonary contusion)是由胸部受到外力冲击并向肺组织传导引起的肺损伤,肺组织出现水肿、出血,但无撕裂。X 线平片表现为不规则斑片状影,边缘模糊,与受伤部位有关;CT 表现为边缘模糊的磨玻璃样密度影(图 2-6-5)。

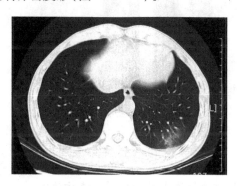

图 2-6-5　左肺挫伤

CT 平扫(肺窗):左下肺片状密度增高影,密度不均,边缘模糊不清。

2.肺撕裂伤

肺撕裂伤(pulmonary laceration)是暴力作用于肺,使肺组织撕裂,在弹力的作用下,边缘组织回缩,形成气囊腔或血气囊腔。肺撕裂伤多发生于中、下肺。在 X 线平片上,撕裂部位呈不规则高密度影。如有血肿形成,可表现为类圆形高密度影,血肿密度均匀,CT 值为 20～60Hu,增强扫描血肿不强化。如形成肺气液囊肿,则表现为薄壁的囊腔,囊内可有液平(图 2-6-6)。

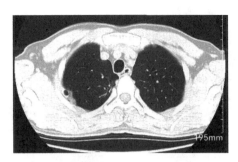

图2-6-6 右肺撕裂伤

CT平扫(肺窗):右肺外缘见不规则密度增高影,其内见囊腔形成。

四、膈肌损伤的影像表现

外伤性膈疝(traumatic diaphragmatic hernia)是最常见的膈肌损伤,由直接穿透性损伤、胸腹部严重闭合性损伤等导致膈肌破裂,腹腔脏器疝入胸腔。外伤性膈疝常发生于左侧膈肌,疝入胸腔的脏器以胃肠道最常见。X线平片多表现为膈肌升高,膈上出现异常阴影。CT检查常显示膈肌破损及腹腔胃肠道疝入胸腔(图2-6-7)。

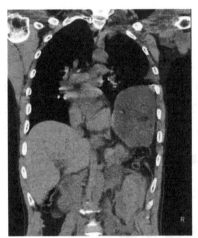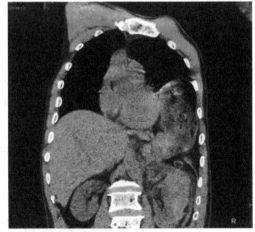

图2-6-7 外伤性膈疝

胸部CT重建图像:左侧胸腔内见胃肠影。

【讨论】

对于胸部外伤患者该如何选择恰当的影像学检查方法?

任务小结及评价　　　　任务习题

项目 3

循环系统疾病的影像诊断

任务 1　心脏大血管正常及基本病变的影像表现

【任务目标】

知识目标：掌握心脏大血管在 X 线、CT 与 MRI 影像上的正常表现；掌握肺循环异常的 X 线表现；熟悉各房室增大在后前位胸片上的征象。

技能目标：能够正确识别 CT 与 MRI 横轴位、短轴位、长轴位图像上心脏各房、室和大血管的结构；以及后前位胸片上心左右缘的组成。

素质目标：尊敬、爱护患者，体现 X 线防护观念；培养实事求是、科学、严谨的工作态度。

【任务导入】

患者，女，65 岁，胸闷憋喘，家属陪同来到医院放射科，拍摄胸部 X 线正、侧位片，结果如下（图 3 - 1 - 1）。

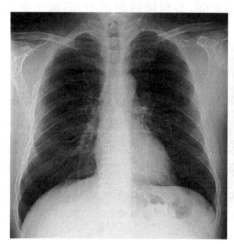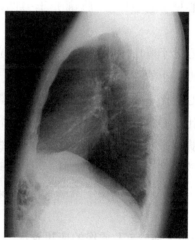

图 3 - 1 - 1　胸部 X 线正、侧位片

影像表现　双侧胸廓对称，气管、纵隔居中，无增宽。两肺门大小、位置、形态正常。两肺纹理走行自然。两肺野清晰，透光度好，未见实变及肿块影。心影形态、大小、位置正常。膈肌光整，双肋膈角锐利。

影像诊断　胸部未见异常。

【任务实施与分析】

一、心脏大血管的 X 线检查及正常表现

X 线平片是最基本的影像学检查方法，可初步判断心脏大血管的轮廓改变，常规拍摄后前位、左前斜位、右前斜位或/和左侧位服钡剂。

1. 心脏大血管的正常投影

心脏的四个心腔和大血管在 X 线图像上的投影彼此重叠，因此，平片仅能显示各房室和大血管的轮廓,不能显示心内结构和分界。心脏表面有脏层和壁层心包膜覆盖,正常情况下心包缺乏对比,不显影。

在后前位上,心脏 1/3 左右位于人体正中线右侧,2/3 左右位于人体正中线左侧,心尖指向左下,心底朝向右后上方。心影右缘分为上、下两段,上段平直,为上腔静脉和升主动脉的共同投影;下段为右心房影,比较圆隆。心影左缘分为三段,上段为主动脉结影(主动脉弓与降主动脉的起始部的投影);中段平直,主要是肺动脉主干的影像,又称心腰部;下段由左心室构成。

在左侧位上,心影呈椭圆形,分前、后缘。心前缘自上而下分为升主动脉、右心室漏斗部、肺动脉主干及右心室前缘;心后缘由左心房、左心室构成。

2. 心脏大血管的形态

在后前位上,正常心脏大血管形态可分为横位心、斜位心和垂位心。

横位心见于矮胖体形,胸廓宽短,膈肌位置高,心膈接触面大,心胸比率略大于 0.5,主动脉结明显,心腰部凹陷。

斜位心见于适中体形,胸廓介于另两型之间,心膈接触面适中,心胸比率为 0.5,心腰平直。

垂位心见于瘦长体形,胸廓狭长,膈肌位置低,心膈接触面小,心胸比率小于 0.5。

3. 心脏大小的测量

测量心胸比率是确定心脏有无增大的最简单的方法。心胸比率是心影最大横径与胸廓最大横径之比。心影最大横径是心影左右缘最突出点至人体正中线垂直距离之和。胸廓最大横径是在右膈顶平面两侧胸廓肋骨内缘间连线的长度。正常成人心胸比率≤0.5。正常心脏大血管影像的形态和大小受年龄、呼吸、体位等诸多因素的影响。婴幼儿心影接近球形,横径较大,左、右半心大致对称;由于胸腺较大,心底部较宽,其心胸比率可达 0.55,7～12 岁时心胸比率接近 0.5。

二、心脏大血管 CT 成像的应用及优势

1. CT 成像的应用

(1)横轴位是常用的标准体位,可以清楚地显示心脏大血管的结构,各房室间的解剖关系以及心脏房室的大小。左心房前后径为 30～45mm;左心室平均直径约 45mm,室壁及室间隔厚度约 10mm;右心室平均直径约 35mm,室壁及室间隔厚度约 5mm;肺动脉主干直径不超 29mm。壁层心包膜厚度 1～4mm,脏层心包膜较薄,常显示不清。

(2)短轴位主要用于观察左心室壁心肌,特别是结合电影成像可动态了解心肌收缩运动和各心室壁增厚、变薄情况。左心室体部层面是心短轴位一个重要层面,左心室占据纵隔左缘大部,呈椭圆形,可显示左心室前间壁、侧壁、侧后壁、后壁及室间隔。左心室腔内类圆形充盈缺损为前、后乳头肌影。

(3)长轴位主要用于观察瓣膜(主动脉瓣及二尖瓣)、左心室流出道及心尖部。左心室流出道层面可清楚显示左心室流出道、主动脉瓣及升主动脉根部。左心室腔内可见乳头肌影,并可见左心房、心室间的二尖瓣。左心室前缘相当接近于心尖部,常借助此层面了解心尖部病变

（图 3-1-2）。

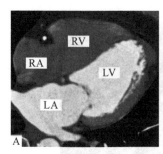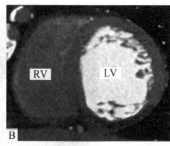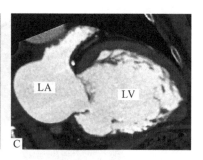

A. 横轴位；B. 短轴位；C. 两腔长轴位；图中 RA 为右心房，LA 为左心房，RV 为右心室，LV 为左心室。

图 3-1-2　心脏 CT 成像

2. CT 成像的优势

CT 成像速度快，密度分辨率高，无层面以外结构的干扰，可进行多种图像后处理重建，在心脏大血管疾病诊断方面价值很高。CTA 可清楚显示血管腔结构和大小，在不同的层面可分别观察主动脉，肺动脉及其分支，上、下腔静脉的位置、走行及连接情况（图 3-1-3）。

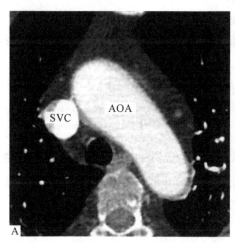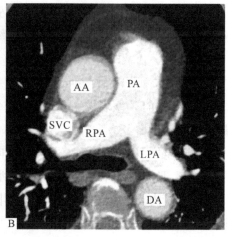

A. 主动脉弓层面；B. 肺动脉干层面；图中 AOA 为主动脉弓，AA 为升主动脉，DA 为降主动脉，PA 为肺动脉，RPA 为右肺动脉，LPA 为左肺动脉，SVC 为上腔静脉。

图 3-1-3　大血管 CT 成像

冠状动脉 CTA 是诊断冠心病的重要手段，它的优点在于无创、操作简单、安全性高，对钙化敏感，对冠脉开口异常、心肌桥的识别更加高效（图 3-1-4）。

三、心脏大血管 MRI 的应用及优势

心脏各房、室和大血管在 MRI 的横轴位、长轴位、短轴位图像上所见与 CT 正常所见基本相同，但 MRI 检查具有无创伤、无辐射、软组织分辨率高及多角度成像的特点，能够发现早期病变，且定性诊断准确率较高。

四、心脏各房、室增大的 X 线表现

心脏病变时常引起心脏房、室的增大，在后前位胸片上，通过观察心脏外形轮廓的改变，可进行初步的判断。

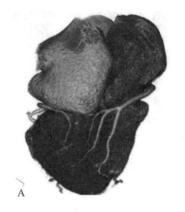
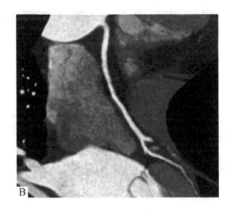

A.三维容积重建膈面观;B.右冠状动脉曲面重建显示全长。

图 3-1-4 冠状动脉 CTA 成像

(1)左心室增大表现为左心室段延长,心尖向左下移位,心腰凹陷。

(2)右心室增大表现为心尖圆隆上翘,肺动脉段凸出。

(3)左心房增大,心左缘可见肺动脉段与左心室之间的左心耳膨凸,形成心左缘"第三弓影";左心房向右凸出,达到或超出右心房边缘,在心右缘可见"双心房影";气管隆嵴角度增大。

(4)右心房增大,心右缘下端向右上膨突,右心房与心高比值>0.5。

五、肺循环异常的 X 线表现

1.肺循环血流量增多

肺循环血流量增多又称肺充血,常见于左向右分流的先天性心脏病,主要表现为肺动脉分支成比例地增粗,且向外周伸展,边缘清晰锐利,肺野透亮度正常。长期肺充血,可导致肺小动脉痉挛、收缩、血管内膜增生、管腔变窄,最终引起肺动脉高压。

2.肺循环血流量减少

肺循环血流量减少又称肺少血,由右心排血受阻引起,主要表现为肺野透亮度增加,肺门动脉变细,肺动脉血管纹理稀疏、变细。严重者可出现粗乱的网状纹理,系来自体动脉的侧支循环。

3.肺动脉高压

阻塞性肺动脉高压表现为肺动脉段突出,肺门区动脉大分支扩张而外周分支变细,与肺动脉大分支间有一突然分界,即肺门截断现象或残根样表现。高流量性肺动脉高压时,肺动脉各级分支均增粗,但仍保持大小比例;主肺动脉及肺门动脉搏动增强;右心室增大。

4.肺静脉高压

肺静脉高压的病因主要有:①左心房压力增高,如二尖瓣狭窄和左心房内肿瘤。②左心室阻力增加,如主动脉瓣狭窄、高血压或其他原因引起左心功能不全。③肺静脉阻力增加,如肺静脉狭窄阻塞等。

肺静脉高压的主要征象为:①肺淤血,表现为上肺静脉扩张和小静脉、下肺静脉正常或缩窄;肺血管纹理普遍增多、增粗,且边缘模糊;肺门增大且边缘模糊;肺野透亮度降低。②间质性肺水肿,表现为出现各种间隔线即克利(Kerley)线。其中 B 线最常见,为肋膈角区长 2 ~ 3cm、宽 1 ~ 3mm 的水平线;A 线多见于上叶,为长 5 ~ 6cm、宽 0.5 ~ 1mm 的斜行线状影,自肺野外带引向肺门,常见于急性左心衰竭;C 线多见于下肺野,呈网格状,常见于重度肺静脉高压,可伴有胸膜下和胸腔积液。③肺泡性肺水肿,亦称实质性肺水肿,表现为两肺广泛分布的边缘模糊的斑片状阴影,重者两肺大片影聚集在肺门区形成"蝶翼状"阴影。

任务 2　先天性心脏病

【任务目标】

知识目标:掌握常见先天性心脏病(房间隔缺损、室间隔缺损、动脉导管未闭及法洛四联症)的发病机制、临床表现及影像征象。

技能目标:能够对常见先天性心脏病典型病例的影像表现进行分析、诊断,以及初步的鉴别诊断。

素质目标:尊敬、爱护患者,体现 X 线防护观念;培养实事求是、科学、严谨的工作态度。

【任务导入 1】

患者,女,17 岁,活动后可出现心悸、气短、乏力,胸骨左缘第 2 ~ 3 肋间闻及收缩期吹风样杂音,行心脏超声心动图检查提示房间隔缺损。为进一步明确诊断,医生申请行心脏增强 CT 检查,结果如下(图 3 - 2 - 1)。

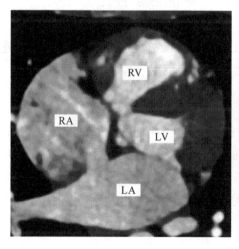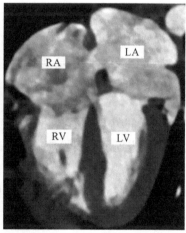

图 3 - 2 - 1　心脏增强 CT

影像表现　房间隔连续性中断,见局限性缺损,并可见由左心房向右心房分流的对比剂影。

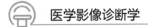

影像诊断 房间隔缺损。

【任务实施与分析】

一、房间隔缺损的疾病概要

除先天因素外,目前认为遗传和环境因素等复杂关系相互作用也可致房间隔缺损(atrial septal defect,ASD)。房间隔缺损存在时,血液自左向右分流,右心血容量增加,发生右心房、右心室扩大,室壁增厚,肺动脉不同程度扩张,肺循环血量增多,肺动脉压升高。随病情发展,肺小动脉壁发生内膜增生、中层增厚、管腔变窄。病程晚期,右心房压力超过左心房,出现从右至左的分流或双向返流。

临床表现出现的早晚和轻重决定于缺损的大小。缺损小者,终身可无症状;缺损较大者,症状出现早,患者活动后可出现心悸、气短、乏力,并可有咳嗽、咯血,易患感染呼吸道疾病等,晚期因肺动脉高压加重,出现右向左分流时,可出现发绀、晕厥等症状。

二、房间隔缺损的影像表现

1. 超声表现

超声检查可直观显示房间隔连续性中断,彩色多普勒超声检查显示通过房间隔缺损的异常血流。

2. X 线表现

婴幼儿患者心脏可正常或稍有增大,肺血流量增多亦不明显。缺损较大的患者可表现为右心房、右心室、肺动脉干及其分支均扩张。

3. CT 表现

增强 CT 可清晰地显示房间隔缺损部位、大小及扩张的右心房、右心室、肺动脉干及其分支等。此外,还可明确或排除肺动脉、肺静脉、主动脉、腔静脉等的合并畸形。

4. MRI 表现

房间隔缺损的 MRI 可表现为房间隔的连续性中断,左、右心房间有血流信号连通,此外,还能显示出缺损部位及大小,右心房、右心室增大,肺动脉扩张。

【任务导入 2】

患者,女,7 岁,48 小时前查体可闻及胸骨左缘第 3 ~ 4 肋间响亮的收缩期吹风样杂音,行心脏超声心动图检查提示室间隔缺损。为进一步明确诊断,医生申请行心脏增强 CT 检查,结果如下(图 3 − 2 − 2)。

影像表现 室间隔连续性中断,见局限性缺损,并可见由左心室向右心室分流的对比剂影。

影像诊断 室间隔缺损。

【任务实施与分析】

一、室间隔缺损的疾病概要

室间隔缺损(ventricular septal defect,VSD)是胚胎期心脏发育不全造成两个心室之间的异常交通。根据缺损的部位可分为膜周部缺损、漏斗部缺损和肌部缺损,其中膜周部缺损最常见。

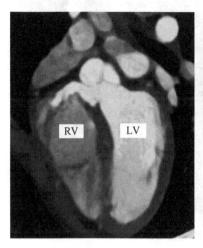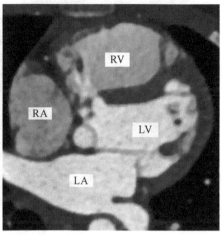

图 3-2-2 心脏增强 CT

室间隔缺损导致左向右分流,肺循环血流量增加,体循环血流量不足。左心室因肺循环增多而超容,致左心室心肌肥厚,左心室舒张末期压力升高,左心房充盈左心室受限,因此导致肺淤血及肺动脉高压,晚期可引起左心衰竭。缺损口径较小、分流量较少者,一般无明显症状。缺损较大、分流量较多者,可有发育障碍,活动后心悸、气急,反复出现肺部感染,严重时可出现呼吸窘迫和左心衰竭等症状。主要体征为胸骨左缘第 3~4 肋间响亮的收缩期杂音。

二、室间隔缺损的影像表现

1. 超声表现

M 型超声可间接显示室间隔连续性中断,左心房、左心室内径扩大等,彩色多普勒可显示通过室间隔缺损的异常血流及室间隔缺损的部位、大小等。

2. X 线表现

室间隔缺损较小时,X 线可无异常;缺损中等时,肺动脉段稍隆突,为肺充血改变,左心室增大,左心房、右心室可轻度增大或无明显增大;若缺损较大,但肺血管阻力增大不明显时,则表现为心影明显增大,肺动脉段突出,肺血增多,左心房、左心室增大,右心室轻度增大;若大的缺损伴明显肺动脉高压,则表现为以右心室增大为主,肺动脉段明显突出,肺门血管扩张但外周肺动脉变细。

3. CT 与 MRI 表现

增强 CT 及 MRI 可清晰地显示室间隔缺损部位、大小及扩张的左心室、右心室、肺动脉干及其分支等,此外还可明确或除外肺动静脉、主动脉、腔静脉等的合并畸形。

【任务导入 3】

患者,女,8 岁,活动后劳累伴头晕、心悸 1 年余,体检时发现胸骨左缘第 2~3 肋间可闻及双期连续性杂音,行心脏超声心动图检查提示动脉导管未闭。为进一步明确诊断,申请行心脏增强 CT 检查,结果如下(图 3 - 2 - 3)。

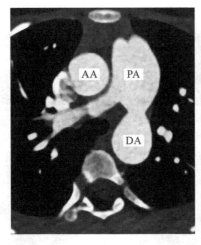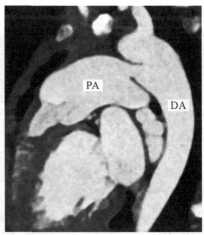

图 3 - 2 - 3 心脏增强 CT

影像表现 肺动脉与主动脉间见相连通的管道影。矢状位 MPR 清晰显示肺动脉与主动脉间的异常交通。

影像诊断 动脉导管未闭。

【任务实施与分析】

一、动脉导管未闭的疾病概要

动脉导管未闭(patent ductus arteriosus,PDA)的病因不明,目前认为与早产、缺氧、感染、遗传及高原环境有关。动脉导管未闭导致左向右分流,使肺循环血量增多,回流至左心房、左心室血量增多,左心房、左心室容量增大使左心室肥厚。由于分流使脉压增宽,引起一系列周围血管体征,左心室扩大使舒张末压增高,致左心房扩大且肺淤血引起肺水肿等。患者多属瘦长体型,平时可无症状,体检时发现响亮的杂音并伴震颤,脉压很宽;自幼分流量大者,心力衰竭缓解后可留有鸡胸、心前区凸出和郝氏沟,偶有患儿乏力或胸痛。

二、动脉导管未闭的影像表现

1. 超声表现

M 型超声可探得左心房、左心室因超容而扩大。二维超声可见到导管的主动脉端,并追踪向肺动脉端,彩色多普勒可清晰显示导管的分流及其大小和形态。

2. CT 和 MRI 表现

轴位显示左肺动脉与降主动脉间相连通的管道。矢状位 MPR 及三维重组可更清晰、立体的显示肺动脉与主动脉间的异常交通;可显示合并的心脏大血管畸形,如室间隔缺损、主动脉缩窄、主动脉弓离断等。

3. 心血管造影表现

右心导管由右心室出肺动脉,通过导管入降主动脉,证明未闭动脉导管的存在。对比剂注射至降主动脉的导管口稍下方,舒张期对比剂可回入导管内。

【任务导入4】

患者,女,3岁,自幼发现心脏杂音,近日来反复呼吸困难,口唇青紫,活动后加重。平素活动量少,喜静不喜动,喜抱,偶尔有走路时反复下蹲。医生为其申请胸部X线检查(图3-2-4)。

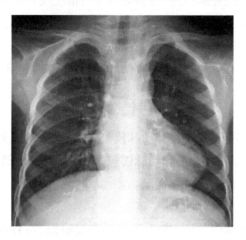

图3-2-4 胸部X线正位片

影像表现 两肺纹理稀疏变细,外带无纹理,肺野透光度增高,肺门血管影稍减少。心尖圆钝上翘,肺动脉段凹陷,心脏呈"靴型心"改变。

影像诊断 法洛四联症。

【任务实施与分析】

一、法洛四联症的疾病概要

法洛四联症的基本病理改变为肺动脉狭窄、主动脉骑跨、室间隔缺损和右心室肥厚,常伴发其他心血管畸形。肺动脉狭窄程度决定通过室间隔血流的流量及方向,随着肺动脉狭窄程度增加,肺阻力增大,分流逐渐由左向右变为右向左,肺循环量减少,而骑跨的主动脉血大都来自右心室,故造成较明显的青紫。

二、法洛四联症的影像表现

1. 超声表现

左心室长轴切面:主动脉根部增宽,骑跨于室间隔上,室间隔与主动脉前壁连续中断。

心底大血管短轴切面:观察右心室流出道狭窄的部位、程度及肺动脉主干及其左、右分支的发育情况。

四腔位切面:显示左、右心室大小及室壁厚度。

胸骨上切面:显示扩张的主动脉根部及弓降部和异常血管。

2. X线表现

不典型者X线检查一般表现为心影正常,右心房可增大,左心房、左心室不大,上纵隔血管影增宽,少数可见右位主动脉弓,肺门阴影小,搏动不明显,肺野清晰,中、外侧带肺血管影较细小。中度及重度患者由于右心室肥厚,使心尖上翘、圆钝,而肺动脉段内凹,使心影呈靴型轮廓。

3. CT 表现

肺动脉狭窄:肺动脉瓣水平可显示瓣环发育情况、瓣叶数目、肺动脉瓣增厚及狭窄程度;肺动脉水平可观察肺动脉主干、左肺动脉、右肺动脉发育情况及有无狭窄。

室间隔缺损:可显示室间隔的连续性中断,左、右心室间有对比剂连通。

主动脉骑跨:可显示主动脉根部骑跨在室间隔之上。

右心室肥厚:可显示右心室增大,右心室壁增厚,右心室内的肌小梁明显增粗。

此外,CT 检查可发现合并的其他畸形。

4. MRI 表现

自旋回波序列可显示室间隔缺损、肺动脉狭窄、右心室肥厚及主动脉骑跨等。MRI 电影序列可显示快速血流通过狭窄漏斗部及肺动脉瓣口,而在肺动脉根部产生无信号影。MRI 血管成像可同时显示肺动脉、主动脉的发育情况。

5. 心血管造影表现

左心室造影:可显示室间隔位置、大小及有无多发缺损、左心室发育情况,主动脉骑跨程度,主动脉、冠状动脉有无变异等。

右心室造影:可显示肺动脉及其周围肺动脉和右心室流出道的解剖形态及狭窄程度。

【讨论】

上述以上四种先天性心脏病,按照血流动力学改变、有无发绀及肺血管表现等,该如何进行分类?

任务3　后天获得性心脏病

【任务目标】

知识目标:掌握常见后天获得性心脏病(冠状动脉粥样硬化性心脏病、风湿性心脏病、肺源性心脏病及心肌病)的影像征象;了解常用影像学检查方法在后天获得性心脏病诊断中的价值。

技能目标:能够对常见后天获得性心脏病典型病例的影像表现进行分析与诊断,以及初步的鉴别诊断。

素质目标:尊敬、爱护患者,体现 X 线防护观念;培养实事求是、科学、严谨的工作态度。

【任务导入1】

患者,男,62 岁,因"发作性胸闷,加重伴心前区不适 5 天"入院。1 年前无明显诱因出现胸闷,心前区不适,持续数分钟至十几分钟,多夜间发作,休息后缓解。近 5 天来上述症状加重,伴心前区不适,范围手掌大小,边界不清。查体:血压 155/97mmHg,心率 54 次/分,呼吸 18 次/分。神志清,精神可。心前区无隆起,叩诊心界无扩大,心律齐,各瓣膜未闻及病理杂音。医生建议行冠状动脉 CTA 检查,结果如下(图 3－3－1)。

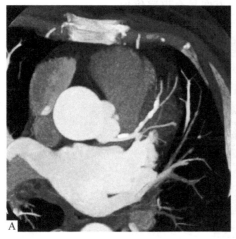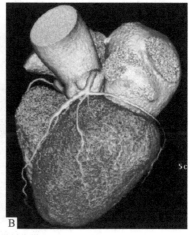

A.多面重建;B.三维容积重建。

图3-3-1 冠状动脉CTA

影像表现 左冠状动脉主干及前降支见多发钙化斑块,管腔狭窄,左旋支及右冠状动脉未见斑块,管腔无狭窄。

影像诊断 左冠状动脉主干及前降支多发钙化斑块,管腔狭窄。

【任务实施与分析】

一、冠状动脉粥样硬化性心脏病的疾病概要

冠状动脉粥样硬化性心脏病(coronary atherosclerotic heart disease),简称冠心病,是冠状动脉粥样硬化斑块形成导致冠状动脉管腔狭窄、闭塞,心肌缺血、缺氧。病变血管以左前降支最为常见,其次为左旋支、右冠状动脉及左冠状动脉主干。本病的常见临床表现有心绞痛、心肌梗死、心力衰竭、心律失常和猝死等。

二、冠状动脉粥样硬化性心脏病的影像表现

临床怀疑冠状动脉粥样硬化性心脏病时,常选择冠状动脉CTA或冠脉造影进行检查,MRI可从形态、功能、心肌灌注及延迟期存活等方面进行综合评价。

1.冠状动脉CTA

冠状动脉CTA结合三维重组技术可观察冠状动脉主要分支有无斑块及狭窄,斑块形态、性质及狭窄部位、范围。

2.冠状动脉造影

患者临床胸闷不适等症状明显加重且高度怀疑冠脉狭窄病变,但CTA表现正常或病变轻微,临床表现不能完全用CTA解释的情况下,应进一步选择冠状动脉数字减影血管造影(DSA)检查。冠状动脉DSA能够显示冠状动脉的分布、病变及严重程度(包括狭窄、闭塞、斑块、溃疡、腔内血栓、瘤样扩张、冠脉夹层、痉挛及侧支循环等)(图3-3-2)。

3. MRI表现

一次检查便能得到形态、功能、心肌灌注、延迟期心肌存活方面评价等多项综合信息,称为一站式检查。MRI 在冠心病及并发症的诊断方面具有重要价值。

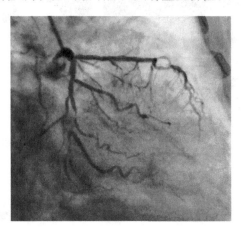

图 3 - 3 - 2　冠心病

冠脉造影显示左冠状动脉前降支管腔明显狭窄。

（1）心肌缺血。心脏形态、大小无异常改变，仅表现为节段性运动减弱，缺血区心肌灌注减低。

（2）急性心肌梗死。梗死心肌 T_2WI 信号强度增高，为心肌梗死后水肿，T_2 时间延长；梗死心肌壁变薄；节段性室壁运动减弱、消失；心肌首过灌注成像为灌注减低或缺损，延迟强化梗死心肌显示为高信号。

（3）陈旧性心肌梗死。梗死心肌 T_2WI 信号强度减弱，梗死心肌出现纤维化；梗死心肌壁、室壁运动、心肌灌注和延迟期成像等基本同急性期改变。

（4）心肌梗死并发症。①室壁瘤：左心室扩大，室壁显著变薄，室壁向外膨出；瘤壁信号异常，急性期呈高信号，陈旧期为低信号；室壁运动消失或呈反向运动；血栓形成时，血栓在 T_1WI 呈中等信号，T_2WI 信号强度较心肌高。②室间隔穿孔：室间隔连续性中断，在心室水平由左向右分流。③左心室乳头肌断裂和功能不全：心室收缩期左心房内有起自二尖瓣口低信号血流束，为二尖瓣关闭不全，左心房扩大。

【讨论】

患者经治疗后胸闷缓解，症状减轻，复查冠状动脉 CTA，冠状动脉狭窄仍然存在，应如何解释临床表现和影像表现不一致的情况？

【任务导入 2】

患者，女，46 岁，间歇性胸闷 4 年，加重 7 天。患者 4 年前感冒后出胸闷、憋气，伴咳嗽、咳痰，夜间不能平卧，有憋醒史，心前区疼痛，心前区疼痛休息后不缓解，无头晕、头痛，无恶心、呕吐。为明确诊断，医生建议行胸部 X 线检查，结果如下（图 3 - 3 - 3）。

影像表现　心脏呈梨形，左心房、右心室扩大，主动脉球缩小，上肺静脉扩张呈肺淤血表现。

影像诊断　风湿性心脏病二尖瓣狭窄。

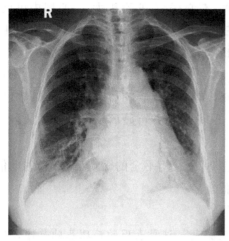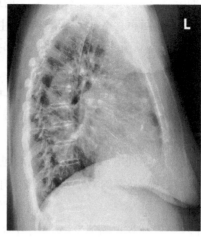

图 3 - 3 - 3　胸部 X 线正、侧位片

【任务实施与分析】

一、风湿性心脏病的疾病概要

风湿性心脏病（rheumatic heart disease）的病因和发病机制目前还没有完全明了，但一般认为是链球菌感染后，人体发生变态反应和免疫反应的结果，而非链球菌直接侵袭导致。本病的基本病变是瓣膜炎性粘连，瓣叶增厚，使瓣膜不能正常开放与关闭，形成瓣膜口的狭窄和（或）关闭不全，出现血流受阻或血液反流，导致心脏结构发生一系列器质性改变，最常受累的是二尖瓣，其次为主动脉瓣，两者也可联合受累。

（1）二尖瓣狭窄。心功能代偿期可无症状，失代偿后，出现活动后气短、心悸、阵发性呼吸困难，严重时可有端坐呼吸、咯血等症状，晚期可出现右心衰。

（2）二尖瓣关闭不全。心功能代偿期可无症状，一般可出现心悸、活动后喘促、疲劳、乏力、咯血等左心功能不全症状，后期出现右心功能不全症状。

（3）主动脉瓣关闭不全。早期无症状，或仅有面色苍白、心悸、劳累时气促等症状，晚期可出现呼吸困难、咯血、咳嗽，少数患者有心绞痛，重症者可出现头晕甚至晕厥、心绞痛、心律失常、猝死等。

（4）主动脉瓣狭窄。轻者无症状，重者疲乏无力，呼吸困难，晚期可出现呼吸困难、咳嗽、咯血等左心功能不全症状。

另外，风湿性心脏病还有三尖瓣狭窄及三尖瓣关闭不全两种类型，但相对少见。

二、风湿性心脏病的影像表现

1. X 线表现

①二尖瓣狭窄：左心房、右心室扩大伴肺淤血及肺循环高压。②二尖瓣关闭不全：左心房、左心室扩大，偶见瓣叶瓣环钙化影。③主动脉瓣狭窄：左心室扩大，升主动脉根部常呈狭窄后扩张。④主动脉瓣关闭不全：左心室扩大伴升主动脉扩张、屈曲、延长。

2. 超声表现

①二尖瓣狭窄：M 型心动图示二尖瓣前叶呈"城垛样"，瓣口面积减小且开口受限，左心

房、右心室增大。②二尖瓣关闭不全：瓣叶增厚，左心房、左心室扩大，左心房内可见收缩期血液返流引起的湍流回声。③主动脉瓣狭窄：主动脉瓣瓣叶增厚，左心室壁增厚。④主动脉瓣关闭不全：左心室腔及其流出道、升主动脉根部扩大，主动脉瓣下见舒张期湍流回声。

3. CT 表现

瓣叶钙化，电子束 CT 的心电门控电影扫描，可显示瓣膜的运动受限，评估瓣口面积及返流量，但不能直接显示瓣膜的关闭不全；心房、心室增大，并可显示左心房血栓。

4. MRI 表现

MRI 梯度回波序列电影可显示血流通过狭窄及关闭不全的瓣口后，形成的低信号涡流。SE 序列可显示心房、心室的大小及心腔内的血栓。

【讨论】

任务导入病例报告中描述"左心房、右心室扩大"，这种表现的病理基础是什么？

【任务导入 3】

患者，女，61 岁，咳嗽、咳痰十余年，反复出现心悸、气促 9 年，加重两个月。医生建议行胸部 CT 检查，结果如下（图 3 - 3 - 4）。

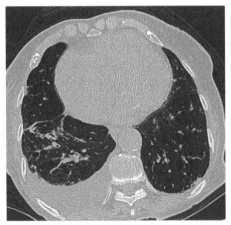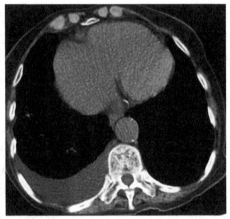

图 3 - 3 - 4　胸部 CT 平扫（肺窗 + 纵隔窗）

影像表现　胸部 CT 肺窗示肺纹理稀疏、紊乱，双肺透光度增强，并可见肺大疱，胸廓前后径增大。纵隔窗示右心室增大，肺动脉主干和左、右肺动脉明显增粗、扩张，肺动脉主干直径大于 30mm。右侧胸腔积液。

影像诊断　肺源性心脏病。

【任务实施与分析】

一、肺源性心脏病的疾病概要

80% 的肺源性心脏病（pulmonary heart disease）由慢性阻塞性肺疾病引起，其他因素还包括慢性弥漫性肺部疾病、严重的胸廓畸形。本病的心脏改变主要为右心室肥厚致右心扩大，右心衰竭致其他脏器功能损害。本病主要临床表现为咳嗽、咳痰，活动后心悸、气短、发绀、乏力等症状,即以原发肺疾患的表现及肺动脉高压、右心室肥大的体征为主。

二、肺源性心脏病的影像表现

1. X 线表现

X 线表现为肺血轻度增多,主动脉结正常,肺动脉段突出,右下肺动脉增宽,肺门"舞蹈"及肺周围动脉变细等肺动脉高压的征象;右心室扩大。此外,还可显示慢性支气管炎、肺气肿、弥漫性肺间质纤维化等肺原发病变。

2. CT 表现

CT 直接征象表现为右心室和(或)右心房肥大,主肺动脉及左、右肺动脉增粗,肺门动脉粗细与外周不成比例;间接征象为肺内原有疾病的影像表现。

【任务导入 4】

患者,男,30 岁,因晕厥 2 次就诊。患者近 6 个月来在打篮球时晕厥 2 次,先突感心悸,继之黑蒙、意识丧失。医生根据临床表现及超声心动图表现,建议行心脏 MRI 检查,结果如下(图 3 - 3 - 5)。

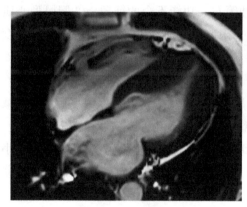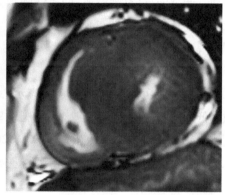

图 3 - 3 - 5 心脏 MRI

影像表现 左心室壁心肌及室间隔呈非对称性肥厚,以室间隔增厚为著,心腔缩小。

影像诊断 左心室肥厚型心肌病。

【任务实施与分析】

一、心肌病的疾病概要

1. 扩张型心肌病

扩张型心肌病(dilated cardiomyopathy)可能和某些因素(如病毒、细菌、药物中毒代谢异常)所致的心肌损伤有关,心脏呈球形增大,心肌松弛无力,主要侵犯左心室,以心腔扩张为主,心室收缩功能降低,舒张期血量和压力升高,心排血量降低。本病起病缓慢,部分患者先被发现有心脏扩大,可多年无自觉不适或只有轻微症状;中晚期患者,可见乏力、活动后气短,夜间阵发性呼吸困难、浮肿、腹水及肝大等,可有各种心律失常。

2. 肥厚型心肌病

肥厚型心肌病(hypertrophic cardiomyopathy)可能与常染色体显性遗传有关,约 1/3 患者有

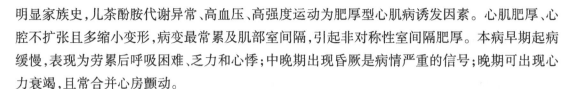

明显家族史、儿茶酚胺代谢异常、高血压、高强度运动为肥厚型心肌病诱发因素。心肌肥厚、心腔不扩张且多缩小变形,病变最常累及肌部室间隔,引起非对称性室间隔肥厚。本病早期起病缓慢,表现为劳累后呼吸困难、乏力和心悸;中晚期出现昏厥是病情严重的信号;晚期可出现心力衰竭,且常合并心房颤动。

3. 限制型心肌病

限制型心肌病(restrictive cardiomyopathy)的病因未明,可能与病毒或寄生虫感染侵及心内膜、心内膜下心肌,形成纤维化有关。心内膜、内层心肌的纤维化和附壁血栓形成,可导致心内膜明显增厚、心壁变硬,病变主要侵犯心室流入道和心尖,引起收缩变形以至闭塞,心室充盈舒张受限。以左心室受累为主者表现为呼吸困难、咳嗽、乏力、双肺啰音,尚有心悸、心前区不适;以右心室受累为主者表现为下肢水肿、肝大、腹水、颈静脉怒张等。

二、心肌病的影像表现

1. X线表现

①扩张型心肌病:表现为心脏增大,以左心室增大最为显著,心影呈普大型或主动脉型;两心缘搏动普遍减弱;可有肺淤血、间质性肺水肿等左心功能不全的征象。②肥厚型心肌病:表现为无特异性征象,仅可见左心室轻度增大。③限制型心肌病:表现为心脏轻度或中度增大,有时可发现胸腔或心包积液。

2. 超声表现

①扩张型心肌病:二维心脏超声检查示心脏各腔室扩大,室间隔、左心室后壁运动减弱,射血分数降低,左、右心室流出道扩大。②肥厚型心肌病:表现为左心室肥厚,左心室后壁和室间隔厚度比值超过1.5,左心室流出道狭窄(<20mm)。③限制型心肌病:表现为心腔狭小、心尖部闭塞、心内膜增厚和心室舒张功能严重受损。

3. CT表现

①扩张型心肌病:表现为心脏呈球形增大,以心腔扩张为主;CT电影成像能直接观察心室整体收缩功能降低。②肥厚型心肌病:表现为以左心室、左心房增大为主,非对称性室间隔肥厚。③限制型心肌病:表现为以心脏体积增大,心室壁增厚为主,心室腔缩小,甚至闭塞,CT电影显示心室舒张受限。

4. MRI表现

①扩张型心肌病:表现为心脏增大,以左心室腔的球形扩张为主,左心室壁及室间隔厚度正常;收缩期增厚率普遍下降。②肥厚型心肌病:表现为以左心室、左心房增大为主,左心室心肌可同时伴有非对称性室间隔肥厚;MRI电影成像显示心室收缩功能降低。③限制型心肌病:表现为心脏体积增大,心室壁增厚为主,心室腔缩小。

【讨论】

中晚期肥厚型心肌病患者多出现晕厥,其原因是什么?

任务 4　心包疾病

【任务目标】

知识目标:掌握常见心包疾病(心包积液、缩窄性心包炎)的影像征象;了解常用影像学检查方法在心包疾病诊断中的价值。

技能目标:能够对常见心包疾病典型病例的 X 线及 CT 影像表现进行分析与诊断,以及初步的鉴别诊断。

素质目标:尊敬、爱护患者,体现 X 线防护观念;培养实事求是、科学、严谨的工作态度。

【任务导入 1】

患者,男,57 岁,胸闷气短,乏力,既往有高血压病史。查体:心尖冲动减弱,位于心浊音界左缘的内侧,不能扪及;心脏叩诊浊音界向两侧增大,皆为绝对浊音区;心音低而遥远。医生建议行胸部 X 线检查,结果如下(图 3 - 4 - 1)。

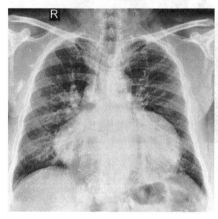
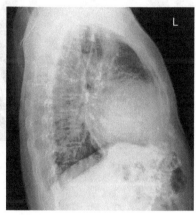

图 3 - 4 - 1　胸部 X 线正、侧位片

影像表现　患者胸廓对称,肋骨走行自然。气管、纵隔居中,无增宽。两肺门影正常,两肺野未见明显占位。心影向两侧扩大,呈烧瓶样。膈肌光整,双肋膈角锐利。

影像诊断　心包积液。

【任务实施与分析】

一、心包积液的疾病概要

心包积液(pericardial effusion)常见病因及性质有结核性、化脓性、病毒性及非特异性,也可伴随全身疾病发生,如风湿热、结缔组织病、尿毒症、黏液性水肿、低蛋白血症、心肌梗死后综合征、胸导管损伤、出血性疾病、放射损伤、穿透性损伤和心包的原发或继发肿瘤等。按积液性质,心包积液可分为浆液性、浆液血性、血性、化脓性、浆液纤维蛋白性、乳糜性等。少量心包积液可无任何明显症状;中、大量心包积液可引起心前区疼痛、呼吸困难、乏力和心包填塞的症状,如面色苍白、发绀、端坐呼吸和腹胀等。

二、心包积液的影像表现

1. X 线表现

心包积液在 300mL 以上者 X 线平片才有异常改变;大量积液为心影短期内迅速增大而肺野清晰,心脏向两侧扩大、呈烧瓶样或球状,心脏搏动明显减弱而主动脉搏动正常;上腔静脉增宽,主动脉变短。

2. 超声表现

超声表现可清晰准确判断积液的多少,积液表现为不同厚度的液性暗区。

3. CT 和 MRI 表现

CT 示心包脏层、壁层间距增宽,内见环形低密度带,强化扫描更加明显,还可显示腔静脉扩张等变化。MRI 应用 SE 序列不但可准确判断心包内液体的量,而且能推测液体的性质(图 3 - 4 - 2)。

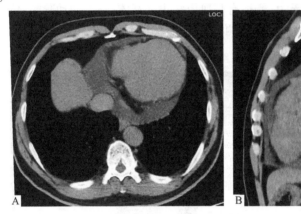

A. 轴位;B. 矢状位重建:心包脏、壁层间距增宽,内见环形低密度带。

图 3 - 4 - 2　胸部 CT 平扫

【讨论】

若患者经治疗后症状不见好转,仍有胸闷气短,呼吸困难。进一步行 CT 检查显示心影范围变大,双侧见胸腔积液,双肺见片絮状高密度影(图 3 - 4 - 3)。怎样运用临床知识解释其影像表现?

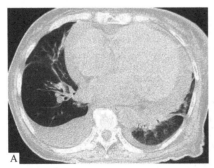
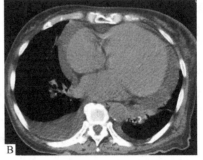

A. 肺窗;B. 纵隔窗:双肺片絮状高密度影;心包脏、壁层间距增宽,内见环形积液,双侧胸腔积液。

图 3 - 4 - 3　胸部 CT 平扫

【任务导入 2】

患者,男,42 岁。颜面水肿 5 年,下肢浮肿 3 年,腹胀 1 年。医生建议行胸部 X 线检查,结果如下(图 3 - 4 - 4)。

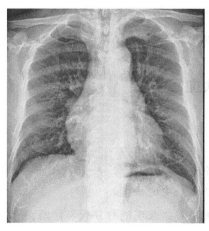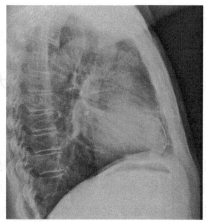

图 3 - 4 - 4 胸部 X 线正、侧位片

影像表现 患者胸廓对称,肋骨走行自然。双肺纹理增多。心脏形态尚可,心缘不规则、僵直,可见钙化。上腔静脉影增宽,肺淤血。胸膜增厚粘连。

影像诊断 缩窄性心包炎。

【任务实施与分析】

一、缩窄性心包炎的疾病概要

缩窄性心包炎(constrictive pericarditis)以结核性、化脓性、病毒性和非特异性感染常见,此外也可见创伤、尿毒症、心包恶性肿瘤放射治疗术后,心包脏层、壁层粘连增厚,以心室和膈面的增厚粘连更为显著,部分病例心包瘢痕继发钙盐沉着,出现大片状或环带状心包钙化。本病主要导致心室舒张功能受限,累及右心室者,体循环淤血,可致静脉压升高;若左心室受压,舒张期进入左心室血量减少,导致心排血量低下,脉压下降;左侧房室环部位受压,造成肺循环淤血。本病以呼吸困难、腹胀、咳嗽、疲乏、纳差、心悸、上腹疼痛等为主要表现。此外,有些患者还会出现端坐呼吸、奇脉、脉压减小、静脉压升高、颈静脉怒张、肝脏肿大、腹水、下肢浮肿等体征。

二、缩窄性心包炎的影像表现

1. X 线表现

X 线片可见心脏大小正常或轻度增大,心缘不规则、僵直、钙化,搏动减弱或消失;上腔静脉影增宽,肺淤血;右心室前缘、膈面和房室沟区多见蛋壳样、带状、斑片状钙化;常伴胸膜增厚粘连。

2. 超声表现

M 型超声心动图表现为增厚心包为两层平行的曲线,回声增强;二维超声示心包运动减低及回声增强,舒张早期充盈期室间隔突然移位,快速的舒张早期充盈等。

3. CT 和 MRI 表现

CT 和 MRI 可见心包增厚和钙化、下腔静脉扩张、心室变形和室间隔僵直等征象,MRI 可反映心脏血流动力学改变。

【讨论】

影像报告中描述"心缘不规则、僵直,出现肺淤血",这种表现的病理基础是什么?

任务5   大血管疾病

【任务目标】

知识目标:掌握常见大血管疾病(如主动脉夹层、主动脉瘤、大动脉炎、肺动脉栓塞)的影像征象;了解常用影像学检查方法在大血管疾病诊断中的价值。

技能目标:能够对常见大血管疾病典型病例的影像表现进行分析与诊断,并做出初步的鉴别诊断。

素质目标:尊敬、爱护患者,体现 X 线防护观念;培养实事求是、科学、严谨的工作态度。

【任务导入1】

患者,男,66 岁,退休人员,因"突发胸痛约 2 小时"入院。患者 2 小时前抬重物后突感胸痛,疼痛位于前胸,持续不缓解,逐渐向后背放射,持续性、进行性加剧,呈刀割样剧烈疼痛。查体:血压 127/70mmHg,脉搏 69 次/分 ,呼吸 19 次/分;神志清,表情痛苦,急性面容,心前区无隆起,叩诊心界无扩大,心律齐,心音低钝,各瓣膜未闻及病理杂音。急诊心电图可见:T 波低平。医生怀疑为急性主动脉夹层,建议行主动脉 CTA 检查,结果如下(图 3 - 5 - 1)。

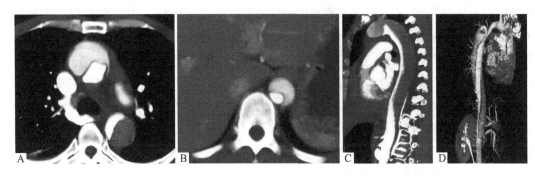

A ~ C. 多平面重建;D. 三维容积重建。

图 3 - 5 - 1   主动脉 CTA

影像表现   主动脉自升主动脉至腹主动脉管腔呈双腔改变,真假两腔被一个薄的间隔隔开,假腔大于真腔。

影像诊断   主动脉夹层(DeBakey Ⅰ型)。

【任务实施与分析】

一、主动脉夹层的疾病概要

主动脉夹层(aortic dissection)病因包括动脉硬化、高血压、马方综合征等。动脉内膜撕裂,动脉管壁剥离,血肿在动脉壁中间蔓延扩大,是主动脉夹层的基本病理发展过程。本病发病时患者常突发刀割样或撕裂样剧烈疼痛,胸痛可放射到颈、臂部。疼痛为持续性,直到主动脉夹层穿破后才自行缓解,严重者常出现休克征象。

二、主动脉夹层的影像表现

1. CT 和 MRI 表现

CT 和 MRI 可显示主动脉真假腔和内膜片。CT 平扫显示主动脉扩张或各段管腔大小不成比例;增强扫描可显示真假两腔被一个薄的间隔隔开,假腔的增强与排泄较真腔延迟。MRI 显示假腔内缓慢血流呈中等或高信号;假腔内血栓呈中等或高信号,不同心动周期和体位信号强度恒定。此外,MRI 还可显示分支受累情况,比如肾动脉及腹腔干等。

2. 心血管造影表现

心血管造影可看到双腔主动脉,显示其内的内膜片及内膜破裂口。一般假腔扩张,若假腔内血栓则表现为假腔内的充盈缺损。心血管造影还可显示主动脉各分支与真假腔的关系及主动脉瓣功能。

【讨论】

患者经治疗后胸痛缓解,复查 CTA,夹层范围扩大,应如何解释临床和影像表现不一致的情况? 下一步将如何治疗?

3. 主动脉夹层的 DeBakey 分型

DeBakey 将主动脉夹层分为三型(图 3 - 5 - 2)。

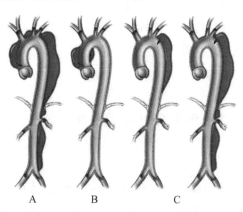

A. Ⅰ型;B. Ⅱ型;C. Ⅲ型。

图 3 - 5 - 2 主动脉夹层 DeBakey 分型

Ⅰ型:内膜撕裂口在升主动脉近端,夹层延伸到主动脉弓或降主动脉。

Ⅱ型:夹层起源于升主动脉,终止于无名动脉水平。

Ⅲ型:夹层发生于胸主动脉降部,向下延伸可达腹主动脉。

【任务导入 2】

患者,男,70 岁,退休工人,因"腹痛 4 小时"入院。患者于 4 小时前出现腹部疼痛,呈持续性胀痛,腹部触及搏动性包块,曾行腹部 CT 平扫疑腹主动脉瘤。为明确诊断,医生建议行腹主动脉 CTA 检查,结果如下(图 3 – 5 – 3)。

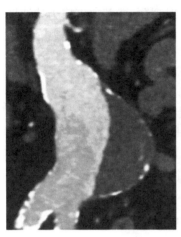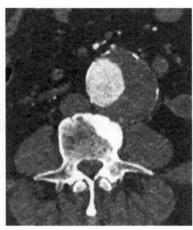

图 3 – 5 – 3　腹主动脉 CTA(MPR)

影像表现　腹主动脉下段局部呈瘤样扩张,最大径大于 40mm,附壁见弧形充盈缺损影。

影像诊断　腹主动脉瘤并附壁血栓形成。

【任务实施与分析】

一、主动脉瘤的疾病概要

主动脉瘤(aortic aneurysm)最常见为动脉硬化性动脉瘤,囊性中层坏死或退行性变动脉瘤,多见于青中年,可由细菌性、霉菌性、梅毒性、外伤性引起。本病早期可不呈现任何症状,但动脉瘤长大后常有疼痛、压迫症状等。

二、主动脉瘤的影像表现

1. X 线表现

X 线下可见胸主动脉瘤纵隔影增宽或形成局限性肿块,呈扩张性搏动,瘤壁可见钙化,瘤体可压迫、侵蚀周围器官。

2. CT 和 MRI 表现

CT 和 MRI 表现为主动脉局部瘤样扩张,可伴或不伴主动脉内腔附壁血栓;CT 或 MRI 二维及三维重组可立体的显示主动脉瘤的形态、大小、范围、瘤壁情况,以及病变与主动脉分支的关系等。

3. 心血管造影表现

主动脉显影时,因瘤囊内对比剂充盈,主动脉表现为局部梭形扩张;混合性动脉瘤可见梭形扩张基础上有囊状膨突。升主动脉根部的动脉瘤,应注意主动脉瓣、冠状窦、冠状动脉的情况,以及附壁血栓的判定。

三、主动脉瘤与主动脉夹层的鉴别诊断

主动脉瘤是指主动脉局部病理性扩张,影像表现为主动脉局部扩张,直径 >40mm,或比邻近管腔 >1/3。CT 和 MRI 对主动脉瘤的诊断和鉴别诊断具有重要的价值,绝大多数主动脉夹层患者发病时突然感觉刀割样或撕裂样剧烈疼痛,影像表现为"双腔征"。

【讨论】

(1)任务导入病例报告中描述"主动脉局部瘤样扩张",这种表现的病理基础是什么?

(2)任务导入病例报告中描述"动脉附壁见充盈缺损影",这种表现的病理基础是什么?

【任务导入3】

患者,女,22 岁,因突发头痛 1 天,伴意识丧失、抽搐 4 小时入院。全身不适、食欲不振、恶心、四肢发凉,偶有背痛,腹部超声检查后考虑主动脉病变。为明确诊断,医生建议行主动脉 CTA 检查,结果如下(图 3 - 5 - 4)。

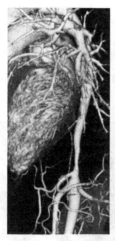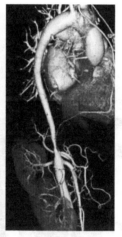

图 3 - 5 - 4 主动脉 CTA

影像表现 降主动脉边缘不规则,呈波纹状;主动脉弓、降部略扩张,边缘不规则。病变部位主动脉呈向心性狭窄,累及血管开口处或近心段。

影像诊断 主动脉炎。

【任务实施与分析】

一、大动脉炎的疾病概要

大动脉炎(takayasu arteritis)是主动脉及其主要分支的一种以中膜损害为主的非特异性炎性疾病,目前一般认为可能是与感染有关的自身免疫性疾病及遗传因素相关。动脉全层呈弥漫性不规则增厚和纤维化,增厚的内膜向腔内增生,引起动脉狭窄和阻塞,使局部组织或器官供血不足。本病好发于 30 岁以下的女性青年。急性期可出现非特异性的全身症状,如发热、盗汗、肌肉关节痛等;慢性期表现为血管狭窄或闭塞所造成的一系列相应部位缺血的综合征象。

二、大动脉炎的影像表现

1. 超声表现

超声可探查主动脉及其主要分支狭窄或闭塞,但对其远端分支探查较困难。

2. CT 和 MRI 表现

主动脉和(或)主要分支呈向心性狭窄,多累及血管开口处或近心段。二维或三维重组不仅能够全面、多方位的显示受累血管的程度和范围,而且能够显示受累血管壁的水肿情况,以判断疾病是否活动。

3. 主动脉造影表现

主动脉造影表现为管腔粗细不均、边缘比较光滑的向心性狭窄和阻塞,也可形成动脉扩张和动脉瘤,以腹主动脉、胸主动脉、锁骨下动脉和肾动脉为其好发部位。主动脉分支病变多累及开口部或近心段,以局限性狭窄、阻塞多见。侵犯主动脉的狭窄,病变多较广泛。本病常为多发病变,可表现为不同组合。

【任务导入4】

患者,男,56 岁,患者 3 小时前突发胸痛伴咳嗽、憋气,无痰,持续性胸痛,于吸气时稍加重,发病后含化硝酸甘油无缓解。无畏寒、发热。临床疑肺栓塞,医生建议行肺动脉 CTA 检查,结果如下(图 3 - 5 - 5)。

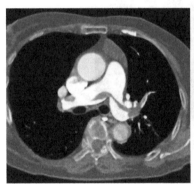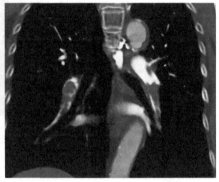

图 3 - 5 - 5 肺动脉 CTA

影像表现 肺动脉干、双侧肺动脉及其 2、3 级分支见多发对比剂充盈缺损影。

影像诊断 肺动脉栓塞。

【任务实施与分析】

一、肺动脉栓塞的疾病概要

肺动脉栓塞(pulmonary embolism,PE)简称肺栓塞,是肺动脉分支被血栓或外源性栓子堵塞后引起的相应肺组织供血障碍性疾病。

多数肺栓塞患者的栓子来自下肢深静脉的血栓。发生急性肺栓塞时,栓子堵塞肺动脉,造成肺毛细血管前动脉高压,肺血管床减少,肺循环阻力增加,肺动脉压力上升,右心室负荷增加,心输出量下降。当右心室负荷严重增加时,可引起右心衰竭。

二、肺动脉栓塞的影像表现

1. X线表现

X线下可见肺血管纹理稀疏、纤细。当较大的肺叶、肺段肺动脉栓塞时，阻塞区域纹理减少，局限性肺野透亮度增加。多发小的肺动脉栓塞时，显示肺纹理普遍性减少和肺野透亮度的增高，且呈肺叶、肺段分布，而未发生栓塞的肺叶、肺段可出现代偿性肺血增多。当较大的肺动脉或较多肺动脉分支发生栓塞时，可见血管近端扩张，右下肺动脉逐渐增粗，横径大于15mm，外周肺纹理窦然变纤细，呈"残根"样。少数病例X线片无阳性表现。

2. CT表现

增强CT是诊断肺动脉栓塞的有效方法，可显示肺动脉内的充盈缺损。充盈缺损既可位于管腔中央，周围对比剂充盈后可形成"轨道征"，也可位于管腔一侧，或紧贴管壁，部分也可形成完全闭塞，使远侧肺血管腔内无对比剂。

肺动脉栓塞造成肺血流量灌注不匀，肺窗显示肺灌注正常，或过度灌注区与灌注下降区相间，称为"马赛克征"，是诊断肺动脉栓塞的重要间接征象。部分病例可出现肺梗死灶，即栓塞肺动脉所支配区域发生坏死，表现为楔形致密影，底边位于胸膜，尖端指向肺门。

3. 肺动脉造影（DSA）表现

肺动脉造影是肺栓塞定性诊断的可靠方法，可显示病变部位、范围、程度和肺循环的某些功能状态，表现为肺动脉及其较大分支内的充盈缺损，或为肺动脉及其大分支的阻塞和狭窄。肺动脉分支缺支、粗细不均、走行不规则，以及肺实质期局限性显像缺损和（或）肺动脉分支充盈和排空延迟。

【拓展阅读】

我国心血管疾病一级预防的现状及面临的挑战

心血管病的一级预防是指在心血管事件发生之前，通过控制吸烟、高血压、血脂异常和糖尿病等心血管病的主要危险因素，降低心血管临床事件发生风险的预防措施。

健康生活方式是预防心血管病危险因素发生发展和临床事件的上游措施，是心血管病预防的基石。根据《中国心血管健康与疾病报告2019》，自20世纪90年代以来，我国人群的一些生活方式指标已有改善，但食盐摄入量仍为14.5g/d，是我国相关指南推荐摄入量的2倍以上；20岁及以上人群经常锻炼率为14.7%，30～39岁人群只有12.4%；男性吸烟率高达50.5%。数据提示在我国不良生活方式仍普遍存在，特别是在青壮年人群中广泛流行，需大力加强生活方式干预以预防心血管病。

随着人口老龄化和不良生活方式的流行，具有高血压、血脂异常和糖尿病等危险因素的患者人数快速增加。除需进行生活方式干预外，此类患者大部分需进行药物治疗，增加其对心血管病危险因素的知晓率、治疗率和控制率是心血管病一级预防的关键。

高血压是导致我国居民心血管病发病和死亡增加的首要且可改变的危险因素，约50%的心血管病发病和20%的心血管病死亡归因于高血压。虽然我国高血压防治已取得长足进步，但最新数据仍显示我国≥18岁成人高血压加权患病率为23.2%，估计现患病人数为2.45亿，

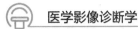

而其中仅 46.9% 的人知晓,40.7% 的人服用降压药,15.3% 的人血压得到控制。可见高血压的防控力度仍需提高,值得注意的是中青年高血压人群的早期防治,对降低心血管病的长期风险至关重要。

2000 年以来,我国成人的血脂异常患病率和患病人数明显增加。2010—2013 年的我国居民营养与健康状况监测研究显示,我国≥18 岁人群血脂异常患病率高达 40.4%。然而,目前我国≥18 岁人群血脂异常知晓率、治疗率和控制率仅为 31%、19.5% 和 8.9%。

糖尿病不仅是心血管病的独立危险因素,而且因糖尿病患者一旦发生动脉粥样硬化性心血管疾病(ASCVD),其病变弥漫复杂、预后差,遂近期国内外指南均将糖尿病患者列为心血管病的高危人群。2013 年,我国≥18 岁人群糖尿病患病率为 10.9%,而糖尿病的知晓率和治疗率仅为 36.5% 和 32.2%,在接受治疗的患者中血糖控制率仅为 49.2%。

目前,我国心血管病发病率和死亡率持续上升。虽然一些不良生活方式的流行和危险因素的防控有所改善,但距离健康中国的目标仍有较大差距。倡导全民健康生活方式是预防心血管病的基本策略,同时需进一步规范高血压、血脂异常和糖尿病等危险因素的检出、诊断和治疗,提升其知晓率、治疗率和控制率。生活方式干预和危险因素防控是心血管病一级预防的核心,也是心血管病防控体系的关键。

节选自《中华心血管病杂志》,2020,48(12):1000 - 1038,有删改

　　任务小结及评价　　　　任务习题

项目 4

消化系统疾病的影像诊断

任务 1　食管疾病

【任务目标】

知识目标：掌握正常食管钡剂造影表现；掌握食管常见疾病（食管静脉曲张、食管癌）的影像征象；了解食管疾病的常用影像学检查方法。

技能目标：能够应用上消化道钡剂造影及 CT 检查结果对食管疾病进行分析诊断，以及初步的鉴别诊断。

素质目标：尊敬、爱护患者，体现 X 线防护观念；培养实事求是、科学、严谨的工作态度。

【任务导入 1】

患者，男，55 岁，呕血，上腹饱胀感，脸色苍白、恶心、心悸、头晕。查体：肝肋下触诊质硬，脾脏增大至肋下 3 指，腹壁静脉曲张。既往有肝硬化病史 20 年。医生建议行上消化道钡剂造影，后又行腹部 CT 检查，结果如下（图 4-1-1）。

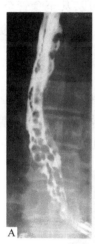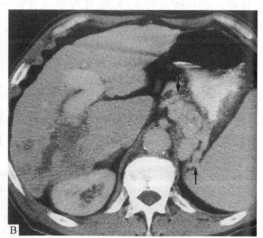

A. 上消化道钡剂造影；B. 上腹部 CT 扫描。

图 4-1-1　上消化道钡剂造影及上腹部 CT

影像表现　上消化道钡剂造影显示食管下段黏膜皱襞增宽、迂曲，呈串珠状改变，食管扩张良好。CT 扫描显示食管管壁、周围及胃底贲门区明显强化增粗，曲张的静脉呈结节样、索条状改变；肝脏表面毛糙，形态失常，脾大。

影像诊断　食管胃底静脉曲张。

【任务实施与分析】

一、食管常用的影像学检查方法及正常表现

胃肠道疾病目前首选胃肠道气钡双对比造影，如发现肿瘤性病变，再进一步选择 CT 或 MRI 检查进行肿瘤分期，为临床治疗提供依据。

正常情况下,食管钡剂造影可见食管轮廓光整,舒缩自如,宽度达 2 ~ 3cm,食管黏膜皱襞表现为多条纤细平行的条纹影。右前斜位显示食管有 3 处生理压迹,分别是主动脉弓压迹、左主支气管压迹和左心房压迹。

二、食管静脉曲张的疾病概要

肝硬化时,肝内血管阻力及门静脉血流量均升高导致门静脉高压,门静脉高压导致了门 - 体静脉分流侧支循环形成,最常见的是门静脉和上腔静脉之间有侧支循环形成,即门静脉—胃冠状静脉—食管静脉丛—奇静脉—上腔静脉。当曲张静脉内压力大于 12mmHg 时,容易引起食管静脉破裂出血。

本病患者平时无症状,当食管静脉曲张破裂出血时表现为突然发作的呕血,血色新鲜,涌吐而出,甚至呈喷射状,可出现黑便、贫血、心悸、头晕,严重时可出现休克,如得不到及时救治容易引起死亡。

三、食管静脉曲张的影像表现

1. 食管钡剂造影

轻度食管静脉曲张在钡剂造影下表现为食管下段黏膜皱襞增宽、迂曲,边缘不光整,略呈锯齿状,钡剂通过良好。随着病变的发展,病灶可累及食管中段,甚至食管全长。食管黏膜皱襞明显增宽、迂曲,呈串珠状、蚯蚓状改变,甚至出现腔内大小不一的圆形或蔓状充盈缺损,边缘凹凸不平,收缩不佳,排空延迟。

2. CT 表现

CT 下可见食管壁不规则增厚,增强扫描显示食管管壁、周围及胃底贲门区明显强化增粗、曲张的静脉呈结节样、索条状改变,冠状静脉及门静脉增粗,常伴有肝硬化、脾大表现,可同时伴有其他门 - 体静脉异常分流侧支形成,可出现腹水(图 4 - 1 - 2)。

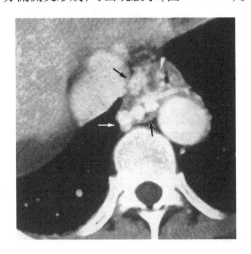

图 4 - 1 - 2 食管静脉曲张

腹部增强 CT:食管胃底周围静脉增粗、迂曲。

四、食管静脉曲张的鉴别诊断

(1)在食管吞钡摄片上,食管静脉曲张需与反流性食管炎鉴别,后者仅见食管下段黏膜增粗,无多发小结节样、串珠状改变。

(2)静脉曲张样食管癌应与下行性食管静脉曲张相鉴别。当肿瘤(大多数鳞癌或腺癌)侵犯至黏膜下可引起食管壁结节样、串珠状改变,但其与正常管壁的分界明显、管壁扩张受限、肿瘤强化程度明显低于曲张的静脉,可有助于鉴别。

【讨论】

(1)对于食管钡剂造影检查发现的食管下段黏膜增粗,局部呈串珠状改变的患者,临床医生要考虑哪类疾病? 需要与哪些疾病相鉴别?

(2)对于肝硬化、呕血的患者,影像学检查该如何选择?

【任务导入2】

老年女性,进行性吞咽障碍2个月,消瘦半年余,体格检查无异常体征。行上消化道钡剂造影检查,结果如下(图4-1-3)。

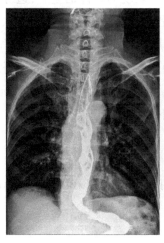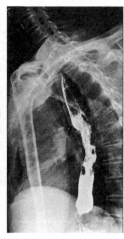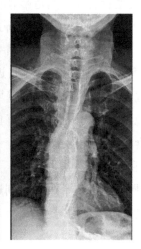

图4-1-3　上消化道钡剂造影

影像表现　食管中段管腔明显狭窄、管壁不规则,可见黏膜破坏,钡剂通过变慢,可见不规则形多发充盈缺损,上段食管轻度扩张。

影像诊断　食管中段癌。

【任务实施与分析】

一、食管癌的疾病概要

食管癌(esophageal cancer)绝大多数为鳞癌,少数为腺癌。

1.病理分型

(1)早期食管癌。肿瘤仅侵犯食管黏膜、黏膜下层,无淋巴结转移。

(2)中晚期食管癌。肿瘤侵及食管肌层或达浆膜、浆膜外,可有局部或远处淋巴结转移。食管癌可分为以下几型。①溃疡型:肿瘤表面形成深溃疡,可达肌层甚至周围组织。②蕈伞型:瘤体呈圆形或卵圆形,肿块隆起突出腔内,表面可形成浅溃疡,瘤体主要向腔内发展。③缩窄型:肿瘤呈浸润性生长,形成明显环形狭窄,病程往往较短,但侵犯全周,食管近端扩张。④髓质型:瘤体同时向腔内、外发展,并累及周径大部,上下侵犯范围较长。

2.临床表现

早期食管癌症状常不明显,仅在吞咽粗硬食物时可能有不同程度的不适感觉,包括咽下食物哽噎感,食物通过缓慢,并有停滞感或异物感。中晚期食管癌典型的症状为进行性吞咽困难,而持续胸痛或背痛为常见晚期症状。

二、食管癌的影像表现

1.早期

早期可见食管黏膜皱襞紊乱、粗糙或有中断现象,小的充盈缺损,局限性管壁僵硬,蠕动中断,小龛影等。

2.中晚期

不同类型食管癌钡剂造影表现有所不同。①溃疡型:表现为较深的龛影,边缘稍有隆起,管腔狭窄可不明显。②蕈伞型:病变常限于部分管壁,呈扁平的蕈状充盈缺损,突入管腔内,病变对侧食管壁可规则柔软。③缩窄型:病变累及食管全周,管腔呈环状或漏斗状狭窄,范围短,一般小于5cm,病变段黏膜平坦,近端食管明显扩张。④髓质型:病变范围较长,多侵及食管全周,呈不规则的充盈缺损,食管壁增厚、僵直,黏膜破坏。CT扫描显示为食管管壁不规则增厚或肿块,晚期可见周围侵犯,可有食管周围、纵隔、锁骨下及腹腔淋巴结转移。

三、食管癌的鉴别诊断

1.食管慢性炎性狭窄

食管慢性炎性狭窄患者钡剂通过时,管腔及管壁可改变、扩张,无肿块及黏膜破坏,增强CT扫描仅显示管壁均匀增厚。

2.食管贲门失弛缓症

食管贲门失弛缓症表现为食管下端光滑、鸟嘴样狭窄、钡剂通过困难,无充盈缺损及黏膜破坏,CT扫描无食管管壁增厚及肿块。

【讨论】

(1)食管钡剂造影见食管下段管腔狭窄、黏膜破坏,钡剂通过变慢,有不规则形多发充盈缺损,需考虑哪一类疾病?需要与哪些疾病相鉴别?

(2)对于吞咽困难、消瘦的患者,如果想进一步明确检查,应采用哪种影像学检查方法?

任务2 胃部疾病

【任务目标】

知识目标:掌握正常胃、十二指肠钡剂造影表现;掌握消化性溃疡(胃溃疡、十二指肠溃疡)、胃癌的影像征象及胃良性溃疡与溃疡型胃癌的鉴别诊断;熟悉胃癌的病理分型及胃间质瘤的影像征象。

技能目标:能够对胃部常见疾病典型病例的影像表现进行分析、诊断及初步的鉴别诊断。

素质目标:尊敬、爱护患者,体现 X 线防护观念;培养实事求是、科学、严谨的工作态度。

【任务导入1】

患者,男,36 岁,上腹部胀痛半月,进食后加剧,进食 2 小时后可缓解。有恶心表现,但未呕吐,体温正常。查体:左上腹压痛,腹软,无反跳痛。医生建议行上消化道钡剂造影检查,结果如下(图 4 - 2 - 1)。

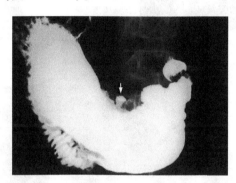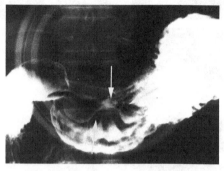

图 4 - 2 - 1　上消化道钡剂造影

影像表现　上消化道钡剂造影双对比相显示胃角区约 1cm 大小致密充钡龛影,边缘光滑,立位充盈相见龛影位于腔外,呈乳头状,可见狭颈征。加压相显示龛影周围黏膜皱襞纠集呈放射状分布,未见破坏,周围未见"环堤"及"指压迹征",胃壁柔软、蠕动存在。

影像诊断　胃溃疡。

【任务实施与分析】

一、消化性溃疡的疾病概要

胃溃疡(gastric ulcer)与十二指肠溃疡(duodenal ulcer)并称"消化性溃疡",是由于胃和十二指肠局部黏膜的保护功能减退,不能抵抗酸性胃液的消化作用而引起的疾病。临床特征是慢性、周期性和节律性的上腹痛,部分患者可并发大出血、急性穿孔和幽门梗阻。

典型的胃溃疡症状为上腹部胀痛,进食后 0.5 ~ 1 小时出现疼痛,1 ~ 2 小时后逐渐减轻。十二指肠溃疡则表现为饥饿痛,进食后缓解。不典型消化性溃疡可表现为上腹隐痛及上腹不适、嗳气、反酸等。绝大部分患者可出现各种消化不良的症状,但有的也可无任何症状,直至出现并发症,常见并发症主要有出血、穿孔、幽门梗阻、癌变。

二、消化性溃疡的常用影像学检查方法及正常表现

临床怀疑消化性溃疡时,影像学检查首选上消化道钡剂造影(GI)。口服适量钡剂后,要利用体位变化着重显示胃肠道黏膜,是为黏膜像,黏膜改变是早期病变的主要依据。充分观察黏膜像后,再应用多量钡剂(200 ~ 300mL)使被检查部位充分充盈扩张,继续观察胃肠道的位置、形态与功能状况,此充分充盈扩张状是为充盈像。若用压迫器进行局部按压,进一步观察局部黏膜、管壁或病变与周围的关系等,是为压迫像。服用产生气体的药物,形成气钡双重对比影像,是为气钡双重造影像,能显示黏膜的微细结构(图 4 - 2 - 2)。

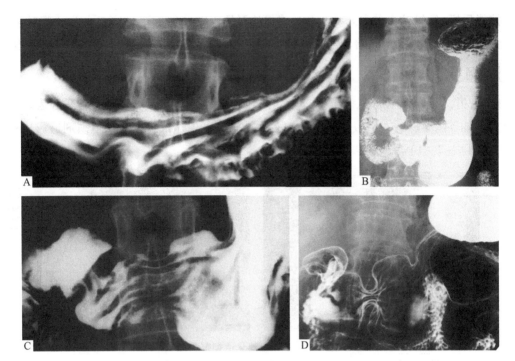

A. 黏膜像;B. 充盈像;C. 压迫像;D. 气钡双重造影像。

图 4-2-2　正常胃钡剂造影

胃以贲门上连食管,以幽门下通十二指肠,分为胃底部、胃体部及胃窦部。由贲门至幽门的右上缘为胃小弯,其外下缘称胃大弯,胃小弯弯曲处为角切迹。胃的形状一般分四型。

(1)钩型胃:位置与张力中等,胃角明显,形如鱼钩,胃下极大致平髂嵴连线水平,常见于正常体型者。

(2)牛角型胃:位置与张力高,呈横位,上宽下窄,胃角不明显,形如牛角,常见于肥胖体型者。

(3)瀑布型胃:胃泡大而后倾,胃体小、张力高,造影时钡剂由贲门进入后倾的胃底部,待充盈满后再倾泻入胃体犹如瀑布。

(4)长型胃:又称无力型胃,位置与张力均低,胃腔上窄下宽如水袋状,角切迹明显,胃下极常在髂嵴平面以下,常见于瘦长体型。

胃底部黏膜皱襞呈网状不规则排列;胃体小弯侧黏膜皱襞与小弯平行走行,宽度一般不超5mm,大弯侧黏膜皱襞较粗,呈横行或斜行走行;胃窦部黏膜皱襞主要与小弯平行,有时也可呈斜行。

胃气钡双对比造影可显示胃黏膜面的微皱襞——胃小沟和胃小区,对早期微小病灶的发现具有重要意义。正常胃小区呈大小为 1~3mm 的多边形影像,胃小沟呈网格状,宽约 1mm 细线影。一般可同时见到 2~3 个蠕动波自上而下有节律的推进;正常胃的排空时间为 2~4 小时。

十二指肠呈"C"形,全长 25~30cm。一般分为球部、降部、水平部和升部。球部轮廓光滑整齐,黏膜皱襞多为纤细的条纹影;降部以下黏膜皱襞多呈羽毛状。

三、消化性溃疡的影像表现

胃溃疡可发生在胃腔内黏膜面任何区域,以小弯侧角切迹附近最常见。龛影是溃疡的直接征象。切线位时,龛影凸出于内壁轮廓之外,呈乳头状或半圆形,龛影口部水肿带常表现为透明带,根据其宽窄及有无口部狭窄形成黏膜线、项圈征、狭颈征。非切线位时,龛影为圆形或椭圆形钡斑,边缘光滑整齐,周围黏膜皱襞呈放射状纠集,直达龛影口部。

十二指肠溃疡则以球部最好发,龛影亦是直接征象。此外,十二指肠球部变形也是重要征象,常表现为球部变形呈山字形、三叶草形等。动态观察可见"激惹征象",即钡剂于球部不能停留,迅速被排空(图 4-2-3)。

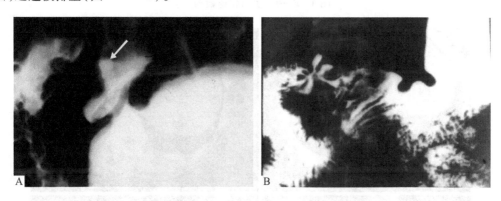

A.十二指肠球部龛影;B.十二指肠球部变形,呈三叶草形。

图 4-2-3　十二指肠球部溃疡

四、胃溃疡恶变的影像表现

胃溃疡若出现下列表现,应考虑恶变:①龛影周围出现小结节状充盈缺损;②周围黏膜皱襞增粗或中断;③龛影边缘不规整或变尖;④治疗过程中龛影增大。

【讨论】

如何理解任务导入病例报告描述中的"龛影"? 其病理基础是什么?

【任务导入 2】

患者,男,66 岁,上腹部不适隐痛 1 个月,食欲不振,进食后饱胀,无恶心、呕吐。查体:体温正常,左上腹轻度压痛,腹软,无反跳痛。医生建议行上消化道钡剂造影检查(图 4-2-4),后又行腹部 CT 平扫及增强扫描(图 4-2-5),结果如下。

影像表现　上消化道钡剂造影充盈像显示胃窦小弯侧有较大不规则龛影,边缘见黏膜中断破坏,病变区胃壁僵硬、蠕动消失。龛影位于腔内,边缘见"环堤"及"指压迹征"。局部胃壁平直、形态固定。增强 CT 扫描显示胃窦小弯侧胃壁局限性明显增厚、隆起,黏膜表面有较大的不规则溃疡形成,位于胃腔内,增厚胃壁明显异常强化。

影像诊断　胃窦部胃癌(溃疡型)。

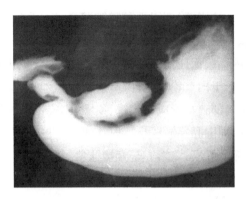

图 4 -2 -4　上消化道钡剂造影

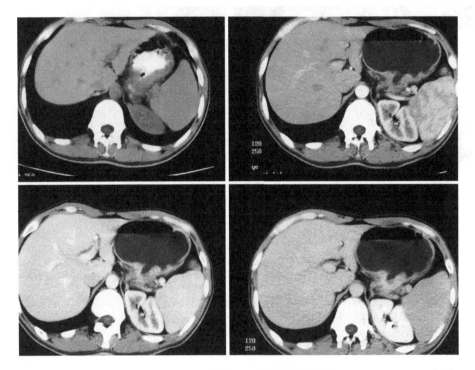

图 4 -2 -5　腹部 CT 平扫及增强扫描

【任务实施与分析】

一、胃癌的疾病概要

胃癌(gastric cancer)发病有明显的地域性差别,在我国的西北与东部沿海地区胃癌发病率比南方地区高,而长期食用熏烤、腌制食品的人群,其胃癌远期发病率也较高。我国胃癌高发区成人幽门螺杆菌(HP)感染率在60%以上。

1. 病理分型

早期胃癌是指肿瘤浸润黏膜或黏膜下层者,大致分为三型:Ⅰ型,隆起型;Ⅱ型,表浅型;Ⅲ型,凹陷型(图4 -2 -6)。进展期胃癌是指肿瘤浸润超过黏膜下层或伴有转移的中晚期胃癌。

进展期胃癌国内外较多采用的是 Borrmann 分型:Ⅰ型,肿瘤主要向胃腔内生长呈息肉状,

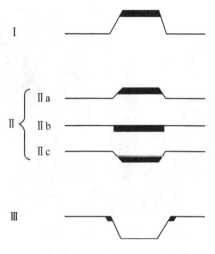

图 4 - 2 - 6　早期胃癌病理分型

边界清楚,无溃疡,浸润不明显;Ⅱ型,肿瘤形成明显的溃疡,溃疡边缘隆起,呈"环堤"样改变,浸润不明显;Ⅲ型与Ⅱ型相似,呈明显浸润改变;Ⅳ型,肿瘤沿胃壁浸润性生长,根据浸润范围分局限性和弥漫性,胃壁僵硬、胃腔狭窄,临床常称之为"皮革胃"。

2. 临床表现

(1)早期胃癌多数患者无明显症状,少数有恶心、呕吐或是类似溃疡病的上消化道症状。疼痛与体重减轻是进展期胃癌最常见的临床症状;贲门胃底癌有胸骨后疼痛和进行性吞咽困难;幽门附近的胃癌有幽门梗阻表现;肿瘤破坏血管后可有呕血、黑便等消化道出血症状。晚期胃癌患者常可出现贫血、消瘦、营养不良甚至恶病质等表现。

(2)胃癌转移的方式主要有直接浸润、血行转移、腹膜种植转移和淋巴转移。

三、胃癌的影像表现

上消化道钡剂造影是胃病传统而常规的影像学检查方法,对进展期胃癌检出率高,对早期胃癌则明显逊色于胃镜,但对于胃癌术前评估手术切除病变范围仍然有其临床实用价值。CT及 MRI 检查是胃癌术前分期及全面评估的最佳影像学检查方法。

1. 上消化道钡剂造影

Borrmann Ⅰ型显示为腔内不规则充盈缺损,肿块表面黏膜破坏(图 4 - 2 - 7);Borrmann Ⅱ型和Ⅲ型显示为腔内较大龛影(大部分大于 2cm),周围黏膜有中断、破坏,有"环堤"及"指压迹征"(图 4 - 2 - 8);Borrmann Ⅳ型显示黏膜广泛破坏,胃壁增厚、僵硬,蠕动消失,胃腔狭窄(图 4 - 2 - 9)。

2. CT 表现

Borrmann Ⅰ型表现为胃壁向腔内突出的肿块;Borrmann Ⅱ型和Ⅲ型显示为局部胃壁明显增厚,或肿块伴深大不规则溃疡形成;Borrmann Ⅳ型显示为胃壁弥漫性不规则增厚,胃腔狭窄。增强 CT 扫描病灶有明显异常强化(CT 值 > 100Hu)。

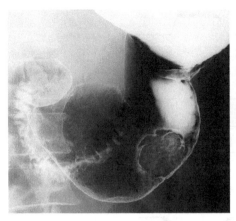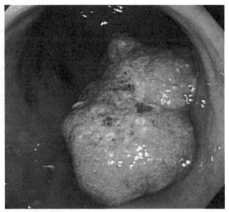

图 4 - 2 - 7　Borrmann Ⅰ型胃癌

肿瘤主要向胃腔内生长,呈息肉状。

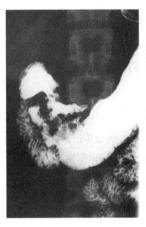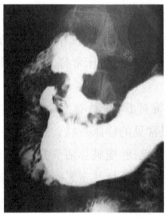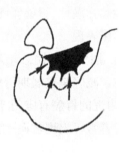

图 4 - 2 - 8　Borrmann Ⅱ型胃癌

溃疡形成,边缘隆起,呈"环堤"样改变。

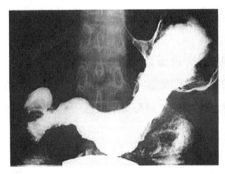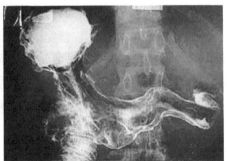

图 4 - 2 - 9　Borrmann Ⅳ型胃癌(皮革胃)

【讨论】

(1)如何理解任务导入病例报告描述中的"充盈缺损"? 其病理基础是什么?

(2)在消化道造影检查中发现胃壁溃疡,该如何进一步确定其为良性或恶性?

【任务导入 3】

患者,男,54 岁,上腹部饱胀不适 1 个月,体重下降 3 月,偶有上腹痛。查体:体温正常,左上腹轻度压痛,腹软,无反跳痛。医生建议行腹部 CT 及上消化道气钡双对比造影检查,结果如下(图 4 - 2 - 10)。

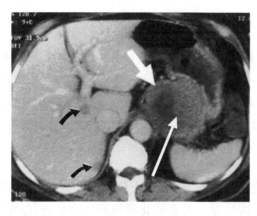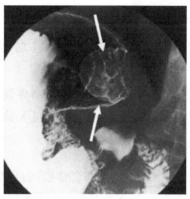

图 4 - 2 - 10 腹部 CT 及上消化道气钡双对比造影

影像表现 增强 CT 示胃底部占位性病变,向腔内、外生长,腔外占比大于腔内;轻度强化,中间可见低密度坏死灶,同时肝内可见小结节低密度转移灶。气钡双对比造影示胃底部团块状充盈缺损影,表面光整,黏膜呈展平改变,未见明显破坏。胃壁柔软,蠕动存在。

影像诊断 胃间质瘤。

【任务实施与分析】

一、胃间质瘤的疾病概要

胃间质瘤(gastrointestinal stromal tumor, GIST)是胃的间叶组织来源性肿瘤,直径从 1 ~ 20cm 不等,甚至可超过 20cm,呈局限性生长,大多数肿瘤没有完整的包膜,体积大的肿瘤可以伴随囊性变、坏死和局灶性出血,也可以穿透黏膜形成溃疡。依据肿瘤发生、发展方向,可分为腔内型、腔外型和腔内腔外型。

胃间质瘤多发于中老年患者,无特异性临床表现,消化道出血与触及肿块是最常见症状,转移主要在肝和腹腔。手术切除是胃肠间质瘤首选且唯一可能治愈的方法。

二、胃间质瘤常用的影像学检查方法及影像表现

(1)上消化道钡剂造影不作为胃间质瘤的常规检查,临床实践中发现,小的间质瘤及完全腔外生长型间质瘤非常容易被遗漏。

(2)怀疑胃肠间质瘤者首选 CT 检查,不但能显示胃内、外间质瘤的存在、部位、大小、生长方式,而且能有效、准确评估肿瘤有无血行及腹膜腔播散转移。表现为胃肠腔内、胃肠腔外或胃肠腔内、外同时累及的软组织肿块,密度可均匀也可不均匀,增强扫描可显示明显均匀或不均匀强化。

(3)对孕妇等辐射禁忌者,MRI 可作为替代检查手段,起到 CT 检查同样的效果。具体表现为肿块信号不均匀,T_1WI 为低信号,T_2WI 为高信号,内部液化坏死区表现为长 T_1 和长 T_2 信号,增强扫描肿块中度不均匀强化,坏死区无强化。

任务3 肠道疾病

【任务目标】

知识目标:掌握常见肠道疾病(肠结核、结肠癌)的影像征象;熟悉正常肠道钡剂造影表现。

技能目标:能够对常见肠道疾病典型病例的影像进行分析与诊断,以及初步的鉴别诊断。

素质目标:尊敬、爱护患者,体现 X 线防护观念;培养实事求是、科学、严谨的工作态度。

【任务导入1】

患者,男,42 岁,右下腹部疼痛两月,伴有午后低热,食欲下降,腹泻与便秘交替进行。查体:体温 37.6℃,右下腹压痛,无反跳痛。医生建议行全消化道钡剂造影检查,结果如下(图 4-3-1)。

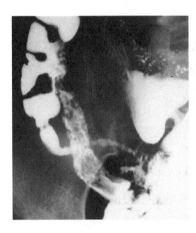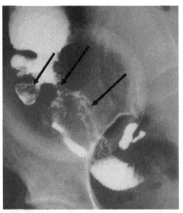

图 4-3-1 全消化道钡剂造影

影像表现 回肠末段、回盲部及部分升结肠管腔缩窄,边缘不规则,黏膜紊乱,可见小结节样增生。钡剂于病变肠段呈激惹征象,排空加快,充盈不佳,病变区上、下肠管充盈良好。

影像诊断 肠结核。

【任务实施与分析】

一、肠道常用的影像学检查方法

肠道影像学检查最常用的方法是 X 线小肠造影或钡灌肠造影。

(1)传统口服全消化道"追踪法"。

(2)插管法小肠气钡双重造影。直接插管使小肠全部形成气钡高、低密度反差大的双重对比优质影像,避免胃、小肠、结肠相互重叠影像而影响小肠病变诊断阳性率,从而进一步地明确诊断病变的部位和范围以及性质。此方法可代替口服全消化道"追踪法"。

（3）双重对比剂钡灌肠造影。

二、正常肠道钡剂造影表现

正常肠道造影表现为充满造影剂的肠管呈自然弯曲的高密度管状或柱状影,肠襻走行自然,充气后的肠腔内呈低密度气体影和涂抹均匀的钡剂肠壁影,形成高、低密度的双重对比管道影像,可清晰显示肠腔、肠壁、肠黏膜的形态（图 4 - 3 - 2）。

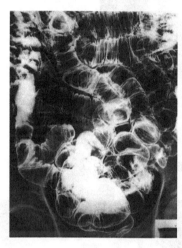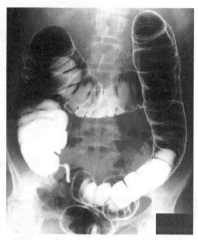

图 4 - 3 - 2 正常肠道气钡造影表现

三、肠结核的疾病概要

肠结核（intestinal tuberculosis）主要由人型结核分枝杆菌引起。结核分枝杆菌侵犯肠道主要是经口感染,患者多有开放性肺结核,因吞下含有结核分枝杆菌的痰液而引起本病。肠结核病变部位主要在回盲部及末端回肠。

按病理表现,肠结核可分为以下三型。①溃疡型肠结核:肠壁淋巴组织充血、水肿及炎症浸润,进一步发展为干酪样坏死,随后形成溃疡。在病变修复过程中,大量纤维组织增生和瘢痕形成,导致肠管变形和狭窄。②增殖型肠结核:病变多局限在回盲部,可有大量结核肉芽肿和纤维组织增生,使局部肠壁增厚、僵硬,亦可见瘤样肿块突入肠腔,上述病变均可使肠腔变窄,引起梗阻。③混合型肠结核:兼有这两种病变。

本病一般见于中青年,女性稍多于男性,主要表现为腹痛,以右下腹为主,伴腹泻或腹泻与便秘交替出现,还有低热、盗汗、消瘦、食欲不振等结核病的全身症状。

四、肠结核的影像表现

1. 溃疡型肠结核

早期受累肠段由于炎症及溃疡的刺激,出现肠痉挛、激惹,局部钡剂排空加快,几乎无钡剂停留且充盈不佳,病变上下两端肠段钡剂充盈良好。进一步发展,病变部位黏膜增粗、紊乱,进而肠壁出现斑点状、锯齿状龛影。病变后期,由于纤维组织增生及疤痕挛缩,使受累回肠末端、盲肠及回盲瓣变窄、变形、缩短,呈现所谓的"一字征",较具特征性（图 4 - 3 - 3）。

2. 增殖型肠结核

增殖型肠结核主要表现为管腔狭窄及缩短变形,并多发息肉样充盈缺损。伴有溃疡时,则可见激惹征。CT 肠道造影表现为局部肠腔轮廓不规则,肠壁增厚,肠腔变窄(图 4-3-4),肠系膜内见散在淋巴结。

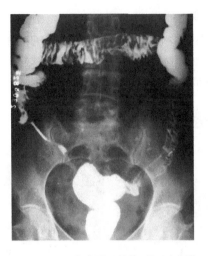

图 4-3-3　溃疡型肠结核("一字征")

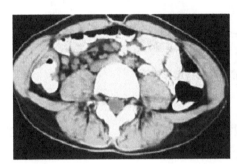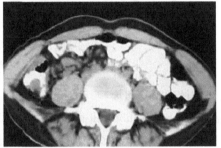

图 4-3-4　增殖型肠结核

局部肠腔轮廓不规则,肠壁增厚,肠腔变窄。

五、肠结核的鉴别诊断

肠结核和克罗恩病两种疾病的临床表现及影像表现非常相似,因此必须将两种疾病仔细区分,可以从以下几方面进行。①肠结核的肠外结核表现比较多见,而克罗恩病一般没有肠外结核的表现。②病程方面,肠结核缓解与复发倾向不明显,克罗恩病缓解与复发倾向比较明显。③肠结核常没有病变节段性分布,而克罗恩病常有病变成节段性分布(图 4-3-5)。④肠结核的溃疡常呈横行浅表而不规则状,克罗恩病的溃疡多成纵行裂隙状。⑤肠结核结核菌素实验呈阳性,可以确诊,但克罗恩病一般不呈强阳性。

【任务导入 2】

患者,男,52 岁,1 个月内便血 3 次,大便不成形。查体:左上腹轻度压痛,腹软,无反跳痛。医生建议行钡灌肠造影检查,结果如下(图 4-3-6)。

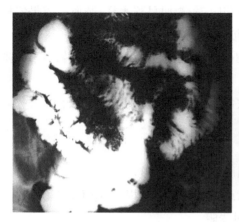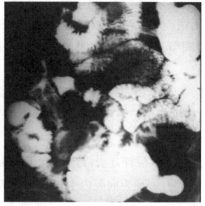

图 4 - 3 - 5 小肠克罗恩病

病灶呈节段性分布,肠壁边缘见多发的充盈缺损,形成卵石征。

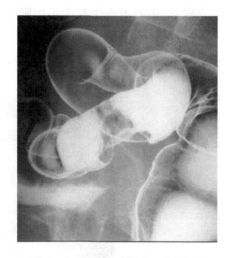

图 4 - 3 - 6 气钡灌肠双对比造影

影像表现 乙状结肠处向腔内生长的团块状充盈缺损,外缘不规整,境界清楚,局部黏膜皱襞破坏消失。

影像诊断 乙状结肠癌(肿块型)。

【任务实施与分析】

一、结肠癌的疾病概要

结肠癌(colon cancer)是指结肠黏膜上皮在环境或遗传等多种致癌因素作用下发生的恶性病变。发病原因与遗传,结肠腺瘤,息肉病,慢性炎症性病变,少纤维、高脂肪饮食习惯等有一定关系。结肠癌的大体肉眼分型可分为肿块型、浸润型和溃疡型三种。组织学分型包括:①腺癌,约占 75%;②黏液癌,分化低,预后较腺癌差;③未分化癌,分化很低,预后最差。

结肠癌的临床表现根据分型不同有所不同,但血便主要症状,由于癌肿所在部位不同,出血量和性状各不相同。

（1）肿块型：可出现右下腹部局限性腹痛和腹泻，粪便呈稀水样、脓血样或果酱样，粪隐血试验多为阳性。随着癌肿的增大，在腹部相应部位可摸到肿块。

（2）浸润型：易引起肠梗阻，出现腹痛、腹胀、腹泻或腹泻与便秘交替，粪便呈脓血便或血便。

（3）溃疡型：可出现腹痛、腹泻、血便或脓血便，并易引起肠腔狭窄和梗阻。

二、结肠癌的影像表现

1. X 线表现

结肠癌影像学检查方法首选 X 线气钡灌肠双重对比造影。

（1）肿块型：表现为向腔内生长的菜花状或息肉状充盈缺损，外缘不规整，境界清楚，局部黏膜皱襞破坏消失，肿块较大时引起钡剂通过受阻。

（2）浸润型：多呈向心性环形狭窄，管壁僵硬，病变区与正常肠管分界清楚，黏膜皱襞破坏消失，结肠袋消失（图 4 - 3 - 7）。

（3）溃疡型：肿瘤生长如扁平碟状，主要表现为腔内不规则龛影，龛影周围有宽窄不一的"环堤"，可有"指压迹征"（图 4 - 3 - 8）。

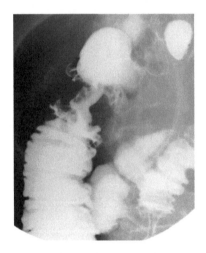 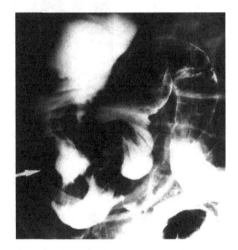

图 4 - 3 - 7　浸润型结肠癌　　　　图 4 - 3 - 8　溃疡型结肠癌

向心性环形狭窄，黏膜皱襞破坏消失。　内不规则龛影，龛影周围有宽窄不一的"环堤"。

2. CT 表现

肠壁不规则增厚、肿块、肠腔狭窄和局部肠壁的异常强化。肠壁外缘光滑锐利，表明癌肿仍局限于肠壁之内；肠壁浆膜面不规则、模糊不清，或伴有浆膜外的索条状影，表明癌肿已侵犯浆膜层；当肿块与邻近脏器间脂肪间隔消失时，表示周围脏器受侵可能（图 4 - 3 - 9）。局部淋巴结转移是结肠癌的常见转移方式。结直肠癌的远隔转移以肝脏最多见（75%），其他依次为肺、肾上腺、卵巢、骨、脑等。

【讨论】

在消化道造影检查中发现肠道肿块，是否有必要行 CT 检查？

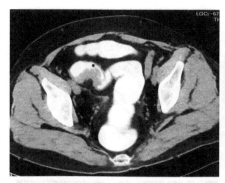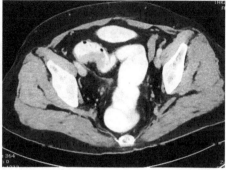

图4-3-9 结肠癌

肠壁不规则增厚,肠腔狭窄和局部肠壁的异常强化。

任务4 肝胆疾病

【任务目标】

知识目标:掌握正常肝胆的影像表现;掌握常见肝胆疾病(肝海绵状血管瘤、肝囊肿、肝脓肿、肝癌、肝转移瘤、肝硬化、胆囊结石、胆囊癌)的影像征象;了解常用影像学检查方法在肝胆疾病诊断中的价值。

技能目标:能够对常见肝胆疾病典型病例的影像表现进行分析、诊断及初步的鉴别诊断。

素质目标:尊敬、爱护患者,体现X线防护观念;培养实事求是、科学、严谨的工作态度。

【任务导入1】

患者,男,43岁,腹胀3个月,既往无明显不适。查体:腹部触诊发现肝右叶增大,右上腹饱满,腹软。实验室和辅助检查:血常规正常,甲胎蛋白(AFP)正常,乙肝五项正常;腹部B超:肝左叶增大,见一不均匀强回声占位,边缘清,彩色多普勒血流图(CDFI)示内部血流丰富。医生建议行上腹部CT检查,结果如下(图4-4-1)。

影像表现 肝脏形态正常,肝右叶见一类圆形略低密度影,大小约2.8cm×2.6cm,CT值约46Hu,边界欠清,动脉期呈边缘结节状强化,CT值约148Hu,静脉期及延迟期向内填充,CT值分别约171Hu、112Hu。

影像诊断 肝右叶海绵状血管瘤。

【任务实施与分析】

一、肝脏常用的影像学检查方法及正常表现

因肝脏和邻近组织之间的密度对比差,常规X线检查无法用于肝脏疾病的诊断。超声成像(US)和CT检查是常用的手段。US对病灶的检出敏感性较高,彩色多普勒超声可显示血流改变情况,在定性方面提供有价值的信息。另外,在某些特定部位,如膈顶或肝脏深部等,易于受到干扰而影响病灶的检出。CT动态增强扫描已成为肝脏检查的常规技术,可动态反映病灶

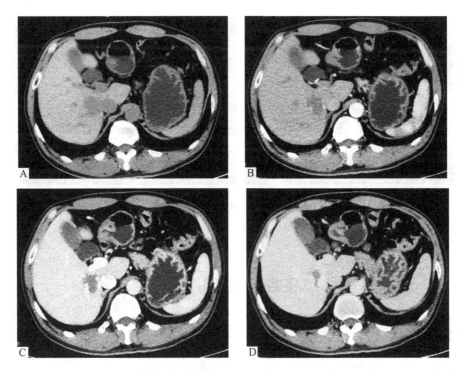

A. 平扫；B. 动脉期增强；C. 静脉期增强；D. 平衡期增强。

图 4 - 4 - 1　上腹部 CT

的血供特征,帮助定性。能谱 CT 不仅能显示形态学改变,还能提供诸多反映病灶本质特征的能谱曲线和碘基值等参数,在鉴别诊断方面有潜在的应用价值。MRI 在肝脏疾病诊断方面的应用逐渐成熟,肝胆细胞特异性对比剂的应用,不仅能和常规细胞外间隙非特异性对比剂一样动态反映病灶的血供特征,而且肝胆特异期的扫描可提供有价值的补充信息,帮助鉴别病灶的性质,也有利于小病灶的检出。

CT 图像上正常肝脏实质密度均匀,CT 值在 54 ~ 60Hu,通常比脾脏高 8 ~ 10Hu。正常情况下,肝总管及左右肝管可显影,而外周胆管结构不显影。MR 图像上正常肝实质的信号等于或略高于邻近的肌肉。脾脏 T_1WI 信号低于肝脏,T_2WI 信号高于肝脏。

二、肝海绵状血管瘤的疾病概要

肝海绵状血管瘤(hepatic cavernous hemangioma)是最常见的肝脏良性肿瘤,可发生于任何年龄,女性为多。血管瘤大多为单发,9% ~ 22% 为多发。患者多无明显不适症状,常在 B 超检查或在腹部手术中发现。

三、肝海绵状血管瘤的影像表现

1. 超声表现

病灶多呈高回声,低回声者多有网状结构,回声均匀,形态规则,界限清晰。内部出现不规则的结节状或条块状的低回声区,是血管腔内血栓形成、机化或钙化所致。

2. CT 表现

病灶密度均匀,边缘光整,增强扫描呈"快进慢出"型强化,表现为动脉期病灶周边强化,门脉期强化范围向中间扩大,平衡期整个病灶均强化。

3. MRI 表现

病灶 T_1WI 呈低信号,T_2WI 呈高信号,且信号均匀,边缘清晰,与周围肝脏对比明显,被称为"灯泡征",是血管瘤特异性表现。增强 MRI 检查同增强 CT 表现。

【任务导入 2】

患者,男,53 岁,右季肋部不适半年,既往体健,无肝病史,无糖尿病、高血压,无发热等。查体:肝脏大小正常,腹软、无压痛。实验室和辅助检查:血常规检查正常,肝功正常,AFP 阴性;超声:肝右后叶见一无回声区,后壁声影增强。医生建议行上腹部 CT 检查,结果如下(图 4-4-2)。

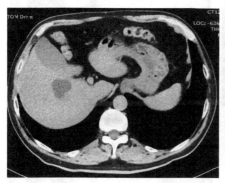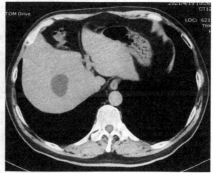

图 4-4-2 上腹部 CT 平扫

影像表现 肝实质内见类圆形低密度影,CT 值 10Hu 左右,边界清,直径约 3.8cm。肝内、外胆管无扩张,胆囊不大,壁略毛糙,腔内未见明显高密度结石影。胰、脾未见明显异常。

影像诊断 肝右叶囊肿。

【任务实施与分析】

一、肝囊肿的疾病概要

肝囊肿(hepatic cyst)是一种常见的肝内疾病,其中先天性肝囊肿最常见。肝囊肿可单发、可多发,原因不明。因生长缓慢,患者可长期或终身无症状,常在 B 超检查时偶然发现。其主要临床表现随囊肿位置、大小、数目、有无压迫邻近器官和有无并发症而异。

二、肝囊肿的影像表现

1. 超声表现

超声显示肝内圆形或椭圆形液性暗区,囊壁菲薄,边缘整齐光滑,与周围组织境界清楚,囊肿后壁及深部组织回声增强,常伴折射声影。

2. CT 表现

肝囊肿表现为境界清楚、密度均匀、圆形或椭圆形低密度区,静脉造影后无增强表现。

3. MRI 表现

T_1WI 为均匀低信号,边缘光整锐利;囊肿蛋白含量较高或有出血时,呈等信号或高信号。T_2WI 为明显高信号,囊肿无强化。

【任务导入 3】

患者,男,65 岁,发热,肝区疼痛,食欲减退,无力,精神萎靡,既往无肝病史,无腹泻。查体:肝区叩痛,腹胀,腹部无压痛、反跳痛,腹部未扪及包块。实验室和辅助检查:C 反应蛋白 105mg/L,白细胞 14×10^9,中性粒细胞升高,空腹血糖 8.23mmol/L,肝功能受损。医生建议行上腹部 CT 检查,结果如下(图 4 - 4 - 3)。

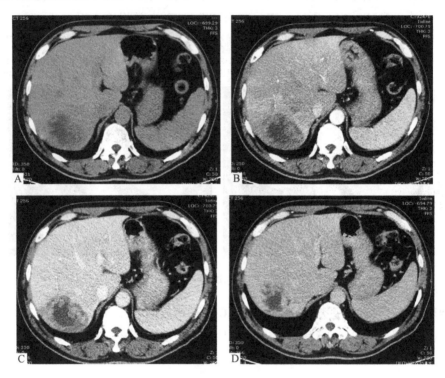

A. 平扫;B. 动脉期增强;C. 静脉期增强;D. 平衡期增强。

图 4 - 4 - 3 上腹部 CT 扫描

影像表现　肝右叶见类圆形略低密度影,大小约 7.2cm × 4.6cm,CT 值约 21Hu。增强扫描呈不均匀强化,CT 值约 85Hu。局部呈蜂窝状,动脉期及门脉期周围见不规则环状较邻近肝实质密度增高影,平衡期病变范围缩小,其内仍可见不规则小片状低密度影,CT 值约 6Hu。

影像诊断　肝右叶脓肿。

【任务实施与分析】

一、肝脓肿的疾病概要

肝脓肿(liver abscess)分为三种类型:①细菌性肝脓肿,常为多种细菌所致的混合感染,约占 80%;②阿米巴性肝脓肿,约占 10%;③真菌性肝脓肿,低于 10%。

脓肿早期为肝组织充血水肿、蜂窝织炎,进而坏死、液化形成脓腔,融合成较大的圆形或不规则形脓肿。脓肿中心为脓液和坏死肝组织,周围有纤维肉芽组织包裹和炎性细胞浸润、水肿。多房性脓肿由纤维肉芽组织或尚未坏死的肝组织形成小房间隔。

二、肝脓肿的影像表现

1. 超声表现

①脓肿前期,病灶为不均匀、边界不清楚的低回声区,周边组织水肿区可产生较宽的声圈。②脓肿液化后,表现为边缘清楚的无回声区,壁厚。脓腔内可随液化程度形成不同的回声表现,如无回声区、细点样回声、分隔样回声等。

2. CT 表现

CT 主要表现为肝内低密度区 CT 值略高于肝囊肿,边界多数模糊不清,有时低密度区内可出现块状影。注射造影剂后,其外围增强明显,边界更加清楚。增强扫描的典型表现是脓肿壁的环状增强(靶征)。

3. MRI 表现

肝脓肿早期因水肿存在,故在 MRI 检查时具有长 T_1 和长 T_2 的特点。T_1WI 表现为边界不清的低信号强度区,而 T_2WI 信号强度增高。当脓肿形成后,脓腔在 T_1WI 上呈稍高信号,T_2WI 为高信号,DWI 呈特征性高亮信号。脓肿壁呈低信号同心环状改变,内层为肉芽组织,T_1WI 呈稍低或等信号,T_2WI 为高信号,外层纤维组织增生,T_1WI、T_2WI 均为低信号。

【任务导入 4】

患者,男,36 岁,腹胀、乏力、厌食油腻 7 年,肝脾轻度肿大、轻度黄疸,消瘦、面色晦暗 3 年,近 2 个月来腹胀、腹痛。查体:肝脏体积增大,质硬,腹胀,平软。实验室和辅助检查:乙肝表面抗原阳性、乙肝 e 抗体阳性、乙肝核心抗体阳性,AST 62U/L,ALP 348U/L,AFP 276.8ng/mL,CEA 7.4ng/mL,白蛋白 28g/L。医生建议行上腹部 CT 检查,结果如下(图 4 - 4 - 4)。

影像表现　肝脏形态欠规整,肝叶比例失调,边缘不整。肝Ⅶ段见不规则低密度影,CT 值约 33Hu,大小约 3.4cm×5.6cm,边界较清。增强扫描示肝内低密度影动脉期呈不均匀明显强化,CT 值最高达 81Hu,门脉期及延迟扫描密度减低。

影像诊断　肝右叶肝癌。

【任务实施与分析】

一、原发性肝癌的疾病概要

原发性肝癌(primary liver cancer)发病与肝硬化密切相关,大部分患者 AFP 阳性,依据病理表现可分为三型。①巨块型:肿块直径 >5cm。②结节型:肿块直径约 5cm。③弥漫型:肿块直径 <1cm,弥漫分布。小肝癌为直径 <3cm 的单发结节,或 2 个结节直径之和 ≤3cm。肝细胞癌主要由肝动脉供血(95% 以上),癌肿内可脂肪变性,部分形成假包膜。

二、原发性肝癌的影像表现

1. CT 表现

CT 具有较高的分辨率,对肝癌的诊断率可达 90% 以上,可检出直径 1.0cm 左右的微小癌

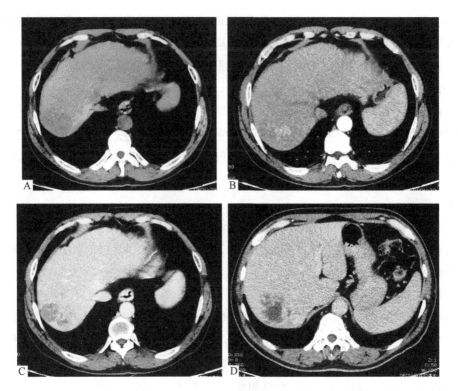

A. 平扫;B. 动脉期增强;C. 静脉期增强;D. 平衡期增强。

图 4 - 4 - 4　上腹部 CT 扫描

灶。平扫多数为不均匀低密度结节,癌灶内可合并坏死、囊变、出血,结节边缘不清,部分有包膜。动态增强扫描可见癌灶强化呈"快进快出"表现,动脉期明显强化,门脉期及平衡期强化持续下降。

2. MRI 表现

T_1WI 为低信号,边界欠清,瘤内可有脂肪变性、出血、坏死囊变时可致信号不均匀;T_2WI 为高信号。动态增强扫描强化特征与 CT 相同。

三、原发性肝癌的鉴别诊断

原发性肝癌常需与血管瘤、肝硬化再生结节、炎性假瘤、肝转移瘤、局灶性结节增生等疾病相鉴别。CT 和 MRI 多期增强扫描呈"快进快出"征象、肿瘤假包膜、血管受侵或肿瘤内脂肪变性等表现,有助于原发性肝癌的诊断。

【任务导入 5】

患者,男,62 岁,胰腺癌术后 2 年,腹胀不适、厌食、乏力、消瘦 3 个月,肝区胀痛 1 个月。查体:肝体积增大,质韧,表面扪及结节。实验室检查:白细胞 1.9×10^9,γ - GT 125U/L,AST 49U/L,AFP 42.67ng/mL,CEA 24.64ng/mL,CA12 - 5 86.52U/mL,CA19 - 9 32.77U/mL。超声见肝内多个低回声结节,边缘欠清,CDFI 结节周边见血流信号。医生建议行上腹部 CT 检查,结果如下(图 4 - 4 - 5)。

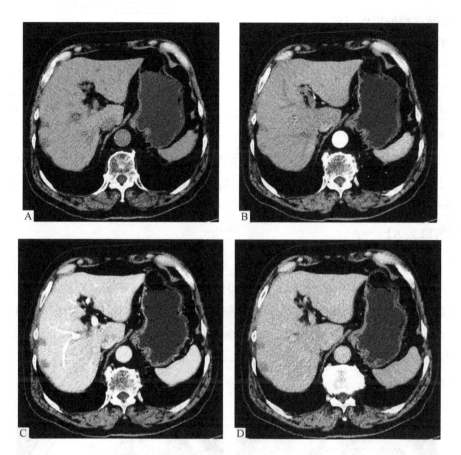

A. 平扫;B. 动脉期增强;C. 静脉期增强;D. 平衡期增强。

图 4 - 4 - 5 上腹部 CT 扫描

影像表现　肝脏形态尚可,肝内见多发类圆形低密度影,边界尚清,大者约 1.6cm × 1.7cm,CT 值约 38Hu,增强扫描呈中度强化,边缘略模糊,呈"牛眼征"。门脉期及平衡期 CT 值分别约 64Hu、57Hu。

影像诊断　肝转移瘤。

【任务实施与分析】

一、肝转移瘤的疾病概要

肝脏是转移性肿瘤的好发部位之一,全身的恶性肿瘤 30% ~50% 可转移到肝脏。肝转移瘤(liver metastasis)大多数来自门静脉系统引流脏器的恶性肿瘤。肿瘤可单发或多发,大多为大小不等的散在结节,其组织学特征与原发癌相似。转移灶内可发生坏死、囊变、出血以及钙化等。

肝转移瘤按血供多少,可分为富血供、等血供、乏血供三类。①富血供转移瘤,多来自肾癌、绒毛膜上皮癌、恶性胰岛细胞癌、平滑肌肉瘤、类癌、甲状腺癌及部分肠癌。②等血供转移瘤多来自结肠癌、乳腺癌、肾上腺癌、精原细胞癌及黑色素瘤。③乏血供转移瘤常见于胃癌、胰腺癌、食管癌及肺癌。

二、肝转移瘤的影像表现

1. CT 表现

CT 平扫见肝内单发或多发圆形或分叶状肿块,大多表现为低密度,其内可见更低密度区域,为呈心圆状为其特征,边界多模糊不清。增强扫描典型者呈"牛眼征",表现为病灶中心为低密度,边缘为高密度强化,最外层水肿带密度又低于肝实质。

2. MRI 表现

MRI 平扫见多发大小不等结节影,T_1WI 呈低信号,T_2WI 呈高信号,瘤体中心坏死或含水量增加,表现为长 T_1 和长 T_2 信号,呈"靶征"。瘤体周边水肿在 T_2WI 为高信号带,表现为"晕圈征"。MRI 增强扫描可提高检出率,多数呈不均匀或环形强化。

【任务导入6】

患者,男,58 岁,乙肝病史 20 年,近 2 年来表现为乏力、腹胀,肝脾轻度肿大、轻度黄疸、消瘦、面色晦暗。查体:肝脏质硬、体积缩小,表面呈结节样,脾大,腹胀。实验室和辅助检查:乙肝表面抗原阳性、乙肝 c 抗体阳性、乙肝核心抗体阳性,AST 49U/L,AFP 42.67ng/mL,CA12 – 5 63U/mL,血清总蛋白正常,白蛋白降低,空腹血糖 9.69mmol/L。B 超检查:肝脏表面不光滑,肝实质回声增强,粗糙不匀称,门脉直径增宽,脾大。医生建议行上腹部 CT 检查,结果如下(图 4 – 4 – 6)。

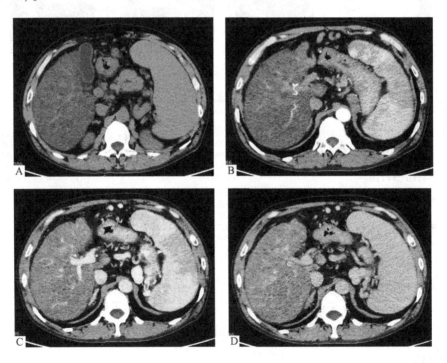

A. 平扫;B. 动脉期增强;C. 静脉期增强;D. 平衡期增强。

图 4 – 4 – 6　上腹部 CT 扫描

影像表现　肝脏形态失常,边缘呈波浪状改变,实质密度欠均匀,可见弥漫性低或略高密度结节影,CT 值 18 ~ 45Hu,边缘欠清晰。增强扫描低密度结节部分显示较前清晰,部分消失,略高密度结节可见中度强化,CT 值 75Hu,大者约 1.2cm。胰腺平扫及增强扫描未见明显异常。脾大,平扫及增强扫描未见异常密度影。食管下段胃底及脾门区见迂曲增粗血管影,门静脉未见充盈缺损。无腹水。

影像诊断　肝硬化、脾大、侧支循环形成;肝硬化结节形成。

【任务实施与分析】

一、肝硬化的疾病概要

肝硬化(cirrhosis of liver)是以肝细胞变性、坏死、再生、纤维组织增生、肝结构和血管循环体系改建为特征的一种疾病,在我国大多数为肝炎后肝硬化,少部分为酒精性肝硬化和血吸虫性肝硬化,临床上以肝功能损害和门脉高压为主要表现。肝硬化代偿期表现为肝、脾大,硬度增加;失代偿期表现为肝脏逐渐缩小,临床上出现腹水、脾大、食管静脉曲张;晚期出现黄疸、上消化道出血、肝性脑病等。

病理上,本病分为门脉性肝硬化、坏死后肝硬化和胆汁性肝硬化。

二、肝硬化的影像表现

1.门脉性肝硬化

早、中期肝体积正常或略大,重量增加,质地稍硬或正常,伴有明显脂肪变性;后期肝体积缩小,重量减轻,硬度增加。肝表面和切面见许多由数个假小叶构成的颗粒和结节。

2.坏死后肝硬化

肝体积缩小以左叶为著,重量减轻,质地变硬。肝表面和切面见较大且大小不一的结节,镜下见肝实质呈灶状、带状,甚至整个肝小叶坏死,代之以纤维组织增生形成间隔,将原来的肝小叶分割为假小叶。纤维间隔不规则、厚薄不均,假小叶大小不等。

3.胆汁性肝硬化

胆汁性肝硬化较少见,表现为肝体积增大,晚期可轻度缩小,硬度中等,表面平滑,小叶的改建较前两者轻。

【任务导入 7】

患者,男,80 岁,肝区疼痛 2 天,发热 1 天,厌食 1 天。查体:肝区叩痛,墨菲征阳性,腹部平软,无压痛、反跳痛。实验室检查:白细胞 6.9×10^9,γ-GT 45U/L,AST 34U/L。肿瘤指标未见增高。超声:胆囊增大,壁增厚,胆囊内见一强回声光团,后方伴有声影,强回声可随体位改变而移动。医生建议行上腹部 CT 检查,结果如下(图 4-4-7)。

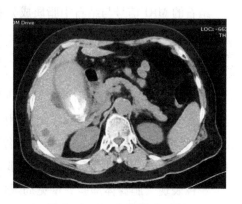

图 4-4-7　上腹部 CT 平扫

影像表现　胆囊明显增大,壁毛糙增厚,腔内密度增高,可见多个高密度结石影,大者约 3.1cm。

影像诊断　胆囊结石、胆囊炎。

【任务实施与分析】

一、胆系疾病常用的影像学检查方法及正常表现

胆系疾病首选 CT 和 MRI 检查,MRCP 主要用于阻塞性黄疸的诊断和鉴别诊断。

胆囊位于肝门下方,为卵圆形,长 7~10cm,宽 3~5cm,轮廓光滑整齐,分底部、体部、颈部三部分。肝内胆管呈树枝状分布,由左、右肝管汇合成肝总管,肝总管与胆囊管汇合向下延续形成胆总管,胆总管长 4~8cm,内径 6~8mm。胆总管末端与胰管汇合后共同开口于十二指肠大乳头。

CT 平扫胆囊腔表现为均匀水样低密度,壁光滑锐利,厚 2~3mm,肝内胆管不显影,增强扫描胆囊腔无强化,胆囊壁表现为均匀一致的强化,胆总管显示为管状低密度区。

胆囊 MRI 示胆囊壁 T_1WI、T_2WI 为中等信号,腔内胆汁 T_1WI 为低信号,较浓缩时为高信号,T_2WI 为高信号。胆管 T_1WI 为低信号,T_2WI 为高信号。MRCP 可显示生理状态下的胆道,表现为边缘光滑整齐、均匀的高信号。

二、胆囊结石的疾病概要

胆囊结石(gallstone)可分为胆固醇结石、胆色素结石、混合性结石、泥沙样结石。依据能否在 X 线下显影,将结石分为阴性结石(透 X 线结石)、阳性结石(不透 X 线结石)。本病大多数患者无症状,少数患者典型症状为胆绞痛,伴急性或慢性胆囊炎。

三、胆囊结石的影像表现

1. 超声表现

胆囊腔内强回声光团,后方伴有清晰的声影,强回声可随体位改变而移动。泥沙样结石表现为胆囊内细小的强回声光点群,后方伴声影。

2. CT 表现

依据结石的化学成分不同,CT 表现为高密度结石、等密度结石、低密度结石、环状结石。增强扫描可见结石不强化。

3. MRI 表现

结石的 MRI 信号与结石中脂质成分有关,多数结石呈长 T_1 和短 T_2 信号。MRCP 显示高信号胆汁内的低信号充盈缺损。

【任务导入 8】

老年患者,男,长期右上腹疼痛,近期加重。疼痛向右肩背部放射,有恶心、呕吐、纳差、消瘦等。查体:右上腹压痛,墨菲征阳性,肝下缘胆囊区触及一结节,质硬。腹部无反跳痛。超声检查:胆囊增大,囊腔内见强回声结节伴声影,胆囊壁局限性增厚,形态不规则,呈低回声,CDFI 内部血流丰富。医生建议行上腹部 CT 检查,结果如下(图 4-4-8)。

影像表现 胆囊体部胆囊壁见局限性增厚,最大截面约 1.5cm×1.3cm,增强扫描可见明显强化,CT 值约 82Hu。

影像诊断 胆囊癌。

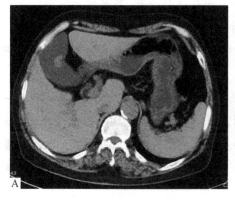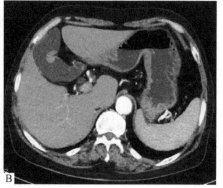

A. 平扫；B. 增强扫描：胆囊体部胆囊壁明显强化结节。

图4-4-8　胆囊癌

【任务实施与分析】

一、胆囊癌的疾病概要

胆囊癌(gallbladder carcinoma)常与胆囊结石共存，结石的慢性刺激是重要的致病因素。胆囊癌有多种不同的组织类型，最多见者为腺癌(约占80%)，其余为未分化癌(占6%)、鳞癌(占3%)、混合瘤或棘皮瘤(占1%)。按肿瘤的生长形态，胆囊炎可分为壁厚型、腔内结节型和肿块型。

胆囊癌的病理分期可分为5期。Ⅰ期：癌组织仅限于胆囊黏膜。Ⅱ期：癌组织侵犯胆囊黏膜和肌层。Ⅲ期：癌组织侵及胆囊壁全层，即黏膜层、肌层和浆膜层。Ⅳ期：癌组织侵犯胆囊壁全层并有淋巴转移。Ⅴ期：癌组织直接侵犯肝脏或有肝转移，或者有其他器官的转移。胆囊癌的病理分级可分为3级。Ⅰ级：高分化癌；Ⅱ级：中分化癌；Ⅲ级：低分化癌。

二、胆囊癌的影像表现

1. 超声表现

在胆囊内胆汁充盈的情况下，超声发现胆囊壁的隆起样病变较为敏感，但当胆囊萎缩、结石充满时，就不容易判断。同时，超声检查易受到胃肠胀气、腹壁脂肪的影响。

2. CT表现

(1)壁厚型：可见胆囊壁局限或弥漫不规则增厚。

(2)腔内结节型：可见乳头状结节从胆囊壁突入胆囊腔存在。

(3)肿块型：因胆囊壁被肿瘤广泛浸润而增厚，加之腔内癌肿充填，形成实质性肿块。

3. MRI表现

胆囊壁不均匀增厚或突入腔内的胆囊壁结节，病灶信号强度无特异性，在 T_1WI 上呈不均匀性稍低信号，T_2WI 上为中等高信号，增强扫描后强化明显且持续时间长。

【拓展阅读】

肝癌血液学分子标志物知多少

血清AFP是当前诊断肝癌和疗效监测常用且重要的指标。血清 AFP≥400μg/L，排除妊娠、慢性或活动性肝病、生殖腺胚胎源性肿瘤以及消化道肿瘤后,高度提示肝癌。血清 AFP 轻度升高者,应进行动态观察,并与肝功能变化对比分析,有助于诊断。

血清甲胎蛋白异质体、异常凝血酶原和血浆游离微小核糖核酸也可作为肝癌早期诊断标志物,特别是对血清 AFP 阴性人群。

近年来,"液体活检"(liquid biopsy)包括循环游离微小核糖核酸(circulating cell – free micro RNA)、循环肿瘤细胞(circulating tumor cell, CTC)、循环肿瘤 DNA(circulating tumor DNA, ctDNA)等,在肿瘤早期诊断和疗效评价等方面展现出重要价值。肝癌"液体活检"也取得较多进展,相比于血清 AFP 等临床常用的血清学分子标志物,"液体活检"可能具有更高的灵敏度和特异度。

循环游离 miRNA 组合对于辅助肝癌早期诊断具有较高价值。如利用 7 种血浆 miRNA 的表达水平建立的肝癌诊断模型,不但可以准确地诊断早期肝癌(灵敏度可达 86.1%,特异度可达 76.8%),而且其灵敏度较传统肝癌标志物 AFP 提高约 30%。在 AFP 无法做出判断的患者中,仍能做出准确的诊断(灵敏度可达 77.7%,特异度可达 84.5%)。目前基于该循环 miRNA 模型的肝癌检测试剂盒已经多中心临床试验验证($n = 1812$),并获国家药品监督管理局三类医疗器械注册证,已进入临床应用。

CTC 检测可成为一种肝癌预后预测和疗效评价的临床新工具。有报道称,外周血 EpCAM + CTC 具有干细胞样特性,是肝癌切除术后早期复发的独立预测指标;检测 CTC 对经导管动脉化疗栓塞术治疗后及放疗后肝癌复发和进展具有预测作用;不同部位的 CTC 能预测不同转移类型。

ctDNA 是由肿瘤释放至外周血的特异性突变 DNA 片段,能够反映肿瘤的基因组信息,可用于早期诊断、监测肿瘤进展及治疗效果等。有报道称,ctDNA 用于肝癌早期诊断不但灵敏度和特异度均优于血清 AFP,还可反映肝癌术后动态变化。也有报道称,利用特定基因表观遗传修饰特征,如甲基化、5 – hmC 等也可用于肝癌早期诊断。

基因组、转录组、表观基因组及蛋白组学等的研究,为肝癌的分子分型提供了依据,这些不同的分子分型反映了肝癌不同的生物学背景,对肝癌患者疗效的预测和治疗的选择有重要影响。目前,可将中国肝癌患者分为 3 个亚型,即代谢驱动型、微环境失调型和增殖驱动型;或分为三种蛋白质组亚型,即 S – Ⅰ型、S – Ⅱ型和 S – Ⅲ型。

节选自《中华消化外科杂志》,2020,19(1):1 – 20,有删改

任务5　胰脾疾病

【任务目标】

知识目标:掌握胰腺癌、胰腺炎、脾梗死、脾血管瘤的影像征象;了解常用影像学检查方法在胰脾疾病诊断中的价值。

技能目标:能够对常见胰脾疾病的 CT 及 MRI 影像表现进行分析、诊断及初步的鉴别诊断。

素质目标:尊敬、爱护患者,体现 X 线防护观念;培养实事求是、科学、严谨的工作态度。

【任务导入1】

患者,男,47 岁,突发剧烈上腹痛、恶心呕吐 3 小时。查体:腹部板状压痛、反跳痛明显。有酗酒史。实验室和辅助检查:血常规正常,白细胞 8.0×10^9/L,尿淀粉酶 1300U/L,C 反应蛋白 48.82mg/L,空腹血糖 12.46mmol/L, CA19 - 9 166.7U/mL ,血淀粉酶升高。超声检查:胰腺肿大,饱满,内部回声不均匀,胰腺周围积液。医生建议行上腹部 CT 检查,结果如下(图 4 - 5 - 1)。

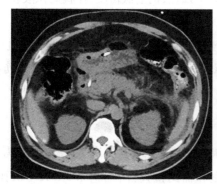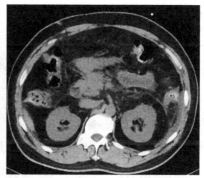

图 4 - 5 - 1 腹部 CT 平扫

影像表现 胰腺体积不大,密度减低,边缘模糊,周围可见明显渗出征象,左侧肾前筋膜增厚。

影像诊断 急性胰腺炎。

【任务实施与分析】

一、胰腺常用的影像学检查方法及正常表现

胰腺是腹膜后器官,位于肾旁前间隙、脾动脉下方、脾静脉前方,胰头被十二指肠包绕,胰体向前突出呈弓形,在肠系膜上动脉起始部前方;胰尾于脾门处,可稍屈曲、膨隆,高于头部。

CT、MRI 是胰腺疾病(尤其是肿瘤)的首选检查方法。CT 可见胰腺呈横行带状,自头部至尾部渐细、薄,呈蝌蚪状,个别胰体细,呈哑铃状;腺实质密度均匀,强化均匀,肥胖者胰边缘呈羽毛状。胰各部最大前后径分别为头部 3.0cm,体部 2.5cm,尾部 2.0cm。正常胰管一般不显示,主胰管小于 3mm。胰腺实质与胰腺癌的对比度增强差异在胰腺期最大,因此可以较清楚地区分胰腺低密度病变和周围的正常胰腺。MRI 上胰腺信号强度与肝脏相似,周围脂肪呈高信号。

二、急性胰腺炎的疾病概要

急性胰腺炎(acute pancreatitis)是多种病因导致胰酶在胰腺内被激活后引起胰腺组织自身消化、水肿、出血,甚至坏死的炎症反应。临床以急性上腹痛、恶心、呕吐、发热和血胰淀粉酶增高为特点。

急性胰腺炎分为水肿型和出血坏死型两种。胰腺炎的主要病理变化为胰腺水肿、出血和坏死。①急性水肿型:较多见,占急性胰腺炎的90%,临床表现为胰腺明显肿大,质地坚实,胰腺间质有水肿及炎性细胞浸润,但无出血。②急性出血坏死型胰腺炎:较少见,占急性胰腺炎的5%～15%,临床表现为胰腺肿大变硬,胰腺腺泡、脂肪及血管坏死出血,胰腺周围组织也可发生坏死。急性胰腺炎的常见并发症有胰腺脓肿、胰腺假性囊肿、蜂窝织炎、静脉血栓或假性动脉瘤。

三、急性胰腺炎的影像表现

1. CT 表现

急性水肿型胰腺炎平扫表现为胰腺体积弥漫性或局限性增大,密度减低,形态不规则,边缘模糊,肾前筋膜及肾周筋膜肥厚;增强扫描见胰腺实质强化。急性坏死性胰腺炎表现为胰腺内出血,密度不均匀增高,增强扫描后坏死的胰腺组织不强化,仍呈低密度,伴胰周积液和腹水。

2. MRI 表现

MRI 表现为胰腺增大,形态不规则,T_1WI 呈低信号,T_2WI 呈高信号。如出血坏死,T_1WI 呈高信号或不均匀信号。增强扫描见残留胰腺强化,坏死胰腺组织不强化,周边筋膜增厚,并可见积液。

【任务导入 2】

患者,男,56 岁,腹痛半年,黄疸 3 个月并加重,体重明显下降,厌食、恶心、腹泻、反胃 1 个月。查体:腹部轻度压痛,未触及肿块。实验室和辅助检查:白细胞 $4.0 \times 10^9/L$,血淀粉酶 < 30U/L,空腹血糖 7.24mmol/L,血脂增高,CEA 12.34ng/mL,CA19 - 9 3887U/mL;超声检查:胰腺体部增大,见一不规则低回声团块,边缘欠清,CDFI 示团块周边少量血流信号,胰腺尾部萎缩。医生建议行上腹部 CT 检查,结果如下(图 4 - 5 - 2)。

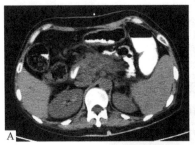
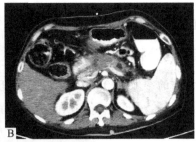
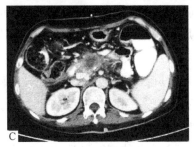

A. 平扫;B. 动脉期增强;C. 静脉期增强。

图 4 - 5 - 2　腹部 CT 扫描

影像表现 胰头、颈及体部形态饱满,边缘毛糙,密度不均匀,与邻近组织分界不清,其内见片状略低密度影。增强扫描病变呈轻度不均匀延迟强化,三期 CT 值约 41Hu、47Hu、51Hu,其内见片状强化减低影,最大截面约 2.4cm×3.0cm,病变与门静脉、肠系膜上静脉及脾静脉分界不清,局部管腔狭窄,部分管腔显示不清,邻近见迂曲簇状小血管影。胰腺体尾部萎缩,胰管扩张,最大径约 9mm,周围见多发淋巴结影,大者约 1.0cm×1.4cm,增强扫描呈明显均匀强化。

影像诊断 胰腺癌并肝脏、淋巴结多发转移;门静脉、肠系膜上静脉、脾静脉受累。

【任务实施与分析】

一、胰腺癌的疾病概要

胰腺癌(pancreatic cancer)是一种恶性程度很高,诊断和治疗都很困难的消化道恶性肿瘤,约90%为起源于腺管上皮的导管腺癌,由致密纤维组织构成,呈灰白色硬性肿块。约10%为腺泡细胞癌,呈弥漫性浸润,质软,易出血坏死。80%癌肿发生在胰头部,其余在体、尾部。肿瘤呈浸润性生长,以嗜神经生长、围管性浸润为侵犯特征。

二、胰腺癌影像表现

1. CT 表现

胰腺癌的 CT 表现以胰腺肿块或局部增大为主要和直接征象,平扫时肿瘤呈等密度或略低密度,增强扫描时大多数肿块呈低密度影,个别肿瘤表现为多血供。间接征象有以下几方面:①胰腺周围血管受累,表现为胰腺和血管间脂肪间隙消失,血管被肿块部分或全部包绕,血管形态不规则,血管受累的概率依次为肠系膜上动脉、肠系膜上静脉、下腔静脉、肝外门静脉、腹腔动脉和主动脉等。②梗阻性胆管扩张。③胰腺管扩张,主胰管扩张的发生率为50%～60%;胰头部可见"双管征";胰管扩张常伴胰腺萎缩,发生率为60%～70%。④继发囊肿,少数胰腺癌可在肿瘤远端胰腺组织内出现潴留性囊肿。⑤淋巴转移,以腹腔动脉和肠系膜上动脉根部旁淋巴结转移最常见,其次为下腔静脉和主动脉旁,肝门区、胃周围淋巴结转移少见。⑥脏器转移,最常转移至肝脏,约占30%。

2. MRI 表现

直径大于2cm 的病灶在 MRI 上可显示,表现为轮廓不规则的肿块,与胰腺分界不清。肿瘤在 T_1WI 上多呈低信号(正常胰腺在 T_1WI 上为高信号),T_2WI 上表现为高信号或等、低信号。增强扫描后肿块强化不明显。MRCP 可清楚显示胰管梗阻的部位、形态和程度。

三、胰腺癌切除性的影像评价

胰腺癌发病率和死亡率近年来明显上升,5 年生存率＜1%,是预后最差的恶性肿瘤之一,手术切除为治愈的根本方式。

当肿块局限性侵犯胰腺周边脂肪间隙或十二指肠、胃十二指肠动脉,或门静脉、肠系膜上静脉接触＜180°时,为可切除指征。

若出现以下情况,为胰腺瘤不可切除指证:肿块侵犯至胃、结、结肠系膜;②主动脉旁淋巴结、腹腔干动脉周围淋巴结、肠系膜淋巴结转移;③门静脉、肝动脉、腹腔干动脉受侵,或肿瘤

包绕 >180°;④肝脏、腹膜腔转移。

【任务导入3】

老年患者,男,间断左上腹隐痛2月余,乏力、头晕1月余。查体:重度贫血貌,浅表淋巴结未及肿大,胸骨无压痛,肺部听诊阴性,心律不齐,腹软,脾肋下3指,质硬,有触痛,肝肋下未及。实验室和辅助检查:白细胞 2.7×10⁹/L,血红蛋白 78g/L(输血后),血小板 34×10⁹/L,平均红细胞体积 98fL,单核细胞 22.9%,淋巴细胞 45%,中性粒细胞 31%,网织红细胞 0.07×10¹²/L。肿瘤系列、传染病系列、风湿系列、自身免疫性肝病谱均为阴性。铁蛋白大于 1500ng/mL。超声检查:腹部彩超示脾大。医生建议行上腹部CT检查,结果如下(图4-5-3)。

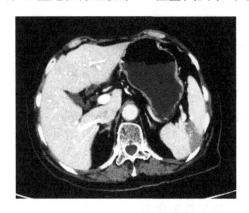

图 4-5-3　腹部 CT 增强扫描

影像表现　脾大,增强扫描可见楔形低密度区,边缘清楚。

影像诊断　脾梗死。

【任务实施与分析】

一、脾脏常用的影像学检查方法及正常表现

脾位于左肋区深部,胃与膈之间,长轴与第10肋平行,凸面为膈面,凹面为脏面。CT、MRI是脾脏疾病主要检查方法,脾的大小、形态、先天异常、肿瘤、炎症、外伤等可清楚显示。CT上脾显示为位于左上腹后方的横断面:长径不超10cm,短径不超6cm,头、尾长度方向不超15cm,厚3~4cm。脾的CT值约为49Hu。

二、脾梗死的疾病概要

脾梗死(splenic infarction)是继发于脾动脉或其分支的栓塞,造成局部组织缺血坏死。脾梗死灶大小不等,多呈尖端指向脾门的扇形,有时可呈不规则形。患者大多无症状,也可有左上腹疼痛、左膈抬高、左侧胸腔积液、发热等。

三、脾梗死的影像表现

1. CT 表现

典型脾梗死CT表现为尖端朝向脾门的扇形或楔形低密度影,边界清楚,增强扫描后病灶无强化,与正常脾实质对比边界更清楚。

2. MRI 表现

梗死灶的信号强度根据梗死时间长短可有不同表现。急性和亚急性梗死灶在 T_1WI 和 T_2WI 上分别呈低信号区和高信号区，慢性期由于梗死灶内有瘢痕组织和钙化形成，在 MRI 各种序列上均呈低信号。对于常规 T_1WI、T_2WI 诊断困难者，还可行屏气快速梯度回波 Gd – DTPA 增强扫描。

【任务导入 4】

患者左上腹不适或隐痛一年余，可向左肩或左背部放射，有时可出现恶心、嗳气。超声检查：脾内可见稍高回声结节，形态规整，内部回声不均匀；CDFI：结节内可见点状及条状血流信号。医生建议行上腹部 CT 检查，结果如下（图 4 – 5 – 4）。

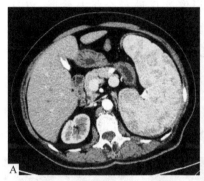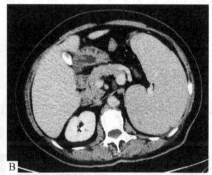

A. 动脉期增强；B. 平衡期增强。

图 4 – 5 – 4　腹部 CT 增强

影像表现　脾大，门脉期见类圆形低密度影，平衡期大部分被造影剂充填。

影像诊断　脾血管瘤。

【任务实施与分析】

一、脾血管瘤的疾病概要

脾血管瘤（splenic hemangioma）的具体发病机制尚不清楚，一般认为与胚胎期脾血管组织和淋巴组织发育不良有关。大多数脾血管瘤没有症状，最常见的临床表现是左上腹无痛性包块，但较大的血管瘤可引起脾增大，从而压迫周围脏器产生相应症状。常见临床并发症有脾功能亢进、脾破裂。

二、脾血管瘤影像表现

1. X 线表现

X 线可见脾区内斑点状、星芒状钙化。

2. CT 表现

脾血管瘤类似于肝血管瘤，平扫为边缘清晰的低密度区，常伴有多发点状钙化灶。增强扫描病灶周围可见明显结节状增强，其后逐渐向中央充填。延迟扫描大多数病灶能完全充填，与正常脾实质密度一致。

3. MRI 表现

血管瘤 T_1WI 的信号强度稍低于正常脾组织,瘤内为丰富血窦和缓慢血流,故其 T_2WI 弛豫时间长,表现为显著高信号,颇具特征。MRI 的增强扫描表现同增强 CT。

任务6 急腹症

【任务目标】

知识目标:掌握临床常见急腹症(胃肠道穿孔、肠梗阻、急性阑尾炎)的影像征象;熟悉急腹症常用影像学检查方法。

技能目标:能够对常见急腹症典型病例的影像表现进行分析与诊断,以及初步的鉴别诊断。

素质目标:尊敬、爱护患者,体现 X 线防护观念;培养实事求是、科学、严谨的工作态度。

【任务导入1】

青年患者,男,突发腹部剧烈疼痛,呈持续性刀割样痛 2 小时。查体:全腹有压痛、反跳痛及肌紧张。既往有胃溃疡病史。医生建议行上腹部 CT 检查,结果如下(图 4 - 6 - 1)。

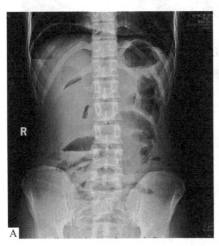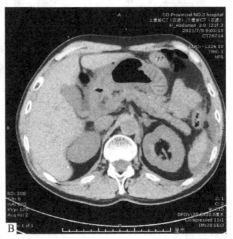

A. 立位腹部平片;B. 腹部 CT 平扫。

图 4 - 6 - 1 腹部影像

影像表现 立位平片示双侧膈下新月形透亮游离气体影;CT 扫描示剑突下、肝周、胃周、肝门区及小网膜囊内多发透亮游离气体影,胃窦壁增厚、水肿,胃周模糊、渗出,腹腔内见积液。

影像诊断 胃肠道穿孔,胃穿孔可能性大。

【任务实施与分析】

一、胃肠道穿孔的疾病概要

胃肠道穿孔(gastrointestinal perforation)最常见病因是胃或十二指肠球溃疡,约占 90%。

胃或十二指肠内因含有大量胃酸,胃液流入腹腔内刺激腹膜,可引起剧烈腹痛、反跳痛及腹肌紧张。此外,胃肠道炎症(坏死性肠炎、克隆氏病、肠道憩室炎),恶性肿瘤(癌肿、恶性淋巴瘤),外伤或爆炸伤等亦可导致。

胃、肠壁穿破后,胃腔、肠腔与腹腔或腹膜后间隙相通,胃、肠腔内容物包括气体流入腹腔或腹膜后间隙内,从而引起一系列的病理生理学改变,严重者引起感染性腹膜炎甚至休克。

二、胃肠道穿孔的影像表现

胃肠道穿孔的主要 X 线表现是腹膜腔内出现游离气体,立位腹部平片显示膈下新月形游离气体影。病情危重而不能坐或站立时,可采用仰卧侧位水平投照,此时气体可上升至腹侧壁。对于腹腔少量游离气体、局部腹膜包裹粘连或肠段位于腹膜后间隙者,X 线平片多显示阴性,但临床体征明显者,需进一步 CT 检查。

CT 扫描是显示胃肠道穿孔最有价值的检查方法,不但能显示少量腹腔、腹膜后游离气体,而且能显示腹腔积液、局部渗出、病变区胃肠道壁的增厚及水肿,甚至可显示部分胃肠道壁破口,CT 扫描对于胃肠道穿孔的明确诊断、穿孔部位、病因、破口大小、选择治疗方法等非常有价值。

需要注意的是,下列情况下即使出现胃肠道穿孔,也不会出现腹腔游离气体。①小肠、阑尾穿孔(正常时一般无气体)。②胃后壁溃疡穿孔(游离气体进入小网膜囊)。③腹膜间位或腹膜后位空腔脏器(十二指肠、乙状结肠等)向腹膜后间隙穿孔。这时只能依据 CT 扫描显示的间接征象,如腹腔脂肪模糊,腹腔少许渗出性改变、积液来判定,必要时随访复查。

【讨论】

对于临床怀疑消化道穿孔患者,应采用哪种影像学检查方法? 如发现腹腔游离气体,还需要和那些情况鉴别?

【任务导入 2】

患者,男,39 岁,腹痛、腹胀、恶心、呕吐,停止排气、排便 2 天。查体:腹部膨隆,肠鸣音亢进。医生建议行腹部 X 线检查,结果如下(图 4-6-2)。

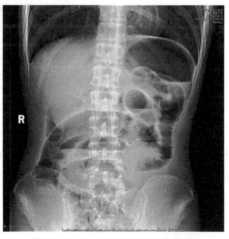

图 4-6-2   立位腹部 X 线平片

影像表现 多个充气扩张的小肠肠曲及多发阶梯状液平面,双膈下未见游离气体影。

影像诊断 小肠梗阻。

【任务实施与分析】

一、肠梗阻的疾病概要

肠梗阻(intestinal obstruction)是各种原因引起的肠腔内容物通过障碍。按形成原因,可分为机械性肠梗阻(按有无血运障碍,又分为单纯性肠梗阻和绞窄性肠梗阻)、动力性肠梗阻和血运性肠梗阻。

机械性肠梗阻发生后,一方面,梗阻以上肠蠕动增强,以克服肠内容物通过障碍;另一方面,肠腔内因气体和液体的积贮而膨胀。其中液体主要来自胃肠道分泌液;大部分气体是吞咽的空气,小部分是由血液弥散至肠腔内及肠道内容物经细菌分解发酵而产生。肠梗阻时间愈长,肠腔膨胀愈明显。梗阻以下肠管则塌陷、空虚或仅存积少量粪便。急性完全性梗阻时,肠管迅速膨胀,肠壁变薄,肠腔压力不断升高,可使肠壁静脉回流受阻,毛细血管及淋巴管淤积,肠壁充血水肿,液体外渗。闭袢型肠梗阻,肠内压可增加至更高,最初主要表现为静脉回流受阻,肠壁充血、水肿,呈暗红色;继而出现动脉血运受阻,血栓形成,肠壁失去活力,肠管变成紫黑色。加之肠壁变薄、缺血和通透性增加,肠内容物和大量细菌渗入腹腔,引起腹膜炎。最后,肠管可因缺血坏死而溃破穿孔。腹痛、腹胀、呕吐和停止排气是肠梗阻的典型症状,但在各类肠梗阻中轻重并不一致。

二、肠梗阻的影像表现

诊断肠梗阻需明确5个问题:①有无肠梗阻;②肠梗阻的程度(完全性或非完全性)的位置;③梗阻点;④引起肠梗阻的原因;⑤是否为复杂肠梗阻。

1. X线表现

肠梗阻近端在X线立位平片显示明显扩张的肠曲及气液平面,其中小肠扩张 >2.5cm,结肠扩张 >6cm,远端肠管萎陷即提示肠梗阻。卧位片根据充气肠腔分布、形态(空肠弹簧状黏膜、结肠袋)以评估梗阻部位为空肠、回肠或结肠。X线平片评估梗阻部位比较粗略,而且对肠梗阻的诊断也会造成一定比例的漏诊,对梗阻病因的诊断更是爱莫能助。

2. CT表现

①肠梗阻时CT可显示肠管扩张,管径显著增宽(小肠扩张 >2.5cm),其内可见气液平面(图4-6-3),也可完全为液体所充盈,肠壁变薄。此外,小肠内容物积聚征(空气泡与肠内容物积聚在肠梗阻点的近端)虽不常见,却是肠梗阻的可靠征象。②完全性肠梗阻的征象:近端扩张的肠管与梗阻点远端的肠管直径比50%,近端扩张的肠管有内容物积聚(并不局限于梗阻点),造影剂不能通过梗阻点。③梗阻点:梗阻远端肠管明显塌陷,梗阻近端肠管明显扩张,两者的过渡带是诊断肠梗阻梗阻点非常有价值的征象。此外,小肠内容物积聚的附近是梗阻点的所在,也是寻找梗阻病因所关注区。④引起肠梗阻的原因包括肠外的原因和肠壁或肠内的原因。前者包括,肠粘连、肠疝、腹膜癌、阑尾炎及憩室等,后者包括腺癌、克罗恩病、肠结核、放射性肠炎、结石、异物蛔虫小肠梗阻等。80%是肠疝或肠粘连引起,而结肠梗阻超过90%

为恶性肿瘤引起,仅少部分为结肠套叠或乙状结肠扭转引起。⑤复杂性肠梗阻的表现。如闭祥性肠梗阻,CT 扫描除显示肠梗阻的征象外,还表现为肠腔积液明显,积气较少,肠管扭转征象,"C"形、"U"形或咖啡豆样排列的肠管;拉升的肠系膜血管向扭转处汇聚,扭转处呈现鸟喙样的肠管形态,肠管呈漩涡征。绞窄性肠梗阻肠管的血流是阻断的,因此会出现以下征象,肠壁出现分层改变,表现为"靶征",为黏膜下层水肿增厚的征象;增强扫描时,病变处肠壁不强化或强化明显减弱;锯齿样鸟喙征,扭曲的肠管,肠系膜水肿,肠壁增厚;腹水的出现,开始时为少量,聚集在腹膜间隙内,逐渐变为大量、弥漫分布;肠壁出现梗死时,可见肠壁内出现积气。肠系膜静脉与门静脉内亦可见气体影。

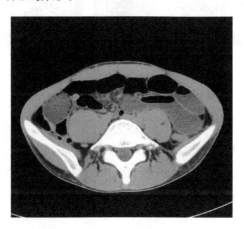

图 4 - 6 - 3 小肠梗阻
肠腔内积气积液征象。

【讨论】

患者出现典型的痛、呕、胀、闭症状,如需确诊,需要进行哪些影像学检查?如怀疑肠梗阻,需要与哪些疾病相鉴别?

【任务导入3】

患者,青年女性,转移性右下腹痛 1 天,伴有发热、恶心、呕吐。查体:右下腹麦氏点压痛、反跳痛,伴有腹肌紧张、白细胞升高。医生建议行下腹部 CT 检查,结果如下(图 4 - 6 - 4)。

影像表现 阑尾增粗、管壁增厚水肿、管腔积液,阑尾周围脂肪模糊渗出、密度增高,右下腹膜增厚,回肠末端及盲肠、升结肠水肿。

影像诊断 急性阑尾炎。

【任务实施与分析】

一、急性阑尾炎的疾病概要

急性阑尾炎(acute appendicitis)约占急腹症的 50%,病理上可分为三型。

1. 单纯性阑尾炎

阑尾轻度肿胀,浆膜表面充血,失去正常光泽并有少量纤维素性渗出物,各层组织均有充血、水肿和中性多核白细胞浸润,以黏膜和黏膜下层最为显著,腔内可有少量炎性渗出液。

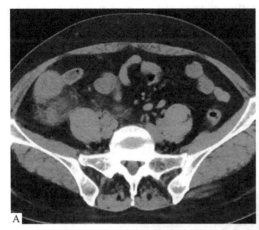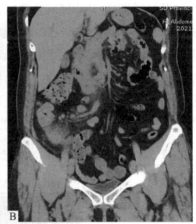

A. 平扫(轴位);B. MPR。

图 4 - 6 - 4 腹部 CT 平扫

2. 化脓性阑尾炎

化脓性阑尾炎又称蜂窝织炎性阑尾炎,阑尾明显肿胀,浆膜层高度充血,并有脓性或纤维素性渗出物附着。各层组织除充血、水肿和大量中性粒细胞浸润外,常有壁间小脓肿,腔内常有积脓,腹腔内有少量混浊渗液。

3. 坏疽性阑尾炎及穿孔

阑尾管壁已全部或部分坏死,外观呈暗紫色或黑色,表面及其周围有大量脓性、纤维素性渗出物,阑尾腔内积脓。

转移性右下腹痛及阑尾点压痛、反跳痛为急性阑尾炎的常见临床表现。多数患者出现恶心、呕吐的症状,白细胞和中性粒细胞计数均增高。

二、急性阑尾炎的影像表现

1. CT 表现

常规 CT 扫描可以显示大部分急性阑尾炎,对少部分腹部脂肪少、盲肠低位者不能清楚显示阑尾形态。①直接征象主要是阑尾增粗肿大(直径 >7mm),阑尾壁增厚、阑尾腔内积液、积气和粪石。②间接征象包括阑尾盲肠周围炎和阑尾周围脓肿。前者表现为阑尾周围的脂肪组织密度升高及条索影,腹膜增厚,少量积液,盲肠壁水肿增厚;后者表现为中心为液体密度的团块影,壁厚而边界不清,可出现气液平面。③阑尾穿孔,阑尾脓肿、肠腔外气体、肠腔外阑尾粪石以及增强扫描时阑尾壁缺损是诊断阑尾穿孔的特征性征象,部分合并小肠梗阻征象。但如无上述征象,也不能排除阑尾穿孔。

2. 其他

对于孕妇等辐射禁忌者,MRI 检查及 B 超也是急性阑尾炎患者可供选择的检查方法。MRI 检查显示阑尾增粗,T_2WI 上信号升高,周围见高信号渗出液。B 超不能显示单纯水肿型阑尾炎,化脓性阑尾炎或阑尾脓肿时,B 超显示阑尾为明显增粗的管状结构、腔内积液及阑尾周围积液。

【讨论】

(1)对于临床怀疑阑尾炎、转移性右下腹痛的患者,如果想进一步明确检查,应采用哪种影像学检查方法?

(2)如 CT 发现"阑尾增粗肿大阑尾壁增厚,阑尾周围的脂肪组织密度升高盲肠壁水肿增厚",考虑阑尾炎,还需要排除哪些疾病?

任务小结及评价　　　　任务习题

项目 5

泌尿生殖系统疾病的影像诊断

任务 1　泌尿系统的正常影像表现

【任务目标】

知识目标：掌握泌尿系统正常尿路造影、CT 及 MRI 表现；熟悉 X 线平片影像；了解泌尿系统常用影像学检查方法。

技能目标：能够对泌尿系统腹部平片、尿路造影、CT 及 MRI 影像表现进行全面分析。

素质目标：尊敬、爱护患者，体现 X 线防护观念；培养实事求是、科学、严谨的工作态度。

【任务导入】

患者，男，40 岁，近来左肾区隐痛不适，自觉小便频繁，双眼皮及下肢轻度肿胀。患者来放射科行泌尿系统腹部 X 线检查，结果如下（图 5 – 1 – 1）。

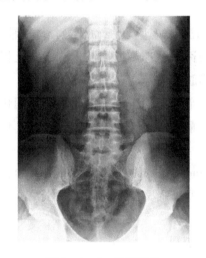

图 5 – 1 – 1　腹部平片

影像表现　膈下未见游离气体。小肠未见积气、气液平面。脏器轮廓正常。双肾区、输尿管走行区及膀胱区未见明显阳性结石影。腰椎及骨盆骨质未见异常。其余未见异常。

影像诊断　腹部平片未见异常。

【任务实施与分析】

一、泌尿系统常用的影像学检查方法

1.X 线检查

（1）X 线平片：肾、输尿管及膀胱 X 线平片（kidney ureter bladder，KUB）常规拍摄正、侧位片。①正位片：标准体位是仰卧前后位投照。被检者仰卧于摄影床上，双下肢伸直，身体保持稳定不动。正位片图像清晰，可显示双肾影轮廓、大小和位置，利于发现病变。②侧位片：被检者侧卧于摄影床上，身体冠状面与床面垂直。已知有病变时，病变侧靠片。侧位片为正位片的补充，可显示腹部的前后关系，帮助进行病变的定位。

（2）尿路造影：包括排泄性尿路造影、逆行性尿路造影、肾动脉造影。①排泄性尿路造影又称静脉肾盂造影（intravenous pyelography，IVP），它是于静脉注入含碘水溶性对比剂，对比剂经肾小球滤过后排入肾盏及肾盂使肾显影的造影技术。该检查方法可以显示肾盂、肾盏、输尿管及膀胱内壁和内腔的形态，并且能够显示肾实质，可大致反应双肾的排泄功能。②逆行性尿路造影是在膀胱镜下，将导管插入输尿管并注入含碘的对比剂，使肾盂、肾盏、输尿管和膀胱显影的技术，但是该方法不能显示肾实质，主要用于静脉肾盂造影显影不佳或不显影者。

2. CT 检查

（1）平扫：常规采用仰卧位检查，范围根据需要包括肾、输尿管及膀胱。

（2）增强扫描：常采用多期增强扫描，静脉内快速注入非离子型含碘对比剂。①皮质期：注药后 18～25 秒扫描，以观察肾皮质强化情况。②实质期：注药后 90～120 秒扫描，以观察肾实质强化情况。③排泄期：注药后 5～10 分钟扫描双肾、输尿管及膀胱区，以观察双肾盂、输尿管及膀胱对比剂充盈情况。

3. MRI 检查

（1）平扫：常规采用梯度回波和快速自旋回波序列，行横轴位及冠状位图像，必要时扫描矢状位。采用 T_2WI 脂肪抑制序列、快速梯度回波水－脂同反相位（双回波）T_1WI 序列，有助于分辨肾解剖结构及诊断含脂肪性病变。

（2）增强扫描：经静脉注入钆喷酸葡胺（Gd－DTPA），采用快速梯度回波 T_1WI 序列，扫描横轴位动态增强三期（动脉期、静脉期和延迟期）图像，以获得不同时期肾、输尿管及膀胱的增强图像。

（3）磁共振尿路成像（magnetic resonance urography，MRU）：是利用磁共振水成像原理，将含有尿液的肾盂、肾盏、输尿管及膀胱显示为高信号，周围结构显示为极低信号，如同静脉肾盂造影图像所见。

二、泌尿系统的正常 KUB 表现

1. 肾脏

（1）轮廓：前后位，双肾呈蚕豆形，密度均匀，外侧缘光滑，内侧缘中部向内凹陷，为肾门所在处。

（2）位置：前后位，双肾大致呈"八"字形分布于脊柱两侧。侧位，双肾影与脊柱重叠，肾上极较下极略偏后。

（3）大小：双肾长 12～13cm，宽 5～6cm，通常位于 T_{12}～L_3 水平，右肾一般低于左肾 1～2cm。

2. 输尿管和膀胱

由于与周围组织结构缺乏自然对比，因此输尿管和膀胱难以显示。

三、泌尿系统的正常尿路造影表现

1. 排泄性尿路造影

（1）肾脏。①显影时间：静脉注药后 1～2 分钟，肾脏实质显影，密度均匀；2～3 分钟后，肾盏和肾盂开始显影；15～30 分钟时，肾盏和肾盂显影最好。②造影图像：肾盏分为肾小盏和肾大盏,每侧肾有6~14个肾小盏汇合成2~4个肾大盏。肾盂形态变异较大,多数呈三角形或喇叭形,上缘隆突,下缘略凹陷,边缘光滑整齐,少数呈壶腹形或分枝形(图5-1-2)。

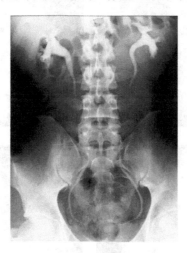

图5-1-2　正常 IVP 片

显示肾盂、肾盏、输尿管。

(2)输尿管。①显影时间:静脉注药后30分钟,待肾盂、肾盏显影满意后,去除腹部压迫带,双侧输尿管腔即可显影。②造影图像:输尿管全长25~30cm,于脊柱两侧下行,可以分为腹段、盆腔段及膀胱壁内段。输尿管有3处生理性狭窄,即输尿管与肾盂连接处,跨越髂血管处和进入膀胱处。输尿管边缘光滑、走形自然,蠕动时可形成折曲。

(3)膀胱。①显影时间:去除腹部压迫带以后膀胱可以逐渐充盈。②造影图像:膀胱的形态、大小取决于其充盈程度以及相邻结构对膀胱的推压。膀胱充盈较满时,呈现类圆形或者横置的椭圆形,位于耻骨联合上方。边缘光滑整齐,密度均匀。若膀胱充盈不全,其粗大的黏膜皱襞导致边缘不整齐而成为锯齿状。

2.逆行性尿路造影

逆行性尿路造影与静脉肾盂造影不同,不能显示肾实质,但对于肾盂、肾盏、输尿管及膀胱的显示情况基本相同。

四、泌尿系统的正常 CT 表现

1.肾脏

横断层肾脏为圆形或椭圆形,肾门向内凹陷。

(1)平扫:肾呈均匀软组织密度,边缘光整,肾窦脂肪呈极低密度,肾盂呈水样密度。

(2)增强扫描:常采用多期增强扫描,静脉内快速注入非离子型含碘对比剂。①皮质期:肾血管和外周肾皮质及深入肾锥体之间的肾柱明显强化,而髓质强化不明显。②实质期:皮质强化程度逐渐减低,髓质密度增高而与皮质近似,并逐渐超过肾皮质。③排泄期:肾实质强化程度下降,肾盂、肾盏和输尿管内可见对比剂浓聚(图5-1-3)。

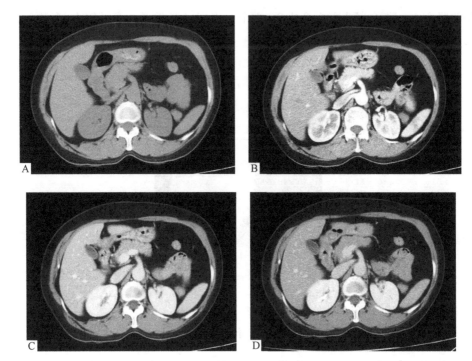

A. CT 平扫：肾实质密度均匀，肾窦脂肪为低密度；B. 皮质期增强：外周皮质和突入肾锥体间的肾柱强化明显；C. 实质期增强：髓质明显强化，并且密度略高于皮质；D. 排泄期增强：肾盂、肾盏强化明显，肾实质强化程度下降。

图 5-1-3　正常肾脏 CT 平扫及多期增强

2. 输尿管

（1）平扫：从肾盂向下连续追踪，可以确定腹段输尿管，为位于腰大肌前缘的软组织密度影，中央可呈低密度，而盆段输尿管难以识别。

（2）增强扫描（注药后 10 分钟）：输尿管充盈，显示为腰大肌前缘点状高密度影，全段皆可显示。

3. 膀胱

一般充满尿液的膀胱呈圆形、椭圆形。

（1）平扫：膀胱腔内尿液呈均匀水样低密度，膀胱壁表现为厚度均一、薄壁软组织密度影，内、外缘光整。

（2）增强扫描：早期扫描显示膀胱壁强化，30 分钟后延迟扫描，膀胱腔为均匀高密度，若对比剂与尿液混合不均，则出现上低下高密度的液-液平面。

五、泌尿系统的正常 MRI 表现

1. 肾脏

（1）平扫：T_1WI 肾髓质含水量多，信号略低于皮质；T_2WI 皮质、髓质呈较高信号，且髓质含水量多信号更高。

（2）增强扫描：Gd-DTPA 增强检查，肾实质表现类似于 CT 增强扫描（图 5-1-4）。

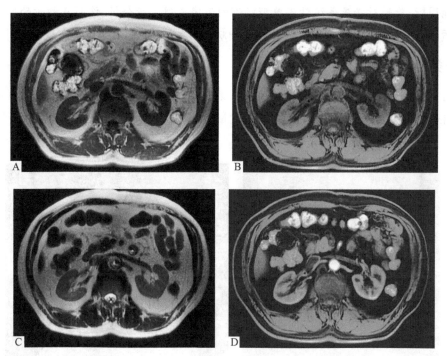

A．T_1WI：肾皮质信号强度略高于髓质；B．预饱和脂肪抑制 T_1WI：皮质、髓质信号强度差异更加明显；C．T_2WI：皮质、髓质信号强度相似；D．预饱和脂肪抑制 T_1WI 皮质期增强：可见肾皮质明显强化。

图 5 - 1 - 4   正常肾脏 MRI 平扫及增强

2.输尿管

输尿管常规扫描不易显示,有时可见腹段输尿管为小圆形低信号影。若恰有尿液则 T_1WI 呈低信号,T_2WI 呈高信号。MRU 可较好地显示肾盂、肾盏及输尿管的全程,类似于尿路造影表现。

3.膀胱

膀胱腔内尿液 T_1WI 呈低信号,T_2WI 呈高信号。膀胱壁 T_1WI、T_2WI 均呈与肌肉类似的中等信号。

【讨论】

(1)排泄性尿路造影在临床上应用较多,但哪些患者不适合做该项目检查?

(2)对于不能进行腹部压迫的患者,该如何选择检查方式?

任务 2   泌尿系统结石

【任务目标】

　知识目标:掌握泌尿系统结石(肾结石、输尿管结石、膀胱结石)的影像征象;了解常用影像学检查方法在泌尿系统结石诊断中的价值。

技能目标:能够对泌尿系统结石典型病例的影像表现进行分析、诊断及初步的鉴别诊断。

素质目标:尊敬、爱护患者,体现 X 线防护观念;培养实事求是、科学、严谨的工作态度。

【任务导入】

患者,男,50 岁,左侧阵发性腰痛半年,突发左腰痛半天,来急诊就诊。查体:患者强迫体位,左肾区叩痛阳性。尿常规:尿液中可见大量红细胞。医生建议行影像学检查,结果如下(图 5-2-1)。

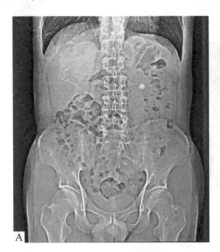
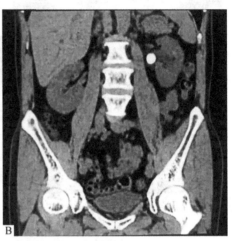
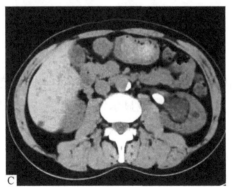

图 5-2-1　腹部平片、腹部 CT 平扫及冠状面重建

影像表现　KUB 示腹部左侧约左肾区见一结节状高密度影,右肾区、双输尿管走行区及膀胱区未见明显高密度影。CT 平扫横断面及冠状面重建,左侧肾盂与输尿管交界区见结节状高密度影,其上肾盏扩张积水。

影像诊断　左侧肾盂与输尿管交界区结石并左肾积水。

【任务实施与分析】

一、泌尿系统结石的疾病概要

尿路结石(urolithiasis)可发生在泌尿系统的任何部位。根据结石发生的部位,大致可以分为肾结石、输尿管结石和膀胱结石。结石由多种化学成分构成,包括草酸钙、磷酸钙、尿酸盐及胱氨酸盐等。以草酸钙成分为主的结石质地硬、密度高、边缘有刺,形状如桑葚。以磷酸盐为主的结石质软、表面粗糙、多呈鹿角状。以尿酸盐为主结石较小、表面光滑、密度较低，多呈圆形。90%以上的泌尿系统结石含有钙质成分，因此在X线上可以显示为高密度，称为阳性结石；少数含钙少而不能在X线上显示，称为阴性结石。泌尿系统结石常表现为急性发作的肾绞痛、血尿等，膀胱结石可有排尿困难或排尿中途停止的表现。

二、泌尿系统结石的影像表现

1. X线表现

临床上怀疑有泌尿系结石时，X线平片可作为阳性结石初查方法。

（1）肾结石：肾轮廓内鹿角状、桑葚状或类圆形高密度影，可融合成团，密度可均匀，也可不均匀。侧位上结石影与脊柱影重叠。

（2）输尿管结石：位于输尿管走行区，多见于生理狭窄处，米粒大小，长椭圆形。

（3）膀胱结石：多为单发，也可多发。表现为耻骨联合上方的圆形或椭圆形致密影，大小不等，边缘光整或毛糙，密度均匀或不均匀，结石可以随体位变化而改变位置。

2. CT表现

CT成像范围大，扫描速度快，可三维成像，不仅能发现较小的结石，还能显示平片不能显影的阴性结石。

（1）肾结石：表现为肾盂、肾盏内的致密影（图5-2-2）。

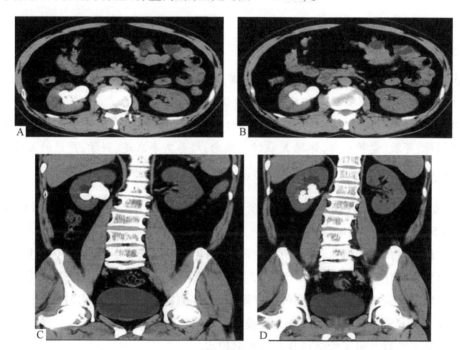

A、B.CT平扫；C、D.冠状面重建:右侧肾盂内高密度影，肾盏扩张积水。

图5-2-2　右肾结石

（2）输尿管结石：表现为输尿管走行区内约米粒大小的致密影（图5-2-3），容易引起肾盂、肾盏扩张积水。

（3）膀胱结石：表现为膀胱内各种形态的致密影。

【讨论】

(1)如何在 X 线平片上,鉴别右肾结石与胆囊结石的高密度影?

(2)如何在 CT 图像上,鉴别泌尿系统结石高密度影与腹盆腔内的异常钙化或者静脉石?

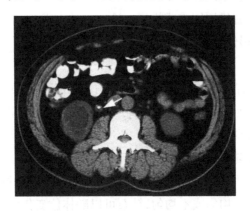

图5-2-3 右侧输尿管结石

T 平扫:右肾下极内大片水样密度影,为肾盂、肾盏扩张积水;右侧肾盂输尿管移行部腔内高密度影。

任务3 泌尿系统结核

【任务目标】

知识目标:掌握常见泌尿系统结核(肾结核、输尿管结核、膀胱结核)的影像征象;了解常用影像学检查方法在泌尿系统结核诊断中的价值。

技能目标:能够对泌尿系统结核典型病例的影像表现进行分析、诊断及初步的鉴别诊断。

素质目标:尊敬、爱护患者,体现 X 线防护观念;培养实事求是、科学、严谨的工作态度。

【任务导入】

患者,女,50 岁,左侧腰痛伴酸胀 1 年余,现来医院就诊。医生为其申请腹部 CT 检查,结果如下(图5-3-1)。

影像表现 左肾体积增大,皮质明显变薄,肾内见多发低密度影,增强扫描未见明显强化,左肾残余肾实质强化程度减低;右肾形态、大小、密度未见明显异常,增强扫描未见异常强化。左侧肾盂及输尿管管壁轻度增厚,周围少许渗出影,左侧输尿管全程不均匀扩张;右侧输尿管形态及密度未见异常。膀胱内插管影。腹膜后未见明显肿大淋巴结。

影像诊断 左肾及输尿管结核并左肾萎缩积水。

【任务实施与分析】

一、泌尿系统结核的疾病概要

泌尿系统结核(urinary tuberculosis)多由肺结核血行播散而来,以肾结核最为常见,而输尿管结核和膀胱结核多继发于肾结核。结核杆菌于肾乳头形成局灶性干酪样坏死,继而破坏肾盂、肾盏,形成脓腔,最后全肾钙化,称为肾自截。病灶可向下蔓延至输尿管和膀胱。泌尿系统结核早期多无明显症状,后期出现尿频、血尿、脓尿,并伴低热、乏力、贫血等全身症状。

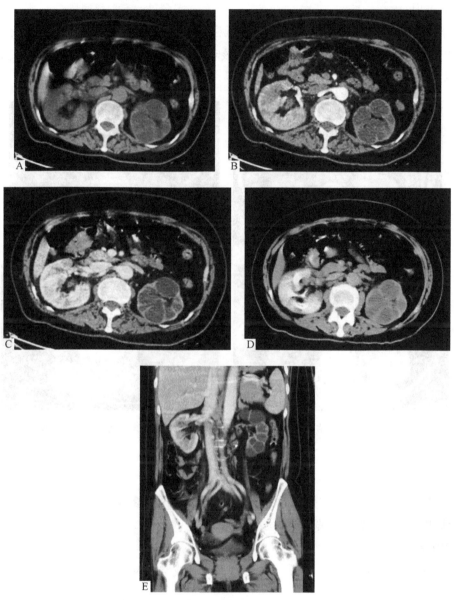

A. 平扫;B. 皮质期增强;C. 实质期增强;D. 排泄期增强;E. 冠状面重建。

图 5 - 3 - 1　腹部 CT

二、泌尿系统结核的影像表现

1. X 线表现

(1)肾结核。①KUB:早期肾外形正常,随后轮廓模糊,有时可见不同大小、形态的钙化灶或全肾钙化。②IVP:早期某肾小盏边缘模糊,呈虫噬样改变,随后与肾小盏相连处见空洞形成,晚期肾盂、肾盏广泛破坏,形成脓腔。

(2)输尿管结核。①KUB:价值有限。②尿路造影:管壁僵直,粗细不均,呈串珠状改变。

（3）膀胱结核。①KUB:价值有限。②尿路造影:膀胱壁凹凸不平,体积变小,不能完全充盈。

2.CT表现

（1）肾结核:早期实质内多发边缘不整的低密度灶,增强扫描有强化。病变进展,肾盂、肾盏扩张积脓,CT值高于水,呈环形强化。肾结核晚期可发生钙化,表现为多发点状或不规则形高密度影,甚至全肾钙化(图5-3-2)。

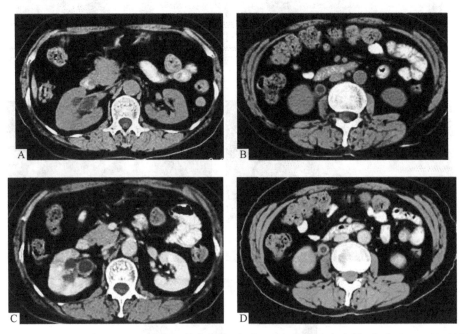

A、B.CT平扫;C、D.增强CT:右侧肾盂、肾盏扩张、积水,形成囊状低密度影,囊壁显示不规则增厚和强化;右侧输尿管管腔扩张,管壁显示增厚和强化。

图5-3-2 肾输尿管结核

（2）输尿管结核:早期轻度扩张,晚期输尿管壁增厚,管腔多发狭窄与扩张。

（3）膀胱结核:膀胱变小,壁增厚,呈不规则形。

3.MRI表现

MRI所见与CT表现类似。肾实质内结核性脓肿或空洞及扩张的肾盂、肾盏呈长 T_1 和长 T_2 信号。

【讨论】

输尿管结核影像学"串珠状"表现,对应的病理基础是什么?

任务4 泌尿系统肿瘤

【任务目标】

知识目标:掌握常见泌尿系统肿瘤(肾细胞癌、肾血管平滑肌脂肪瘤、膀胱癌)的影像征象;了解常用影像学检查方法在泌尿系统肿瘤诊断中的价值。

　　技能目标:能够对泌尿系统肿瘤典型病例的影像表现进行分析、诊断及初步的鉴别诊断。

　　素质目标:尊敬、爱护患者,体现 X 线防护观念;培养实事求是、科学、严谨的工作态度。

【任务导入1】

　　患者,女,58 岁,于 3 天前体检发现右肾占位性病变,无肉眼血尿,无尿频、尿急、尿痛、腰痛、发热,为进一步治疗,来医院就诊。实验室检查:尿红细胞与白细胞升高。医生建议行腹部 CT 检查,结果如下(图 5 - 4 - 1)。

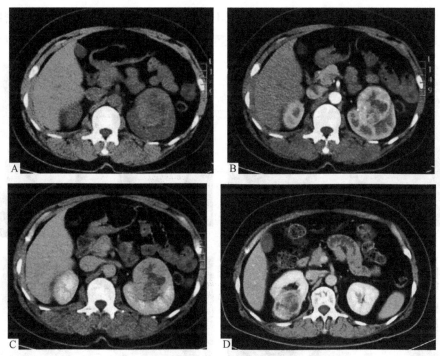

A. 平扫;B. 皮质期增强;C. 实质期增强;D. 排泄期增强。

图 5 - 4 - 1　肾脏 CT 平扫与增强扫描

　　影像表现　右肾体积增大,局部不规则隆起,实质内见一低密度病变,与正常肾实质分界不清。增强扫描皮质期病变呈明显不均匀强化,实质期病变强化程度迅速减低,与周围正常强化肾实质相比,呈相对低密度,坏死区不强化;延迟期病变呈更低密度,整个强化过程呈"快进快出"改变。

　　影像诊断　右肾实质占位性病变,考虑为肾癌。

【任务实施与分析】

一、肾细胞癌的疾病概要

　　肾细胞癌(renal cell carcinoma,RCC)是最常见的肾恶性肿瘤,起源于肾小管上皮,多为透明细胞癌,可形成假包膜,瘤内常发生坏死、出血、囊变、钙化等。好发于 50 ~ 60 岁人群,男性多于女性。典型肾细胞癌患者为无痛性血尿,肿瘤较大时,可触及肾区肿块,腰部钝痛或隐痛。

二、肾细胞癌的影像表现

1. X 线表现

(1)KUB:可见肾影增大,轮廓局部限性隆突。

(2)尿路造影:肿瘤较小时,压迫肾小盏,可成"手握球"状。肿瘤较大时,多表现为局部肾盏受压、移位、拉长、破坏,呈"蜘蛛足"样改变,肾盏局部积水,肾盏部分完全或未显示。压迫或侵犯肾盂时,肾盂受压、变形、拉长、破坏,肾盂内充盈缺损影,肾盂积水或显影不佳。

2. CT 表现

当临床怀疑或发现有肾脏占位性病变时,常进行 CT 或 MRI 多期增强扫描检查。

(1)平扫:表现为肾实质内肿块,类圆形或不规则形,边界清楚或者模糊不清,密度与肾实质相似或略低。肿块内密度可以不均匀,坏死囊变呈低密度,急性出血、钙化呈高密度。

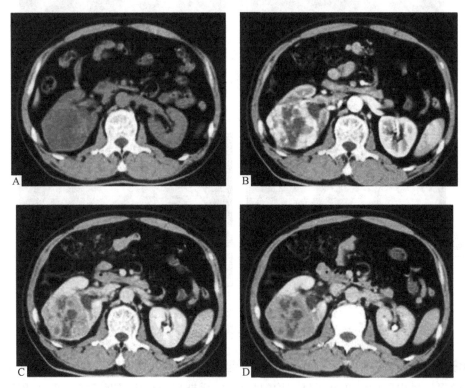

A.CT 平扫:右肾实质内见一肿块,呈不均匀低密度,与周边正常肾实质分界不清;B. 皮质期增强:肿瘤强化显著,强化程度与肾皮质相仿,坏死区不强化;C. 实质期增强;D. 排泄期:肿瘤呈相对低密度。

图 5 - 4 - 2　肾癌

(2)增强扫描:皮质期,肿块呈明显不均匀强化;实质期,肿块强化程度迅速降低,与周围正常强化肾实质相比,呈相对低密度,边界更为清楚;整个强化过程呈"快进快出"型模式。坏死区不强化(图 5 - 4 - 2)。

(3)伴随改变:侵犯肾静脉和下腔静脉,形成瘤栓时,血管管径增粗,瘤栓表现为管腔内充盈缺损影。

3. MRI 表现

（1）平扫：肾癌在 T_1WI 上呈低信号，T_2WI 呈高信号或混杂信号。

（2）增强扫描：表现与 CT 相似。

【讨论】

（1）在影像学上，诊断肾细胞癌需要与哪种疾病相鉴别？鉴别要点是什么？

（2）肾细胞癌增强 CT 呈现"快进快出"强化模式和增强后边界更清楚，对应的病理基础分别是什么？

【任务导入 2】

患者，女，29 岁，体检时发现右肾巨大占位。医生为其申请腹部 CT 检查，结果如下（图 5-4-3）。

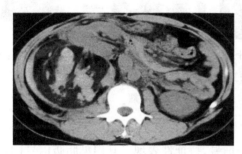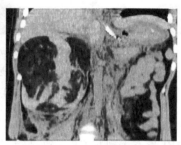

图 5-4-3　腹部 CT 平扫

影像表现　右肾见一体积巨大混杂密度肿块，病变边缘清晰，密度不均匀，可见脂肪性低密度和软组织密度影；左肾大小、形态及密度未见明显异常。腹膜后未见肿大淋巴结。

影像诊断　右肾巨大占位性病变，肾血管平滑肌脂肪瘤可能性大。

【任务实施与分析】

一、肾血管平滑肌脂肪瘤的疾病概要

肾血管平滑肌脂肪瘤（renal angiomyolipoma）是肾脏较常见的良性肿瘤，常见于中年女性。一般肿瘤为孤立性，约 20% 患者合并有结节性硬化，常为双侧多发。本病早期可无症状，肿瘤较大时，可触及肿块，血尿少见，腰部常间歇性疼痛。

二、肾血管平滑肌脂肪瘤的影像表现

1. X 线表现

肿瘤较大时，肾影增大，缺乏特异性。

2. CT 表现

肾实质内可见边界清楚、密度不均的类圆形病灶，病灶内可见低密度脂肪影，病灶增强呈不均匀强化（图 5-4-4）。

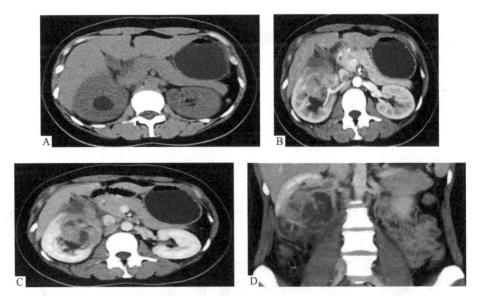

A. CT 平扫:右肾实质内见一等低混杂密度肿块,其中间局部呈明显低密度影,似脂肪密度;B.皮质期增强;C.实质期增强;D.冠状位重建:肿块呈明显不均匀强化,中间脂肪密度区未见强化。

图 5 - 4 - 4　肾血管平滑肌脂肪瘤

3. MRI 表现

本病 MRI 形态表现与 CT 一致,呈混杂信号,特征性表现是其内见脂肪信号(T_1WI 呈高信号,T_2WI 呈中高信号),脂肪抑制呈低信号(图 5 - 4 - 5)。

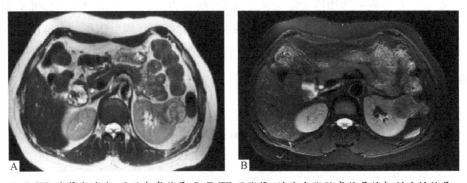

A. T_2WI:左肾内肿块,呈混杂高信号;B. T_2WI 压脂像:肿块内脂肪高信号被抑制为低信号。

图 5 - 4 - 5　肾血管平滑肌脂肪瘤

【讨论】

肾细胞癌与肾血管平滑肌脂肪瘤该如何鉴别?

【任务导入 3】

患者,男,60 岁,间断无痛血尿 1 月余,超声发现膀胱内占位性病变。临床医生为其申请 CT 平扫及增强扫描,结果如下(图 5 - 4 - 6)。

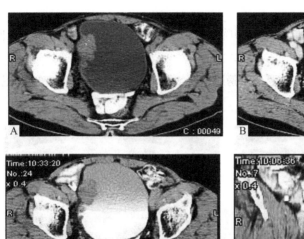
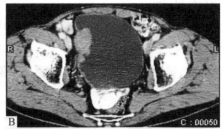
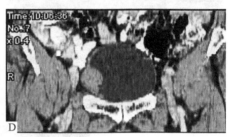

A. 平扫;B. 增强早期;C. 增强延迟期;D. 增强冠状位重建。

图 5 - 4 - 6　膀胱 CT 平扫及增强扫描

影像表现　膀胱充盈良好,膀胱右侧壁局灶性增厚,并可见菜花状软组织密度影突入膀胱内。平扫肿块呈等密度,增强扫描后病灶较明显强化,延迟增强扫描肿块表现为膀胱内造影剂充盈缺损,膀胱壁外缘尚光滑,周围脂肪间隙清楚。盆腔内未见明显肿大淋巴结,其他结构未见明显侵犯。

影像诊断　膀胱占位性病变,考虑膀胱癌可能性大。

【任务实施与分析】

一、膀胱癌的疾病概要

膀胱癌(bladder cancer)90% 为移行细胞癌,少数为鳞癌和腺癌。膀胱癌的好发部位为膀胱侧壁和三角区,近输尿管开口处。膀胱癌多见于 50 ~ 70 岁男性,主要症状是无痛性肉眼血尿,常伴有尿频、尿急和尿痛等膀胱刺激症状。

二、膀胱癌的影像表现

1. X 线表现

KUB 诊断价值不大。进行膀胱造影检查时,乳头状癌常表现为自膀胱壁突向腔内的结节状或菜花状充盈缺损,多为单发,也可多发,局部膀胱壁僵硬。

2. CT 表现

临床怀疑或发现膀胱肿瘤性疾病时,通常进行 CT 或 MRI 多期增强检查。

(1)平扫:自膀胱壁向腔内突出的软组织肿块,结节状或菜花状,或仅表现为膀胱壁不规则增厚。

(2)增强扫描:增强早期肿块有明显强化;延迟扫描膀胱腔内充盈对比剂,肿块表现为低密度的充盈缺损。

3. MRI 表现

（1）平扫：T_1WI 肿瘤的信号强度与正常膀胱壁类似，介于尿液于周围脂肪信号之间；T_2WI 呈高信号，明显高于正常膀胱壁。

（2）增强扫描：肿瘤强化且明显高于正常膀胱壁，能准确显示肿瘤对膀胱壁的侵犯（图 5 - 4 - 7）。

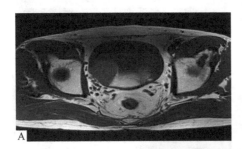
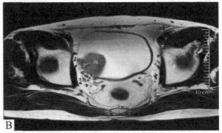
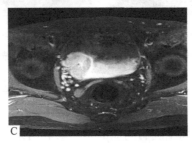

A.T_1WI：膀胱右侧壁见软组织肿块，与膀胱壁信号相似，向膀胱腔内突起；B.T_2WI：肿块呈不均匀高信号，高于膀胱壁信号；C.增强扫描：肿块强化，明显高于膀胱壁信号。

图 5 - 4 - 7　膀胱癌

【讨论】

影像学中如何鉴别膀胱癌与膀胱内阴性结石、血块？

【拓展阅读】

要站在医学前沿

毕增祺，我国著名肾内科专家，北京协和医院肾内科教授，1952 年毕业于上海大学同济医学院。1971—1976 年，作为首届中国常驻联合国代表团成员之一，赴美国纽约承担代表团医疗保障和联系美国友好医生工作。1959 年就职于北京协和医院。20 世纪 80 年代，毕老创建北京协和医院肾脏病学组并任组长，在我国率先探索慢性肾功能衰竭早、中期的非透析综合治疗。1994 年起先后担任中华医学会理事、名誉理事。曾先后于 20 世纪 80 年代获得中国医学科学院科研成果奖，1996 年获得中国科学技术协会"先进工作者"称号，2007 年获中华医学会肾脏病学会卓越贡献奖，2009 年获北京协和医院"杰出贡献"奖。

毕老认为"一个临床医生，假如没有科研的训练，只是看病，可以平稳治疗患者，但要前进不容易，往往就是原地踏步，因为他没有思路，也提不出问题。临床医生必须要搞一些科研，在研究工作的基础上，思维也会有改变。当然，我觉得不能要求全国所有的医生都要临床也好、科研也好，但从临床发现问题然后探讨解决问题的思路，是必需的，因为临床本身要不断进步。"

"年轻医生在医疗工作上都应该有所前进,先不要说有大的创造,但至少应该站在前沿。另外在思想上也要提高认识,一个人的思想境界如果不高,那他的人生道路也不可能走的好。无所作为、无所追求、满足现状,那不行,这世界发展的太快了。应该更上一层楼,不能吃老本儿,不能辜负国家和人民的期待。"

节选自《协和记忆老专家口述历史(第一辑)》,北京:人民出版社,2021,有删改

任务 5　前列腺疾病

【任务目标】

知识目标:掌握前列腺正常影像表现;掌握常见前列腺疾病(前列腺增生、前列腺癌)的影像征象;了解常用影像学检查方法在前列腺疾病诊断中的价值。

技能目标:能够对常见前列腺疾病典型病例的影像表现进行分析、诊断及初步的鉴别诊断。

素质目标:尊敬、爱护患者,体现 X 线防护观念;培养实事求是、科学、严谨的工作态度。

【任务导入1】

患者,男,63 岁,近来自觉尿频、夜尿增多,来医院就诊。医生建议行盆腔 MRI 检查,结果如下(图 5 - 5 - 1)。

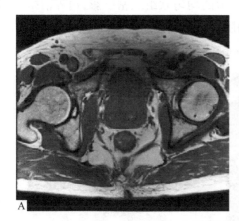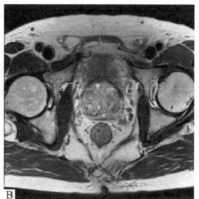

A. T_1WI；B. T_2WI。

图 5 - 5 - 1　前列腺 MRI

影像表现　前列腺体积增大,外形尚正常,边界清楚。T_1WI 示前列腺呈均匀低信号;T_2WI示前列腺中央带和移行带明显增大,内呈高低混杂信号,外周带明显受压变窄。双侧膀胱精囊角对称、未见异常。盆腔内未见肿大淋巴结。

影像诊断　前列腺增生。

【任务实施与分析】

一、前列腺常用的影像学检查方法

1. X 线检查

X 线平片对前列腺疾病的诊断无价值。

2. CT 检查

(1)平扫:空腹状态下,检查前口服水或 1% 泛影葡胺 800~1000mL,以充盈和识别盆腔肠管。待膀胱充盈后,常规行盆腔横断面扫描。

(2)增强扫描:有利于对病变进行定性诊断,也可以鉴别盆腔内血管与增大淋巴结。

3. MRI 检查

对于前列腺疾病,MRI 是最有价值的影像学检查方法,它能够清楚地显示前列腺外周带与中央带、前列腺周围的脂肪与静脉丛等,从而利于前列腺疾病的检出、范围及分期的确定。

(1)平扫:常规行 T_1WI 和 T_2WI 横断位、矢状位和冠状位。必要时加行脂肪抑制技术 T_2WI 检查。

(2)增强扫描:通常采用动态增强检查,于静脉内注入对比剂 Gd – DTPA 后,行快速成像序列检查。

(3)磁共振波谱成像(MRS):MRS 可分析前列腺病变内的枸橼酸盐(citrate,Cit),胆碱复合物(choline,Cho)和肌酸(creatine,Cr)等代谢物的浓度变化,用以反映病变的代谢特征。

二、前列腺的正常影像表现

1. CT 表现

前列腺紧邻膀胱下缘,呈圆形或横置椭圆形的均匀软组织密度影,边界清楚。CT 平扫或增强扫描均不能区分前列腺各解剖带及前列腺被膜。前列腺大小随年龄而增大,年轻人各径线不超过 3.0cm,老年人各径线不超过 5.0cm(图 5 – 5 – 2)。

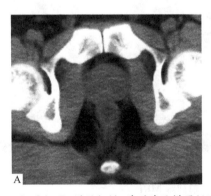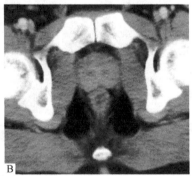

A. 平扫;B. 增强扫描:前列腺呈横置椭圆形的均匀软组织密度影,边界清楚。

图 5 – 5 – 2　正常前列腺 CT

2. MRI 表现

正常前列腺在 T_1WI 上,呈均匀低信号,不能识别各解剖带。T_2WI 上,位于中央区的移形带和中央带所含有的间质成分多,而腺体成分少,呈现低信号。周围带含间质成分少,腺体成分多,因腺体含水量多,呈现较高信号。前列腺周边的细环状低信号影代表前列腺被膜。MRS上,枸橼酸盐峰值较高,胆碱复合物和肌酸峰值较低,周围带波峰(Cho + Cr)/Cit 比值约为0.6,且随年龄增长无明显改变。扩散加权成像(DWI)上,正常前列腺周围带信号强度稍低于移行带和中央带(图 5 - 5 - 3)。

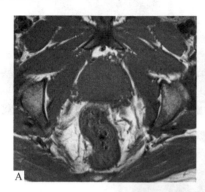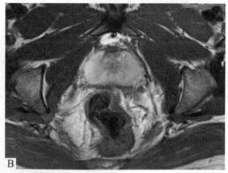

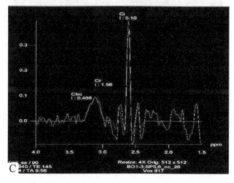

A. T₁WI:前列腺呈均一低信号,不能识别各解剖带;B. T₂WI:前列腺移行带及中央带呈低信号,周围带呈较高信号,周边细环状低信号为前列腺包膜;C. MRS:谱线中位于2.6ppm 的 Cit 波峰最高,而位于3.0ppm 和3.2ppm 的 Cre 峰和 Cho 峰较低且融合在一起。

图 5 - 5 - 3　正常前列腺 MRI

三、前列腺增生的疾病概要

前列腺增生(benign prostatic hyperplasia)又称前列腺肥大,是老年男性的常见病变,60 岁以上发病率高达75%。前列腺增生是由于前列腺上皮和间质增生,导致前列腺体积增大,主要发生在前列腺的移行带。病理上前列腺腺体、纤维和平滑肌不同比例增生,形成增生结节,周边可有纤维性假包膜。前列腺增生患者多表现为尿频、尿急、夜尿增多及排尿困难和尿潴留。

四、前列腺增生的影像表现

1. CT 表现

(1)平扫:表现为前列腺弥漫性均匀性增大,正常前列腺上界一般不超过耻骨联合上缘。若超过耻骨联合上方2cm 或前列腺横径超过5cm,即可判断前列腺增大。增大的前列腺密度均匀,其内可有钙化,边缘光滑、锐利,常突入膀胱底部。

(2)增强扫描:动态增强扫描,早期为中央腺体区不均匀斑片状强化,延迟扫描增大的前列腺,呈对称性较均匀强化(图5-5-4)。

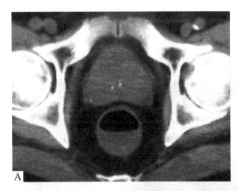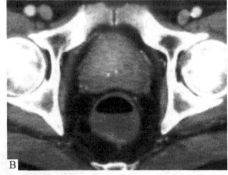

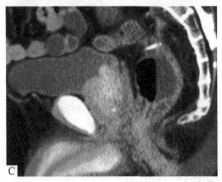

A.平扫:前列腺对称性增大,并见点状高密度影;B.增强扫描:前列腺强化较均一;C.增强扫描矢状位重建:增大前列腺向上突入膀胱底。

图5-5-4　前列腺增生

2. MRI 表现

在 T_1WI 上,增大的前列腺呈均匀低信号;在 T_2WI 上,中央带和移行带体积弥漫性增大,呈高低混杂信号,外周带受压变窄。MRS 可见 Cit 峰值升高,Cho 峰和 Cr 峰无明显变化。

【讨论】

在影像学上,增生的前列腺突入膀胱与膀胱癌如何鉴别?

【任务导入2】

患者,男,59岁,体检发现 PSA 增高;tPSA:57ng/mL,fPSA:30ng/mL。医生建议行 MRI 检查,结果如下(图5-5-5)。

影像表现　前列腺形态不规则,局部隆起,于外周带偏左侧见一结节影。T_1WI 呈低信号,T_2WI 亦呈低信号,低于周围正常高信号的前列腺外周带,局部前列腺被膜不完整,病变侵犯左侧精囊腺;弥散加权成像 DWI 呈明显高信号;动态增强扫描,早期病变呈明显强化,盆腔内未见明显肿大淋巴结。

影像诊断　前列腺癌。

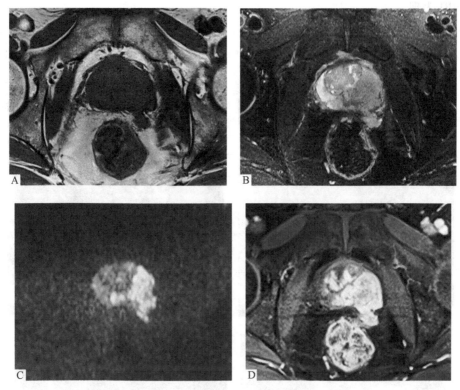

A. T_1WI；B. 压脂 T_2WI；C. DWI；D. 增强 T_1WI。

图 5 - 5 - 5　前列腺 MRI

【任务实施与分析】

一、前列腺癌的疾病概要

前列腺癌（prostatic cancer）是老年男性常见的恶性肿瘤，好发于 50 岁以上人群。在欧美国家发病率较高，亚洲地区发病率虽较低，但近年来亦呈上升趋势。前列腺癌是源于前列腺上皮的恶性肿瘤，约 75% 发生在前列腺外周带的腺体。肿瘤质硬，瘤体多呈结节状，和周围前列腺组织分界不清。95% 以上为腺癌，并以高分化腺癌多见。前列腺癌早期可浸润包膜，晚期突破包膜，侵犯前列腺周围脂肪、精囊和邻近结构，也可发生淋巴结和血行转移。早期前列腺癌患者一般无症状，出现症状者多表现为尿频、尿急、排尿困难、血尿及局部疼痛等，实验室检查可见血清前列腺特异抗原（PSA）水平升高。

二、前列腺癌的影像表现

1. CT 表现

（1）平扫：肿瘤局限于被膜内时，CT 诊断困难，多表现为前列腺不规则隆突。进展期，肿瘤突破被膜向外侵犯。侵犯精囊时，造成精囊不对称，膀胱精囊角消失和精囊增大。侵犯膀胱时，膀胱底壁增厚，以致出现突向膀胱腔内的分叶状肿块。侵犯肛提肌时，使其增厚。CT 可显示盆腔淋巴结转移、远处器官或骨转移情况。

（2）增强扫描：可显示前列腺癌有早期强化的特点。

2. MRI 表现

肿瘤 T_1WI 上呈等、低信号，T_2WI 上呈低信号，正常的前列腺外周带呈 T_2WI 高信号。DWI 检查可见肿瘤呈明显高信号。MRS 检查可见 Cit 峰值明显下降和(或)(Cho + Cr)/Cit 比值显著增高(图 5 - 5 - 6)。

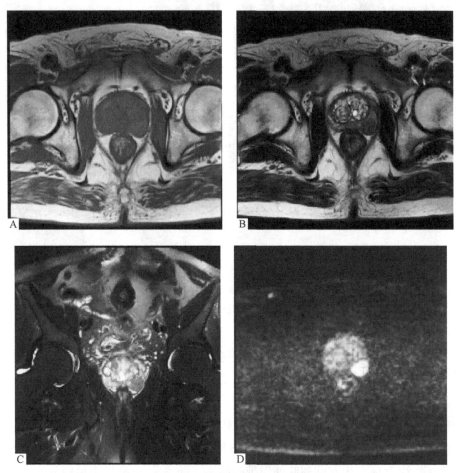

A. T_1WI：前列腺左后方局部被膜隆起，病变呈等信号；B、C. T_2WI：外周带左侧见一局部低信号病变，低于周边正常外周带信号，边界较清楚；D. DWI：病变呈明显高信号。

图 5 - 5 - 6 前列腺癌

【讨论】

(1)动态增强扫描，前列腺癌呈何种强化模式，对应的病理基础是什么？

(2)在 MRI 上，如何鉴别前列腺癌与前列腺增生？

(3)如何鉴别前列腺癌突入膀胱与膀胱癌？

任务6　女性生殖系统疾病

【任务目标】

知识目标:掌握女性生殖系统正常影像表现;掌握常见女性生殖系统疾病(子宫肌瘤、子宫癌、卵巢畸胎瘤、卵巢囊腺瘤、卵巢癌)的影像征象;了解常用影像学检查方法在女性生殖系统疾病中的价值。

技能目标:能够对女性生殖系统常见疾病典型病例的影像表现进行分析、诊断及初步的鉴别诊断。

素质目标:尊敬、爱护患者,体现X线防护观念;培养实事求是、科学、严谨的工作态度。

【任务导入1】

患者,女,35岁,不孕,近期下腹痛、坠胀感。医生建议行子宫输卵管造影检查,结果如下(图5-6-1)。

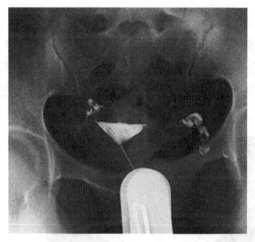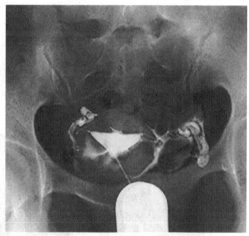

图5-6-1　子宫输卵管造影

影像表现　经导管注入造影剂后,见子宫显影,呈倒置的三角形;继而双侧输卵管各部显影并弥散进入盆腔。其他未见异常。

影像诊断　子宫输卵管造影未见明显异常。

【任务实施与分析】

一、女性生殖系统的影像学检查方法

1.X线检查

(1)子宫输卵管造影:经宫颈口注入碘对比剂,以显示子宫内腔的形态、大小、有无先天性畸形,评估输卵管通畅情况。临床上,子宫输卵管造影是子宫输卵管炎的主要检查方法,同时还有分离粘连的治疗作用。

（2）盆腔动脉造影：子宫动脉和卵巢动脉造影检查很少用于疾病诊断,而多用于疾病的介入治疗。

2. CT 检查

（1）平扫：膀胱充盈状态下进行检查,扫描范围通常自髂棘水平至耻骨联合。CT 检查可为女性,尤其是非育龄绝经期女性,生殖系统疾病的诊断和治疗提供较多有价值的信息。

（2）增强扫描：经静脉快速注入对比剂,行增强扫描,推荐双期增强扫描。

3. MRI 检查

（1）平扫：常规行 T_1WI 和 T_2WI 并脂肪抑制技术检查,MRI 有较高的软组织分辨率,能显示子宫各部及卵巢的形态结构,有助于确定盆腔病变的起源和累及范围。

（2）增强扫描：于静脉内快速注入对比剂 GD - DTPA 后,行病变区脂肪抑制 T_1WI 扫描。

二、女性生殖系统的正常影像表现

1. 子宫输卵管造影

正常子宫腔为倒置的三角形,密度均匀,边缘光滑整齐。上方为子宫底,下方连接宫颈管,两侧为子宫角,连输卵管,自内向外分间质部、峡部、壶腹部和伞端,走行迂曲。

2. CT 表现

（1）平扫：子宫体呈软组织密度影,边缘光滑,中心较小的低密度区为宫腔。宫颈在子宫体下方层面,呈边缘光滑的梭形软组织密度影,横径小于 3cm。子宫前方为膀胱,呈水样密度,后方为直肠,内常有气体。育龄妇女正常卵巢表现为宫旁双侧低密度结构,输卵管难以识别。

（2）增强扫描：子宫肌层呈明显均匀强化,中心低密度宫腔显示更加清晰。双侧卵巢强化不明显(图 5 - 6 - 2)。

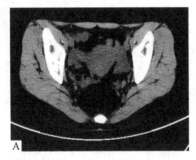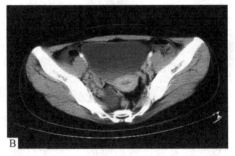

A. 平扫：子宫呈椭圆形等密度影,其两侧可见类圆形的卵巢(箭头),其内可见数个类圆形稍低密度影,为正常卵泡结构;B. 增强扫描：为另一例患者,可见子宫体肌层均匀强化,边缘光滑,中心较小的低密度区为宫腔。

图 5 - 6 - 2　正常盆腔 CT

3. MRI 表现

（1）平扫：在 T_1WI 上,正常宫体、宫颈和阴道呈均匀低信号。T_2WI 上,可显示宫体、宫颈和阴道解剖结构呈分层状表现。①宫体分为三层：自内向外为子宫内膜、子宫联合带及子宫肌层。子宫内膜,呈均匀高信号;子宫肌层,呈中等信号;子宫联合带,为子宫内膜与子宫肌层之间的条状低信号。②宫颈分为四层：自内向外为,高信号的宫颈管内黏液、中等信号的宫颈黏膜皱襞、低信号的宫颈纤维基质(与子宫体联合代相延续)和中等信号的宫颈肌层(与子宫肌外层相连续)。③阴道分为两层:为内部高信号的阴道上皮及内容物和外部低信号的阴道壁。④育龄期妇女正常卵巢在 T_1WI 上为均匀低信号,T_2WI 上卵泡呈高信号,中间部为低至中等信号。绝经后,子宫、阴道的分层现象及卵巢的结构均难以识别。MRI 检查中,正常输卵管均难以识别。

(2)增强扫描:子宫体、宫颈和阴道各层的强化表现随时间而异(图 5 - 6 - 3)。

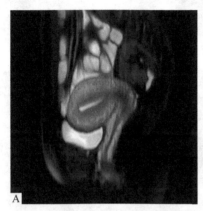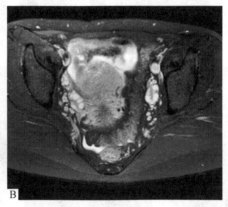

A. T_2WI:宫体、宫颈和阴道呈分层表现;B. T_2WI 压脂:在子宫两侧可见不均匀高信号的卵巢,周边明显高信号为卵泡。

图 5 - 6 - 3 正常盆腔 MRI

【任务导入 2】

患者,女,40 岁,体检时发现子宫内低回声肿块。为进一步确诊,医生建议行盆腔 MRI 检查,结果如下(图 5 - 6 - 4)。

影像表现 子宫体积增大,外形不规则,局部隆起,于子宫后壁可见一类圆形肿块影,与子宫肌层相比,T_1WI 为等/稍低信号,T_2WI 为等/稍低信号,双侧卵巢 T_2WI 呈高信号。膀胱充盈良好,壁光滑。盆腔内其他结构未见异常。

影像诊断 子宫肌瘤。

【任务实施与分析】

一、子宫肌瘤的疾病概要

子宫肌瘤又称子宫平滑肌瘤(uterine leiomyoma),是子宫最常见的良性肿瘤,由平滑肌及纤维间质组成,好发于 40 ~ 50 岁女性。肌瘤可发生在子宫的任何部位,多发生于宫体部,可分为黏膜下、肌壁间和浆膜下肌瘤,也可发生于子宫颈部。

病理上,子宫肌瘤由漩涡状排列的平滑肌和数量不等的纤维结缔组织分隔所构成,肌瘤外表有一层结缔组织束和纤维构成的假性包膜。肌瘤生长迅速或供血不足时,可发生各种退行性变,包括玻璃样变、黏液样变、囊性变、脂肪变性、红色变性及钙化。

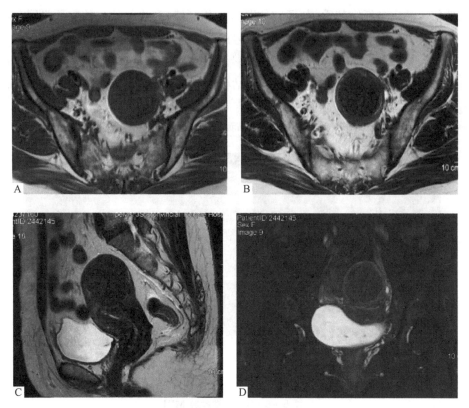

A. T_1WI；B、C. T_2WI；D. T_2WI 压脂。

图 5 - 6 - 4　盆腔 MRI

　　临床上以肌壁间肌瘤最常见,黏膜下肌瘤症状最明显,绝经后肌瘤可逐渐萎缩。常见临床表现为月经量过多、月经期长、严重痛经、不规则阴道出血、习惯性流产及腹部肿块等。若肿瘤较大,压迫膀胱时可导致尿频,压迫直肠时可导致便秘。

　　二、子宫肌瘤的影像表现

　　1. X 线表现

　　(1)平片:偶尔能发现子宫肌瘤的颗粒状或蛋壳样钙化,以较大肌瘤产生的盆腔肿块影。

　　(2)子宫输卵管造影:较大肌瘤可以导致宫腔变形。黏膜下肌瘤可产生充盈缺损,肌壁间肌瘤可致宫腔出现弧形压迹,浆膜下肌瘤可导致宫腔受压变形。

　　2. CT 表现

　　子宫增大,可呈波浪状,肿瘤呈等或略低密度。子宫内可见变性、坏死的低密度影及钙化的高密度影。增强扫描时,肿瘤呈不同程度的强化,略低于正常子宫肌强化程度(图 5 - 6 - 5)。

　　3. MRI 表现

　　子宫增大,轮廓不整。肿瘤在 T_1WI 呈等信号,T_2WI 上呈均匀低信号,边界清楚,具有特征性。肿瘤变性可导致信号不均匀,根据不同病理改变信号各异。增强扫描时,子宫肌瘤常为不均一强化(图 5 - 6 - 6)。

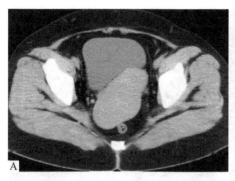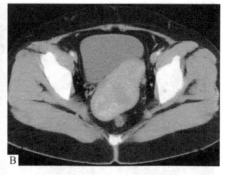

A. 平扫:子宫体积增大,呈波浪状,边缘光滑,病变呈等密度;B. 增强扫描:呈不均匀强化。

图 5-6-5　子宫肌瘤

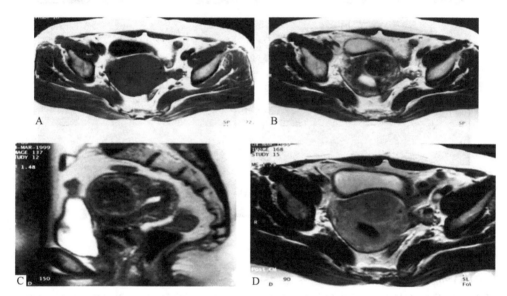

A. T_1WI:病变呈等信号;B、C. T_2WI:病变呈低信号,边缘清楚,子宫内膜受压向后移位;D. 增强 T_1WI:病变不均匀轻度强化,信号低于子宫肌层。

图 5-6-6　子宫肌瘤(子宫体前壁不均匀增厚)

【讨论】

临床上不同部位的子宫肌瘤各有什么突出特点,影像诊断时需要注意什么?

【任务导入 3】

患者,女,45 岁,近期阴道分泌物增多,接触性出血,来医院就诊。医生为其申请盆腔 MRI 检查,结果如下(图 5-6-7)。

影像表现　子宫颈体积增大,超过 3.5cm,宫颈信号异常,T_2WI 可见宫颈各层结构消失;宫颈局部见软组织肿块隆起,与宫颈肌层信号相比,T_1WI 呈等信号,T_2WI 呈高信号,增强扫描病变强化程度低于周围正常宫颈组织;浆膜面尚光滑,子宫体及宫旁组织未见受累。双侧附件区未见明显异常。盆腔内未见明显增大淋巴结。

影像诊断　宫颈病变,考虑宫颈癌可能性大。

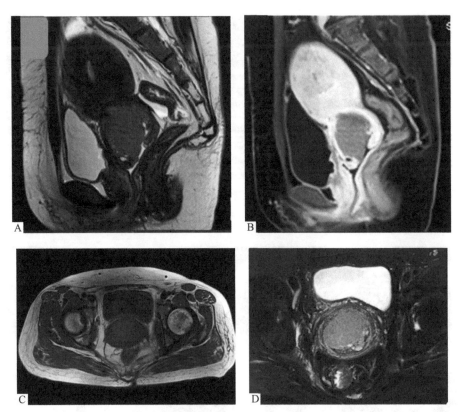

A. 矢状面 T$_2$WI;B. 矢状面增强 T$_1$WI;C. 横断面 T$_1$WI;D. 横断面 T$_2$WI。

图 5 - 6 - 7　盆腔 MRI

【任务实施与分析】

一、子宫癌的疾病概要

子宫癌是我国女性生殖系统最常见的恶性肿瘤,分为宫颈癌(cervical carcinoma)及子宫内膜癌(endometrial carcinoma),以前者发病率高。

1. 宫颈癌

宫颈癌是最常见的妇科恶性肿瘤,易发病年龄为 35 ~ 39 岁和 60 ~ 64 岁,呈双峰状分布。病理上,宫颈癌多为鳞状上皮癌,约占 90%,其余为腺癌或腺鳞癌。宫颈癌多发生在鳞状上皮与柱状上皮结合处,富有侵犯性。

目前采用 2018 年国际妇产科联盟(FIGO)会议修改的,宫颈癌分期标准。Ⅰ期:肿瘤局限于宫颈;Ⅱ期:肿瘤超过宫颈,但未达阴道下 1/3 或骨盆壁;Ⅲ期:肿瘤累及阴道下 1/3 和,或(和)扩展至盆壁,或(和)引起肾盂积水或肾无功能,或(和)累及盆腔、腹主动脉旁淋巴结;Ⅳ期:肿瘤侵犯膀胱或直肠黏膜(活检证实),或(和)超出真骨盆。

宫颈癌早期无症状,随病变进展,可出现不规则阴道出血及接触性出血,阴道分泌物增多,可有特殊腥臭味。晚期可侵犯盆腔及邻近脏器,出现尿频、尿急、肛门坠胀、里急后重、下腹部及腰骶部疼痛等。

2. 子宫内膜癌

子宫内膜癌又称为子宫体癌,发病率仅次于宫颈癌,易发病年龄为 55 ~ 65 岁,多见于绝经期及绝经后女性。病理上,腺癌占 80% ~ 90% ,腺鳞癌、透明细胞癌均少见。肿瘤分为局限型和弥漫型两种,其中局限型为息肉状或外生性连接于子宫内膜表层,弥漫型可累及整个子宫内膜。

根据 2018 年国际妇产科联盟(FIGO)对子宫内膜癌的分期,可分为以下四期。Ⅰ期:肿瘤局限于宫体。Ⅱ期:肿瘤侵袭宫颈间质,尚未扩散至子宫外。Ⅲ期:肿瘤累及浆膜层和(或)区域扩散(如扩散至附件、阴道、宫旁、盆腔或腹主动脉旁淋巴结)。Ⅳ期:肿瘤侵犯膀胱、肠黏膜,或(和)远处转移。

子宫内膜癌表现为不规则阴道出血,特别是绝经后女性,出现白带增多,合并血性或脓性分泌物。晚期可发生疼痛和下腹部肿块。

二、子宫癌影像表现

1. X 线表现

X 线平片价值不大。

2. CT 表现

(1)宫颈癌:早期肿瘤较小,CT 平扫显示不清,增强后呈不规则强化。肿瘤较大时,可见宫颈增大为软组织肿块。若发生坏死,可见肿块内低密度区。

(2)子宫内膜癌:早期较小肿瘤,CT 平扫显示不清,增强扫描可显示低强化肿瘤的范围。肿瘤较大时,可见子宫对称性或局限性分叶状增大,密度不均匀,内有低密度坏死区。增强扫描时,肿瘤强化不如正常肌层明显(图 5 - 6 - 8)。

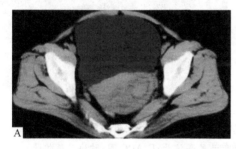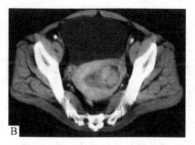

A. 平扫:子宫体积增大,宫腔内见一不规则等低混杂密度影;B. 增强扫描:病灶未见明显强化,内部密度不均匀,与正常子宫分界不清。

图 5 - 6 - 8　子宫内膜癌

3. MRI 表现

(1)宫颈癌:肿瘤 T_1WI 呈等信号,T_2WI 上呈稍高信号。MRI 能显示肿瘤向宫颈内的生长情况,并能显示周围组织器官的侵犯程度及淋巴结增大情况。DWI 检查示绝大多数宫颈癌病灶呈局限性高信号,ADC 呈低信号(图 5 - 6 - 9)。

(2)子宫内膜癌:子宫内膜不规则增厚,子宫体积增大,T_2WI 上呈中高信号,但仍低于正常内膜信号。肿瘤可延伸至宫颈管使其扩张,也可破坏子宫联合带,蔓延至宫旁组织,脂肪间隔消失。DWI 检查,癌病灶呈局限性较高信号,ADC 呈低信号。增强扫描呈不均匀性低强化。

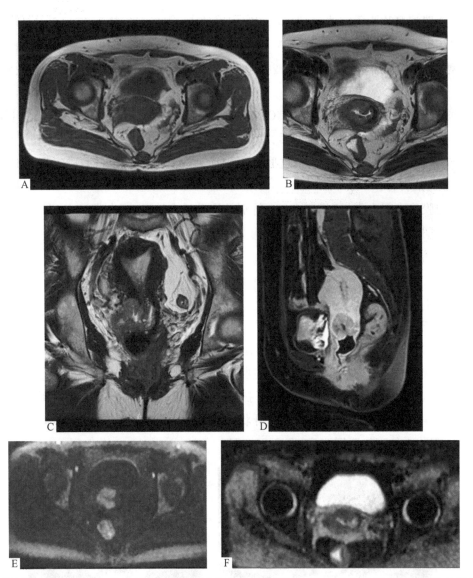

A. T₁WI:肿块呈等信号;B、C. T₂WI:肿块呈稍高信号;D.增强T₁WI:肿块强化程度低于周边正常子宫肌层,并可见环形强化线;E. DWI:肿块弥散受限呈高信号;F. ADC图:肿块呈低信号。

图5-6-9 宫颈癌(宫颈部肿块,与宫旁右侧部界限不清,邻近脂肪组织内出现异常信号)

【讨论】

(1)绝大多数宫颈癌DWI呈现局限性高信号的病理基础是什么?

(2)子宫内膜癌临床诊断主要依靠刮宫和细胞学检查,进行影像学检查的目的是什么?

【任务导入4】

患者,女,43岁,近来下腹部不适、满胀感,来医院就诊。医生建议行盆腔CT检查,结果如下(图5-6-10)。

影像表现 子宫大小形态可,宫腔内见节育器影。左侧附件区见一卵圆形肿块,形态规则,边界清晰,内密度不均匀,可见软组织、脂肪密度及点状致密影。膀胱充盈良好,膀胱壁光滑均匀,膀胱腔内未见明显异常密度。盆腔内未见明显增大淋巴结。

影像诊断　左侧附件区肿块,考虑畸胎瘤。

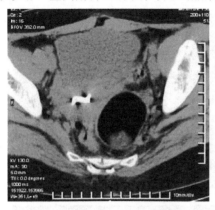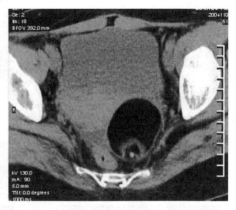

图 5 - 6 - 10　盆腔 CT 平扫

【任务实施与分析】

一、卵巢畸胎瘤的疾病概要

卵巢畸胎瘤(ovarian teratoma)是常见的卵巢良性肿瘤,可见于任何年龄,主要见于育龄妇女。肿瘤由三个胚层的成熟组织构成,多为囊性,少数为实性,表面光滑。囊壁较厚,内成分混杂,可含有皮脂样物质、毛发、浆液、钙化、骨化、牙齿等。卵巢畸胎瘤大多为良性,少数可恶变。本病通常无症状,部分患者仅感觉腹部不适或满胀,大者可触及肿块,少数患者因发生肿瘤扭转而出现疼痛。

二、卵巢畸胎瘤的影像表现

1. CT 表现

盆腔内边界清楚的囊实性肿块,囊壁厚薄不均,密度混杂,内含脂肪、软组织密度和钙化成分。有时肿块内可见脂肪 - 液平面,偶尔可见界液面处有毛发团漂浮。增强扫描时,可见不均匀强化。

2. MRI 表现

盆腔内混杂信号肿块,内有脂肪信号影,是畸胎瘤的特征表现。此外,MRI 检查也可见肿块内液平面及低信号钙化。

【讨论】

卵巢畸胎瘤如何与恶性畸胎瘤相鉴别?

【任务导入 5】

患者,女,50 岁,子宫肌瘤切除术后 2 年余,发现盆腔肿物 19 个月。医生建议行 MRI 检查,结果如下(图 5 - 6 - 11)。

影像表现　左侧附件区可见一类椭圆形体积较大病灶,T_1WI 呈低信号,T_2WI 呈明显高信号,其内信号尚均匀,可见纤细分隔;DWI 呈较高信号;Gd - DTPA 增强扫描后,病变包膜及其内分隔有强化,囊液不强化,边界尚光滑,与周围组织分界清楚。对侧附件区未见异常。子宫

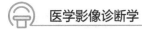

肌瘤术后表现。盆腔其他结构未见明显异常。

影像诊断 左侧附件区占位,考虑卵巢囊腺瘤。

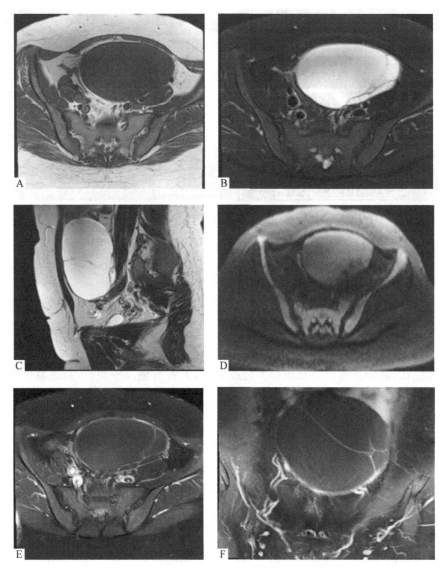

A. T_1WI;B. T_2WI 压脂;C. T_2WI;D. DWI;E、F. 增强 T_1WI。

图 5 - 6 - 11 盆腔 MRI

【任务实施与分析】

一、卵巢囊腺瘤的疾病概要

卵巢囊腺瘤(ovarian cystadenoma)是常见的卵巢上皮性良性肿瘤,可分为浆液性囊腺瘤和黏液性囊腺瘤。病理上均可为多房或单房性,囊壁和内隔均较光滑。本病通常早期无症状,肿瘤较大时,可出现下腹部不适、腹胀和月经紊乱。若压迫邻近脏器,可引起大小便障碍等症状。若肿瘤蒂扭转或破裂时,可出现腹痛。

二、卵巢囊腺瘤的影像表现

1. CT 表现

(1)平扫:盆腔较大肿块,呈水样低密度,黏液性者密度较高,可单房或多房,少数囊壁见乳头样突起。

(2)增强扫描:囊壁、间隔和乳头状突起呈轻度均匀强化,囊腔不强化(图 5 - 6 - 12)。

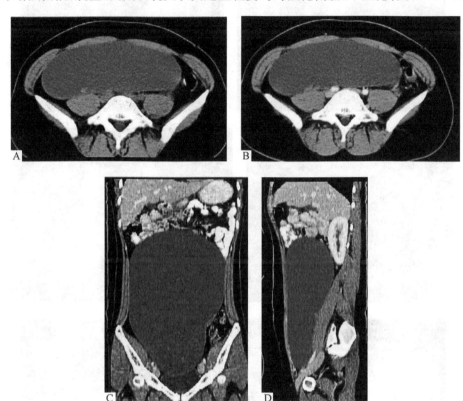

A. 平扫:盆腔内有巨大囊性包块,近似水样密度,边缘光滑,囊壁薄,局部见少许壁结节样突起;B ~ D. 增强扫描:囊壁和结节样突起均匀强化。

图 5 - 6 - 12　卵巢浆液性囊腺瘤

2. MRI 表现

(1)平扫:可见盆腔内有边界清楚的圆形或椭圆形囊性肿块,大小不等,单房或多房,边缘光整,壁较薄,肿块内可见多发间隔。浆液性囊腺瘤表现为液体样 T_1WI 低信号, T_2WI 高信号。黏液性囊腺瘤因含黏蛋白,导致肿瘤 T_1WI、 T_2WI 均呈现较高信号。

(2)增强扫描:囊壁、间隔及乳头有强化。

【讨论】

(1)如何鉴别浆液性囊腺瘤与黏液性囊腺瘤?

(2)影像学哪些征象可提示卵巢囊腺瘤发生恶变?

【任务导入6】

患者,女,54 岁,绝经 3 年,白带有血丝 2 月余,超声发现盆腔包块 6 天,现来院行进一步检查。为明确诊断,医生建议行盆腔 MRI 检查,结果如下(图 5 – 6 – 13)。

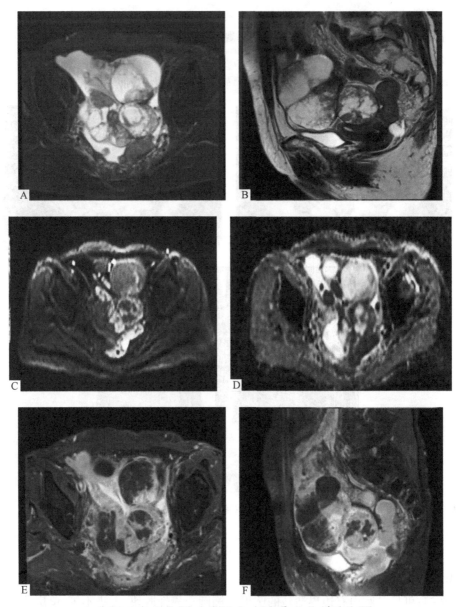

A. T$_2$WI 压脂;B. T$_2$WI;C. DWI;D. ADC 图;E、F. 增强 T$_1$WI。

图 5 – 6 – 13　盆腔 MRI

影像表现　左侧附件区可见一形态不规则囊实性病灶,其内信号不均匀,可见 T$_1$WI 为低信号、T$_2$WI 呈高信号的囊性部分,亦可见 T$_1$WI 为等信号、T$_2$WI 呈稍高信号的实性部分,病灶内可见分隔,囊壁及分隔厚薄不均,DWI 显示实性部分、囊壁及分隔呈高信号,ADC 呈低信号;Gd – DTPA 增强扫描后病灶呈不均匀强化,病灶与周围组织分界不清楚,子宫、膀胱明显受压移位,信号未见异常。盆腔内及下腹部可见大量积液。

影像诊断　左侧附件区占位,符合卵巢癌并腹水 MRI 表现。

【任务实施与分析】

一、卵巢癌的疾病概要

卵巢癌(oophoroma)是卵巢最常见的恶性肿瘤,主要为浆液性囊腺癌和黏液性囊腺癌,其中浆液性囊腺癌最为多见,且绝大多数是由浆液性囊腺瘤恶变而来。

病理上,肿瘤为囊实性,瘤内有多发大小不等的囊性区,内含有陈旧性出血,囊壁上有乳头状突起。卵巢癌进展包括局部侵犯、腹腔直接种植和淋巴转移,血行转移较少见。黏液性囊腺癌自行破裂,致腹腔直接种植,保留分泌功能产生大量黏液,可形成腹腔假性黏液瘤。

本病早期无症状,发现时多属于晚期,表现为腹部肿块,合并压迫症状、血性腹水、消瘦、乏力等。实验室检查可见 CA12 – 5 和 CEA 明显升高。

二、卵巢癌的影像表现

1. CT 表现

(1)平扫:难以发现早期肿瘤。晚期表现为盆腔内较大肿块,其内见低密度囊性区。若转移至腹膜,可致大网膜弥漫性增厚,密度增高,不均匀,如同饼状。黏液性卵巢癌若发生种植性转移,可引起腹腔假性黏液瘤。

(2)增强扫描:可见囊壁、间隔和实性部分明显强化(图 5 – 6 – 14)。

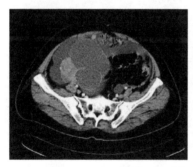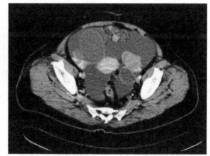

图 5 – 6 – 14　卵巢浆液性囊腺癌

增强扫描:双侧附件区多房囊实性包块,实性部分形态不规则,囊壁、间隔和实性部分明显强化;另可见腹水及大网膜增厚。

2. MRI 表现

(1)平扫:囊实性肿瘤在 T_1WI 呈中低信号,T_2WI 呈不均匀高信号。腹水因含有蛋白质,在 T_1WI 呈现低信号,稍高于一般液体信号,T_2WI 呈现明显高信号。

(2)增强扫描:囊壁、间隔及实性部分强化,囊液不强化。

【讨论】

(1)卵巢癌与卵巢囊腺瘤的鉴别要点有哪些?

(2)若发现卵巢恶性肿瘤,该如何鉴别卵巢癌与卵巢转移瘤?

任务小结及评价　　　任务习题

项目 6

乳腺疾病的影像诊断

任务 1　乳腺的正常影像表现

【任务目标】

知识目标：掌握正常乳腺影像表现、正常乳腺组织的影像分型；了解乳腺疾病的常用影像学检查方法。

技能目标：能够对正常乳腺的影像表现进行全面分析。

素质目标：尊敬、爱护患者，体现 X 线防护观念；培养实事求是、科学、严谨的工作态度。

【任务导入 1】

患者，女，50 岁，进行乳腺癌筛查，行乳腺 X 射影（钼靶摄影）检查，结果如下（图 6－1－1）。

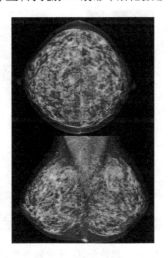

图 6－1－1　乳腺钼靶摄片

影像表现　双侧乳晕及皮肤未见明显增厚，乳头无凹陷。皮下组织结构层次清晰。乳腺组织结构正常，双乳未见明确异常肿块或沙砾状钙化。双侧腋下未见明显肿大淋巴结。

影像诊断　双侧乳腺未见异常。

【任务实施与分析】

一、认识钼靶软 X 线摄影在乳腺疾病诊断中的价值

钼靶软 X 线摄影，这种传统的检查方法以良好的对比度、高分辨率成为乳腺疾病首选的影像学检查方法。特别是数字化乳腺摄影的应用，进一步提高了照片的清晰度和对比度。其突出优势在于能显示乳腺内微小的钙化灶，而钙化往往是早期乳腺癌最主要的征象之一。其缺点是对等密度病灶及致密型乳腺内病灶难以鉴别。

乳腺 X 线检查常用体位为内外斜位（mLO）及上下轴位（CC）。其中内外斜位图像可很好地显示乳腺外上象限组织，此部位为乳腺肿瘤的好发部位。

二、正常乳腺组织的 X 线表现

正常乳腺 X 线表现包括乳头、皮肤、皮下脂肪与乳腺组织。由于乳腺组织影由乳腺腺体、导管及它们之间的结缔组织共同形成，X 线表现取决于腺体、导管和结缔组织的含量与比例。三者又受年龄、营养状态、月经、妊娠、哺乳等生理因素的影响。因此，乳腺组织的正常 X 线表现差异很大。正确识别乳腺的 X 线表现，对发现病变、诊断乳腺疾病都非常重要。乳腺钼靶 X 线片的观察应从浅向深逐层进行。乳房呈圆锥形，顶端为乳头，基底紧贴胸壁，表面为乳房皮肤，向下依次为皮下脂肪、乳腺组织、乳后脂肪、胸大肌及腋前淋巴结。

三、正常乳腺组织的影像分型

美国放射学会（ACR）乳腺影像报告和数据系统（BI - RADS）按正常乳腺在 X 线片上密度的不同，将乳腺分为四种类型：脂肪型（腺体组织 < 25%）、少量腺体型（腺体组织占 25% ~ 50%）、多量腺体型（腺体组织占 50% ~ 75%）、致密型（腺体组织 > 75%）（图 6 - 1 - 2）。

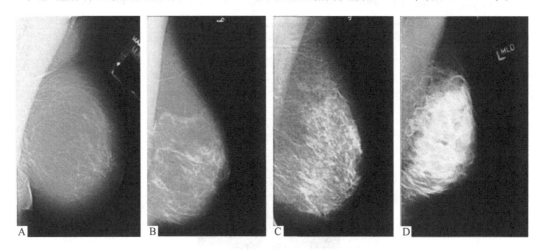

A. 脂肪型；B. 少量腺体型；C. 多量腺体型；D. 致密型。

图 6 - 1 - 2　正常乳腺 X 线分型

【任务导入 2】

患者，女，30 岁，进行乳腺 CT 检查，结果如下（图 6 - 1 - 3）。

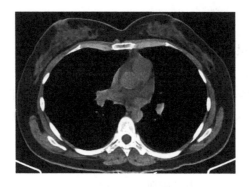

图 6 - 1 - 3　乳腺 CT

影像表现　双侧乳腺腺体分布均匀,形态正常,基本对称,腺体密度未见明显异常。皮肤及皮下脂肪清晰。乳头、乳晕区无异常。乳后间隙正常。

影像诊断　双侧乳腺未见明显异常。

【任务实施与分析】

乳腺 CT 检查的优缺点

CT 检查辐射剂量大,在乳腺疾病诊断中应用较少。CT 平扫及增强扫描能为乳腺局部解剖结构能提供详细资料,尤其是对比剂增强后,可使致密型乳腺者的乳腺癌检出率明显提高。但 CT 对微小针尖样钙化,特别是当钙化数目较少时,因受部分容积效应的影响,其显示率不及钼靶 X 线片。增强 CT 能显示癌肿血供的分布特征,提供增强峰值、灌注量、组织动脉增强比,明确显示乳腺癌显著增高的相关参数与微血管密度的密切相关性。能正确评价腋窝淋巴结转移和引流的情况,观察癌肿侵犯胸壁、肺脏和纵隔的情况。

【任务导入 3】

患者,女,51 岁,发现左乳肿物。医生建议行乳腺 MRI 检查,结果如下(图 6 - 1 - 4)。

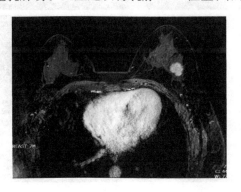

图 6 - 1 - 4　乳腺磁共振动态增强成像

影像表现　左侧乳腺外上象限内见椭圆形的稍长 T_2 信号影,其内信号欠均质,可见多发点状低信号,病灶压脂像及 DWI 为高信号,大小约 1.6cm × 1.3cm,边界欠清,可见星芒状改变,增强扫描呈明显强化,邻近皮肤无凹陷。时间 - 信号曲线显示为平台型曲线。双侧腋窝未见增大的淋巴结。

影像诊断　左侧乳腺癌。

【任务实施与分析】

一、正常乳腺的 MRI 分型

正常乳腺 MRI 分为致密性型、脂肪型和中间混合型三个类型(图 6 - 1 - 5)。①致密型:腺体组织占乳腺大部分或全部,T_1 及 T_2 呈较均匀中等信号。②脂肪型:主要由高信号的脂肪组织构成,残留索条状乳腺小梁呈低或中等信号。③中间混合型:介于致密型和脂肪型之间,由高信号脂肪组织和中等信号腺体组织构成。

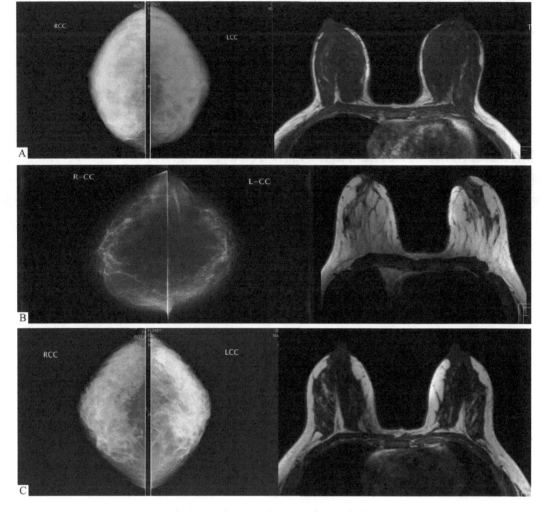

A. 致密型;B. 脂肪型;C. 中间混合型。

图 6 -1 -5 乳腺 MRI 分型

二、乳腺 MRI 检查的优点

MRI 是乳腺影像学综合诊断的必要手段之一,能显著提高早期乳腺癌和多源性乳腺癌的检出率。它的优点主要有:①对发现乳腺病变有较高的敏感性,特别是对钼靶 X 线片评价较为困难的致密型乳腺,乳腺癌术后局部复发的评估,以及乳房成形术后观察其位置、有无遗漏或并发症及后方乳腺组织有无癌瘤等,MRI 有独到之处;②无放射线损伤;③MRI 能任意三维成像,显示更直观;④对高位、深部病变不会遗漏;⑤对胸壁侵犯,胸骨后、纵隔及腋淋巴结转移的评价优于其他影像学检查,因而对乳腺癌的分期提供更可靠的依据。但是,MRI 对微小钙化的显示不敏感。

增强 MRI 对检出乳腺癌及鉴别肿物的良性或恶性是必不可少的步骤,不仅可使病灶显示的更清楚,还可通过增强后时间 - 信号曲线评估病变的良性或恶性。

【拓展阅读】

乳腺癌筛查

乳腺癌筛查是指通过有效、简便、经济的乳腺检查措施，在无症状妇女中识别和发现具有进展潜能的癌前病变患者及早期浸润性癌患者，以期早发现、早诊断及早治疗，其最终目的是降低人群乳腺癌的死亡率。

筛查分为群体筛查和机会性筛查。群体筛查是指在辖区或机构有组织、有计划地组织适龄妇女进行筛查；机会性筛查是指医疗保健机构结合门诊常规工作提供乳腺癌筛查服务。

妇女参加乳腺癌筛查的起始年龄根据筛查方式不同，有所不同。机会性筛查一般建议40岁开始，但对于乳腺癌高危人群可将筛查起始年龄提前到40岁以前。群体筛查国内暂无推荐年龄，国际上推荐40~50岁开始，目前国内开展的群体筛查采用的年龄均属于研究或探索性质，缺乏严格随机对照研究的不同年龄成本效益分析数据。

一、一般风险人群妇女乳腺癌筛查策略

1. 20~39岁

（1）每月1次乳腺自我检查。

（2）每1~3年1次临床检查。

2. 40~69岁

（1）适合机会性筛查和群体筛查。

（2）每1~2年1次乳腺X线检查和（或）乳腺超声。

（3）对条件不具备的地区或致密型乳腺（腺体为C型或D型），可首选乳腺超声检查。

（4）每月1次乳腺自我检查。

（5）每年1次临床检查。

3. 70岁以上

（1）机会性筛查（有症状或可疑体征时进行影像学检查）。

（2）每月1次乳腺自我检查。

（3）每年1次临床检查。

二、高危人群乳腺癌筛查策略

乳腺癌高危人群符合以下3个条件：①有明显的乳腺癌遗传倾向者；②既往有乳腺导管或小叶不典型增生或小叶原位癌者；③既往行胸部放疗者。

建议对乳腺癌高危人群提前进行筛查（40岁以前），筛查间期推荐每年1次，筛查手段整体原则应联合乳腺X线检查和乳腺超声，必要时还可以应用MRI等影像学手段。

节选自国家卫生健康委官网，网址：http://www.nhc.gov.cn/yzygj/s2911/202204/a0e67177df1f439898683e1333957c74.shtml，有删改

任务 2　乳腺癌

【任务目标】

知识目标：掌握乳腺癌的影像征象；了解常用影像学检查方法在乳腺癌诊断中的价值。

技能目标：能够对乳腺癌典型病例的影像表现进行分析、诊断及初步的鉴别诊断。

素质目标：尊敬、爱护患者，体现 X 线防护观念；培养实事求是、科学、严谨的工作态度。

【任务导入】

患者，女，81 岁，患者于 2 天前沐浴时自检发现右侧乳房肿物。医生建议行乳腺 X 线检查，结果如下（图 6 - 2 - 1）。

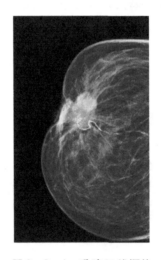

图 6 - 2 - 1　乳腺 X 线摄片

影像表现　右侧乳腺乳头后方见不规则团状密度增高影，内见多发砂粒状钙化影，大小约 2.6cm × 1.6cm，形态不规则，边缘见毛刺。右乳乳腺皮肤局限性增厚，乳头内陷。

影像诊断　右侧乳腺癌。

【任务实施与分析】

一、乳腺癌的疾病概要

乳腺癌（carcinoma of the breast）是激素依赖型的肿瘤，有明显的家族遗传倾向。组织学上将乳腺癌分为以下类型。

（1）非浸润性癌：包括小叶原位癌、导管内癌。

（2）早期浸润性癌：包括小叶癌早期浸润、导管癌早期浸润。

（3）浸润性特殊型癌：包括乳头状癌、髓样癌、小管癌（高分化腺癌）、腺样囊性癌、黏液腺癌、大汗腺样癌、鳞状细胞癌、乳头佩吉特（Paget）病。

（4）浸润性非特殊型癌：包括浸润性小叶癌、浸润性导管癌、单纯癌、硬癌、髓样癌、腺癌。

此外,尚有一些罕见的癌,包括富脂质癌、分泌性癌、黏液表皮样癌、腺纤维瘤癌变、乳头状瘤癌变以及伴化生的癌。

乳腺癌患者最主要的症状和体征是无痛性肿块,少数患者疼痛是首发症状,其次为乳头溢液、糜烂、牵拉内陷,皮肤水肿、增厚,呈"橘皮样"改变等。当发生转移时,会出现相应的临床表现和体征。

二、乳腺癌的影像表现

1. X 线检查

(1)肿块:约70%的乳腺癌患者在 X 线片上能清晰显示肿块影。X 线片上测得的肿块大小约 94.2% 小于临床触诊,这是恶性病变的重要征象。乳腺肿块的形状多呈类圆形、分叶状或不规则形。肿块边缘的80%以上可见轻微或明显的毛刺或浸润,或二者兼有。

(2)钙化:X 线摄片对钙化的检出最具优势,检出率约为 40%,是诊断乳腺癌的重要 X 线征象。诊断恶性钙化的依据为:①孤立微小丛状钙化,直径 0.5mm 以下,在每平方厘米内超过 5 枚;②成群无法计数(30 枚以上)的微小钙化或大小不等的钙化,但以微小钙化为主且密集分布于某一区域;③小线虫状、泥沙或针尖、线样、分支状钙化;④病变区内及其附近同时发现钙化,或仅在病变区边缘发现钙化;⑤沿乳导管方向密集分布的钙化。X 线摄片不足之处是对于接近胸壁和致密型乳腺的小癌灶易漏诊。

(3)局限致密浸润:乳腺癌患者如出现下列情况之一时,在 X 线片上可能见不到肿块,而仅表现为一局限致密浸润影。①癌细胞沿乳导管浸润扩张而不形成明显团块影时。②癌周炎性反应较显著,且已累及瘤块大部或全周,遮盖了肿块阴影。③癌周无增生的纤维组织包绕,使瘤块缺乏明确的境界。④肿块密度较淡,接近正常腺体密度,且周围有较丰富的腺体,使瘤块淹没于周围的腺体阴影中。

X 线图像上,与以上常见表现相伴随的乳腺癌异常征象还包括毛刺征、导管征、血供增加、皮肤增厚和(或)局限凹陷、乳头内陷和淋巴结肿大等,这些征象可单独出现,也可伴随出现。

2. CT 表现

与钼靶 X 线片表现基本相同,但在某些征象的显示上各有优缺点。一般认为,CT 能检出的最小癌灶直径为 2～5mm,小于 1.5mm 的癌瘤多被遗漏。在脂肪型乳腺中,CT 发现癌灶的能力优于 X 线片。CT 虽有较高的密度分辨率,但受部分容积效应的影响,常无法显示出微小钙化,或仅表现为一局限性高密度区。对于乳腺癌的其他 X 线征象,如毛刺征、皮肤增厚及酒窝征、乳头内陷及漏斗征、血运增加及乳后间隙与胸大肌侵犯等,CT 比 X 线显示更为明确和可靠。CT 的另一优点是行强化扫描,它对肿块或局限致密影的定性诊断有很大帮助。强化扫描时,癌灶的 CT 值明显升高,显示更加明显。少数癌灶,包括一些"隐性"乳腺癌,在平扫时可能不明显,而是通过增强扫描发现局限异常强化而被诊断出。此外,CT 在淋巴结增大及术后复发的检测方面具有优势。

3. 超声表现

患侧乳腺腺体内出现异常回声肿块,肿块形态不规则,边缘不光滑,呈蟹足样,内部多为低回声,分布不均匀,可伴细小砂砾状钙化点。

4. MRI 表现

平扫病灶形态不规则,可见星芒状或蟹足样突起,边缘不清,与周围组织分界不清,内部信号不均。强化时呈迅速明显强化,消退亦快,若病灶中心区出血、坏死,则呈不规则环形强化或延时强化。导管原位癌增强后,多表现为没有明确肿块灶的异常线样、分支状强化,容易漏诊。DWI 上肿块信号强度明显高于周围正常腺体组织,ADC 图呈明显低信号改变,MRS 多可见 Cho 峰及 Cr 峰出现。

【讨论】

什么情况下,乳腺占位需进一步做乳腺 MRI 的增强检查?

任务 3   乳腺增生症

【任务目标】

知识目标:掌握乳腺增生症的影像征象;了解常用影像学检查方法在乳腺增生症诊断中的价值。

技能目标:能够对乳腺增生症典型病例的影像表现进行分析、诊断及初步的鉴别诊断。

素质目标:尊敬、爱护患者,体现 X 线防护观念;培养实事求是、科学、严谨的工作态度。

【任务导入】

患者,女,43 岁,乳腺胀痛。医生建议行乳腺 X 射线摄影,结果如下(图 6 - 3 - 1)。

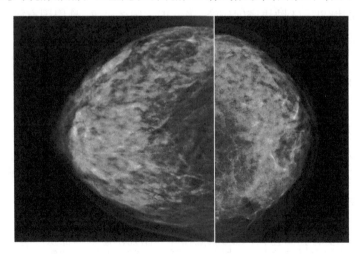

图 6 - 3 - 1   乳腺 X 射线摄片

影像表现   患者双侧乳腺增生,呈广泛性高密度模糊结节影及低密度囊状影。

影像诊断   乳腺增生症。

【任务实施与分析】

一、乳腺增生症的疾病概要

乳腺增生症(hyperplasia of breast)主要因性激素不平衡引起。根据病变形态学及组织学的改变分为腺性增生、囊性增生及纤维性增生三种。腺性小叶增生主要为腺泡数量增多,乳腺小导管扩张,小叶不规则,小叶内及周围淋巴细胞浸润。囊性小叶增生是小导管扩张形成多发含液小囊的囊性改变。纤维性小叶增生是腺体减少,小叶萎缩,小导管狭窄阻塞导致腺体小而致密。

乳腺增生症多见于20~50岁的妇女,最主要的症状和体征是乳房胀痛,乳房出现结节状、团块状腺体,乳房胀痛与月经周期有关,月经前疼痛明显。5%~25%病例有乳头溢液,溢液性质主要为浆液性或浆液血性,血性溢液者较少。

二、乳腺增生症的影像表现

1. X线表现

X线通常表现为乳腺内局限性或弥漫性片状、棉絮状或大小不等的结节状影,边界不清。有时可见钙化,表现为边界清楚的点状钙化,轮廓清晰,可单发、成簇或弥漫性分布。当小乳管高度扩张形成囊肿时,表现为大小不等的圆形或卵圆形影,密度较纤维腺瘤略淡或近似,边缘光滑、锐利,局限性或弥漫性遍布全乳。

2. 超声表现

超声下乳腺腺体回声不均,常表现为减低,可局域性分布或弥漫性分布,严重时呈片状,常伴有大小不等的囊状回声。亦常伴有增生结节,多较小,为单个或多个。典型的增生结节形态呈椭圆形,边界清晰,长轴与胸壁平行,呈低回声,与乳腺脂肪回声强度相近,部分增生结节形态略不规整,边界欠清。彩色血流显像(CDFI)在增生区域或结节内多显示较少血流或无血流,个别增生结节血流显示丰富。压迫弹性超声显示增生区域和结节多较软。

3. MRI表现

平扫 T_1WI 呈中等信号,T_2WI 信号强度主要依赖于增生组织内含水量,含水量越高,信号强度亦越高。动态增强表现为多发或弥漫性斑片状,或斑点状轻至中度的渐进性强化,随强化时间的延长,其强化程度和强化范围逐渐增高和扩大。

任务 4　乳腺纤维腺瘤

【任务目标】

知识目标:掌握乳腺纤维腺瘤的影像征象;了解常用影像学检查方法在乳腺纤维腺瘤诊断中的价值。

技能目标:能够对乳腺纤维腺瘤典型病例的影像表现进行分析、诊断及初步的鉴别诊断。

素质目标:保护患者隐私,尊敬、爱护患者,体现X线防护观念;培养实事求是、科学、严谨的工作态度。

【任务导入】

患者,女,45岁,行乳腺X射线摄影,结果如下(图6-4-1)。

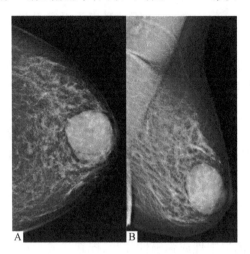

A.左侧乳腺轴位;B.左侧乳腺侧斜位。

图6-4-1 乳腺X射线摄片

影像表现 左乳头后方见结节状密度增高影,略呈分叶状,大小约2.0cm×2.0cm,边缘光滑、整齐、锐利,其内未见异常钙化。

影像诊断 左乳乳腺纤维腺瘤。

【任务实施与分析】

一、乳腺纤维腺瘤的疾病概要

乳腺纤维腺瘤(fibroadenoma of breast)是最常见的乳腺良性肿瘤,被认为与雌激素水平高,内分泌紊乱有关。病理上是由乳腺纤维组织和末梢导管小叶单位上皮两种成分增生混合构成的良性肿瘤。肿瘤多呈圆形、卵圆形,直径为1~3cm,少数可较大而呈分叶状。肿瘤边界清晰、光滑,可有或无包膜。

有些乳腺纤维腺瘤可发生囊性病、黏液变性或钙化,囊内可含有血清样液、棕色液或黏液等,因此,可将其分为三种组织类型。

(1)管内型:导管和腺泡内上皮下纤维组织细胞增生,使管壁和腺泡增厚,向腔内突出,形成肿瘤中心,多单发或多发。

(2)管外型:病灶发生在导管和腺泡周围的上皮下弹力纤维层以外的纤维组织,以此形成肿瘤中心,逐渐长大,对腺体形成外压性改变。

(3)混合型:病灶同时在管内和管外生长,常合并钙化。

本病常在无意中发现,仅14.3%患者有轻度疼痛,多为阵发性或偶发性,疼痛性质可为针刺样、钝痛、胀痛或隐痛等。

二、乳腺纤维腺瘤的影像表现

1. X线表现

　　X 线常表现为圆形或卵圆形肿块,或略呈分叶状,肿块密度近似正常腺体密度,边缘光滑、整齐、锐利,大小多在 1~3cm。少数肿瘤可较大,形态也多呈分叶状,但边缘光滑、整齐、锐利。约 16.5% 的患者可发现钙化,钙化位于肿块内的边缘部分或中心,形态多为圆形、点状、斑片状或条状,是良性肿瘤钙化特征。有些病例可单凭粗大颗粒状或特征性的爆米花样钙化而做出乳腺纤维腺瘤的诊断。

　　2. 超声表现

　　乳腺纤维腺瘤多为椭圆形,大多伴有浅分叶(少于 3 个),少数呈椭圆形、不规则形。肿物长轴方向多与胸壁平行。边界多清晰,部分可见纤细高回声包膜,有时可见侧方声影。内部多呈低回声,与乳腺脂肪回声相近,多不均匀,如有钙化,为粗大钙化。后方回声多数正常,少数增强,个别衰减。CDFI 上绝大部分有血流显示,但不丰富,主要分布在表面、内部周边及分隔处,呈点状、棒状,略呈弧形条状,较大的纤维腺瘤血流显示多丰富。纤维腺瘤弹性表现多较软。

　　3. MRI 表现

　　(1)平扫:腺瘤多边界清晰,呈圆形或卵圆形。在 T_1WI 上,肿瘤多表现为低信号或中等信号;T_2WI 上依据肿瘤内细胞、纤维成分及水的含量不同,而表现为不同的信号强度。部分纤维腺瘤内见由胶原纤维形成的分隔,其在 T_2WI 上表现为低或中等信号强度;钙化区无信号。

　　(2)增强扫描:多为不同程度的均匀强化,伴有囊变或钙化时,强化不均匀。

【讨论】

乳腺纤维腺瘤需与哪几种疾病相鉴别?

任务小结及评价　　　　任务习题

项目 7

骨关节系统疾病的影像诊断

任务 1　骨关节正常及基本病变的影像表现

【任务目标】

知识目标：掌握正常骨关节 X 线、CT 及 MRI 表现；熟悉骨关节常见基本病变的影像征象；了解骨关节系统疾病常用影像学检查方法。

技能目标：能够对骨关节 X 线及 CT 影像表现进行全面分析。

素质目标：尊敬、爱护患者，体现 X 线防护观念；培养实事求是、科学、严谨的工作态度。

【任务导入】

患者，男，7 岁，右下肢外伤。医生建议行右下肢 X 线检查，结果如下（图 7 − 1 − 1）。

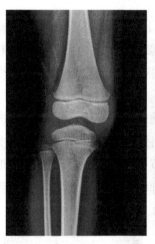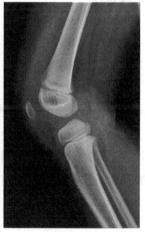

图 7 − 1 − 1　右侧胫、腓骨 X 线正、侧位片

影像表现　患者右侧胫骨、腓骨骨皮质为均匀致密的条状影连续，骨髓腔内骨小梁呈网络状均匀排列。

影像诊断　右侧胫腓骨未见异常。

【任务实施与分析】

一、骨关节 X 线检查的常规要求

（1）常规拍摄正、侧位片，并可根据具体情况加拍斜位片等。

（2）摄片部位应包括周围的软组织及邻近一个关节。

（3）对称的骨关节需相同拍摄条件下加照对侧。

二、四肢长骨的正常 X 线表现

1. 小儿长骨

（1）骨干：周围为高密度的密质骨围绕，称为骨皮质，在骨干处较厚，越向骨端越薄。骨皮质表面有骨膜覆盖，平片不能显示。中央为富含骨小梁和骨髓的骨髓腔，表现为骨皮质包绕的半透明区。

（2）干骺端：为骨干两端较粗大的部分，松质骨丰富，干骺端的密度较低，骺侧为一不规则致密线。

（3）骨骺：位于长骨骨端或某些骨突部位，X线上表现为小点状骨化影，逐渐增大，最后与骨干愈合。

（4）骺板：干骺端与二次继发骨化中心之间的软骨的投影，随着生长发育，骺板逐渐变窄，最后变成一条透亮线，称为骺线。

2. 成人长骨

成人长骨已完成发育，只有骨干和骨端。

【讨论】

任务导入病例平片所提供的信息，临床医生应如何进行影像诊断分析？

三、脊柱的正常 X 线表现

脊柱由脊椎和其间的椎间盘构成，正位片上椎体呈长方形，椎体主要由松质骨构成，周围为致密的皮质骨。椎体两侧可见横突影，其内侧的椭圆形环状致密影为椎弓根影，在椎弓根的上下方为上下关节突的影像，两侧椎弓根向后内延续形成椎弓板，在中线处联合形成棘突，为类三角形致密影。

侧位片椎体也呈长方形，椎弓位于后方，椎管为椎体后方的纵行半透明区，下关节突在下一脊椎的上关节突后方构成椎小关节，保持脊柱稳定性。椎小关节间隙为均匀的半透明影，颈椎、胸椎小关节在侧位片显示清楚，腰椎小关节在正位片显示清楚。椎间隙为椎体间横行的半透明影，椎间孔居相邻椎弓、椎体、关节突及椎间盘之间，呈类圆形半透明影，颈椎斜位显示清楚，胸椎、腰椎于侧位片显示清楚(图 7 - 1 - 2)。

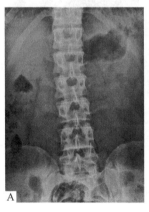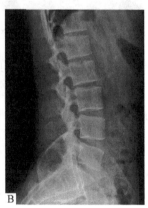

A. 正位；B. 侧位。

图 7 - 1 - 2 正常成人腰椎

四、关节的正常 X 线表现

四肢关节均为滑膜关节，基本结构包括关节面、关节囊和关节腔。关节骨端有关节软骨，关节囊内衬滑膜，关节囊内、外有韧带附着，关节腔内有少许滑液。

五、CT 的优越性

作为平片检查的补充,可以选择 CT 检查,骨与关节周围的软组织、骨骼解剖较复杂的部位、微小病灶可首选 CT 检查(图 7 - 1 - 3)。

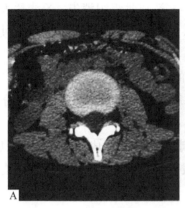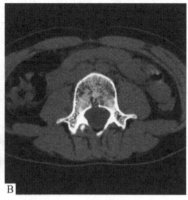

A.显示椎间盘及棘突;B.显示椎弓及横突。

图 7 - 1 - 3　正常成人腰椎

六、MRI 的优越性

骨关节病变,当发生周围软组织受累时,可进一步进行 MRI 扫描。MRI 检查横断层图像,避免了平片上结构的重叠,对软组织、韧带、肌腱、软骨、骨髓及病变的出血、坏死、水肿显示满意,但对钙化、细小骨化病灶显示欠佳。

七、骨关节基本病变的影像表现

1.骨骼改变

(1)骨质疏松:指一定单位体积内正常钙化的骨组织减少,即骨组织的有机成分和钙盐均减少,而比例仍正常。X 线上表现为骨密度减低,骨小梁数目减少、变细,间隙增宽,骨皮质变薄和分层。脊椎表现为椎体内骨小梁纵行条纹状改变,椎体变扁,上下缘内凹,呈鱼椎状(图 7 - 1 - 4)。

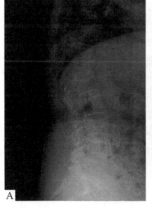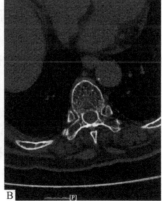

A.X 线片;B.CT。

图 7 - 1 - 4　骨质疏松

（2）骨质软化：指一定单位体积内骨组织有机成分正常，而矿物质含量减少。X线片表现为骨密度减低，以腰椎及骨盆为明显，骨小梁和骨皮质边缘模糊。由于骨质软化，承重骨骼常发生各种变形，还可见假骨折线。

（3）骨质破坏：指局部骨质为病理组织所代替，造成骨组织消失。X线片表现为骨质局限性密度减低。早期骨皮质表面的破坏呈虫蚀状，进一步发展可形成骨质缺损，使其中全无骨质结构（图7-1-5）。

（4）骨质增生硬化：指一定单位体积内骨量的增多。X线片表现为骨质密度增高，伴或不伴有骨骼的增大，骨小梁增粗、增多、致密，骨皮质增厚、致密，明显者则难以分清皮质骨与松质骨。

（5）骨膜增生：又称骨膜反应，是因骨膜受刺激，骨膜内层成骨细胞活动增加，形成骨膜新生骨。X线片多表现为与骨皮质平行排列的线状、层状、花边状致密影，与皮质间可见1~2mm透亮间隙。

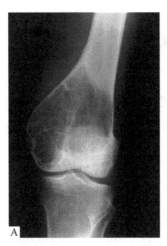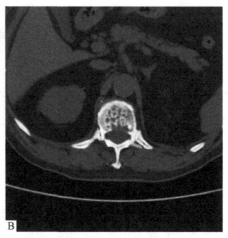

A. X线片；B. CT。

图7-1-5　骨质破坏

（6）骨质坏死：指骨组织局部代谢的停止，坏死的骨质称为死骨。早期X线片表现无异常发现，进展后可表现为条块状密度增高影。

（7）骨与软骨内钙化：多见于坏死性病变或退行性病变，表现为局限性颗粒状或小环状致密影。

2. 周围软组织改变

许多骨骼疾病常引起或伴有周围软组织的改变、肿胀，X线片表现为局部软组织肿胀、密度增高，软组织内的正常层次模糊不清。软组织肿瘤可见软组织块，骨化性肌炎，可见软组织内钙化和骨化。

3. 关节改变

（1）关节肿胀：包括关节积液和关节周围软组织肿胀。关节肿胀的X线片表现为关节周围软组织增厚和密度增高，关节积液可见关节间隙增宽。

（2）关节破坏：是关节软骨及其下方的骨性关节面骨质为病理组织侵犯、代替所致。X 线片表现是当破坏只累及关节软骨时，仅见关节间隙变窄，当累及关节面骨质时，则出现相应区的骨质破坏和缺损。

（3）关节退行性变：早期改变始于软骨，为缓慢发生的软骨变性、坏死和溶解，并逐渐为纤维组织或纤维软骨所代替，广泛软骨坏死可引起关节间隙狭窄，骨性关节面骨质增生、硬化并形成骨赘，关节囊肥厚、韧带骨化。X 线片表现为早期主要是骨性关节面模糊、中断、消失，中晚期为关节间隙变窄，软骨下骨质囊变和骨性关节面边缘骨赘形成。

（4）关节强直：分为纤维性和骨性强直两种。纤维性强直在 X 线上表现为关节间隙变窄，关节面略不规则，边界较清，无骨小梁贯穿关节，常见于结核。骨性强直为 X 线上表现为关节间隙明显狭窄或消失，并有骨小梁通过关节连接两侧骨端，多见于化脓性关节炎愈合后。

（5）关节脱位：指关节组成骨脱离、错位，可分为完全脱位和半脱位两种。

任务 2　骨与关节创伤

【任务目标】

知识目标：掌握常见骨关节创伤（骨折、关节脱位、椎间盘突出）的影像征象；了解常用影像学检查方法在骨关节创伤诊断中的价值。

技能目标：能够对常见骨关节创伤典型病例的影像表现进行分析、诊断及初步的鉴别诊断。

素质目标：尊敬、爱护患者，体现 X 线防护观念；培养实事求是、科学、严谨的工作态度。

【任务导入 1】

患者，男，33 岁，因交通事故导致下肢撞伤，疼痛无法站立。医生建议行右下肢 X 线检查，结果如下（图 7 - 2 - 1）。

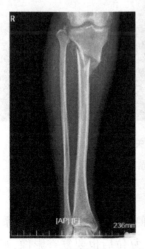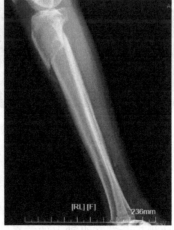

图 7 - 2 - 1　右侧下肢 X 线正、侧位片

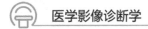

影像表现 患者右侧胫骨上段粉碎性骨折,对位不良,周围多发游离骨碎片,周围软组织肿胀。

影像诊断 右侧胫骨粉碎性骨折。

【任务实施与分析】

一、骨折的种类

骨折(fracture)是指骨骼的连续性中断,即骨小梁和骨皮质的断裂。根据作用力的方式和骨折的性质分为创伤性骨折、疲劳骨折和病理骨折;根据骨折线的形态及稳定关系,可分成稳定骨折与不稳定骨折;根据是否完全断裂可分为完全骨折和不完全骨折。儿童易发生骨骺损伤和骨枝骨折。

二、骨折影像表现

1. X线平片

临床怀疑骨折时,常首选X线平片进行检查。骨折断端多表现为不整齐的断面,骨折线在X线平片上表现为不规则的透明线,在骨皮质多显示清晰,在骨松质多表现为骨小梁中断、扭曲、错位。嵌入性骨折不显示骨折线,断端呈条带状致密影。不完全骨折仅有部分骨皮质、骨小梁断裂,儿童青枝骨折也属于不完全骨折。

2. CT表现

CT表现与X线表现基本相同,但可发现平片不能发现的隐匿骨折。对解剖结构复杂的部位以及软组织损伤显示效果更好,多平面重建和三维重建图像能更直观地显示骨折(图7-2-2)。

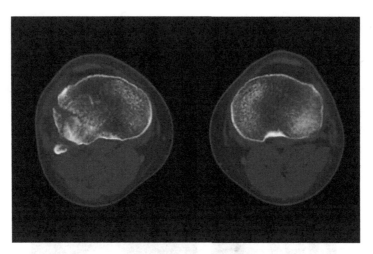

图7-2-2 膝关节骨折

CT骨窗:显示透明骨折线,骨皮质及骨小梁断裂、不连续。

三、骨折移位和成角

确诊骨折后,要以骨折近侧断端为准,观察远侧断端的对位、对线关系。对位指两骨折断端的接触面;对线指两骨折断端在纵轴上的关系。复位后也要复查影像,观察是否复位。完全复位最好,基本要求是对线正常,对位达 2/3 以上。

四、骨折愈合

骨折 1 周内形成的纤维骨痂及骨样骨痂在 X 线平片上不显示。2~3 周后,形成骨性骨痂,表现为断端外侧与骨干平行的梭形高密度影,同时可见骨折线模糊。松质骨(如椎体、骨盆骨等)骨折,也仅表现为骨折线变模糊。网织骨被成熟的板层骨所代替,X 线表现为骨痂体积逐渐变小、致密,边缘清楚,骨折线消失和断端间有骨小梁通过。骨折愈合后有一个逐渐塑形的过程,儿童骨折愈合后可看不到骨折的痕迹。

【讨论】

患者骨折 3 年后影像有什么表现?

【任务导入 2】

患者,女,16 岁,从高处滚落,右手着地,手掌肿胀、疼痛。医生建议行右侧腕关节 X 线检查,结果如下(图 7 - 2 - 3)。

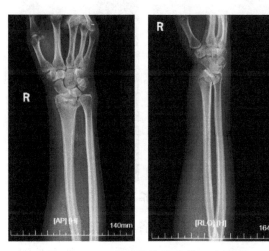

图 7 - 2 - 3　右侧腕关节 X 线正、侧位片

影像表现　患者右侧桡骨远端皮质见锐利透亮线,远侧断端略向背侧移位。

影像诊断　Colles 骨折。

【任务实施与分析】

一、四肢骨折的疾病概要

一般有明确的外伤史,骨折局部肿痛、变形,患肢缩短及功能障碍等。

二、四肢骨折的常见影像表现

1. Colles 骨折

Colles 骨折为最常见的骨折,是指桡骨远端距离远端关节面 2.5cm 以内的骨折,远侧断端向背侧移位向掌侧成角,可伴尺骨茎突骨折。骨折线常为横形,有时为粉碎性,并可累及关节面。

2. 肱骨髁上骨折

肱骨髁上骨折多见于儿童，包括伸直型和屈曲型。①伸直型：此型多见，远侧断端向背侧倾斜，致骨折向掌侧成角。②屈曲型：较少见，远侧断端向掌侧倾斜，致骨折向背侧成角。

3. 股骨颈骨折

股骨颈骨折多见于老年人，骨折愈合慢，容易并发股骨头缺血性坏死。骨折断端常有错位或嵌入，按骨折是否稳定，可分为无错位嵌入型骨折和错位型骨折。

【讨论】

跟骨骨折平片显示不清时，应加用什么检查方法？

【任务导入3】

患者，女，52岁，腰部受伤，疼痛。医生建议行腰椎X线检查，结果如下（图7-2-4）。

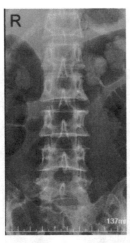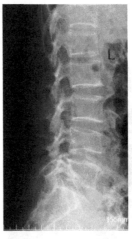

图7-2-4　腰椎X线正、侧位片

影像表现　患者腰椎生理弯曲基本正常，各序列线连续。L_4椎体变扁，椎体压缩约1/4，各椎间隙宽度基本正常。

影像诊断　L_4压缩性骨折。

【任务实施与分析】

一、脊柱骨折的疾病概要

脊柱骨折和脱位较常见，多数因传导暴力致伤，以胸、腰段脊柱骨折多见，常累及一个椎体。脊椎骨折分为次要损伤和重要损伤，前者包括单纯的横突、棘突、关节突和椎弓峡部骨折；后者包括压缩或楔形骨折、爆裂骨折、安全带型损伤及骨折，可合并韧带损伤和脊髓损伤。

损伤后，轻者出现疼痛、肿胀、压痛和叩击痛，脊柱活动受限，重者出现脊柱后突畸形，或引起神经功能障碍、截瘫，甚至死亡。

二、脊柱骨折的影像表现

脊柱骨折以压缩性骨折最为常见，X线表现为椎体前侧上部终板塌陷，皮质断裂，而后柱正常，致使椎体压缩成楔形，其他还可见爆裂性骨折和安全带骨折。CT能更清晰地显示骨碎片是否进入椎管,是否引起脊髓及周围韧带损伤。

【任务导入4】

患者,男,42岁,不慎摔倒,右肩部疼痛,活动受限。医生建议行右侧肩关节X线检查,结果如下(图7-2-5)。

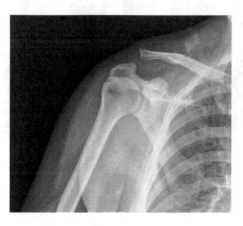

图7-2-5　右侧肩关节X线正位

影像表现　右侧肱骨头滑脱,肩峰向上抬高、移位,围软组织肿胀。

影像诊断　右侧肩关节脱位。

【任务实施与分析】

一、关节创伤的疾病概要

关节创伤根据发病机制可分为先天性关节脱位、习惯性关节脱位、创伤性关节脱位和病理性关节脱位。创伤性关节脱位有明确的外伤史,表现为关节疼痛、肿胀变形和功能丧失。

二、关节创伤的影像表现

完全脱位表现为构成关节的两个骨端完全脱离;半脱位表现为构成关节的两个骨端尚有部分对在一起。

(1)肘关节脱位:多为间接外力致伤,常合并骨折,或伴有血管、神经损伤,以后方脱位最多见。

(2)肩关节脱位:分为前脱位和后脱位,其中前脱位又分为盂下、喙突下和锁骨下脱位。X线易于显示肱骨头前脱位,常伴有肱骨大结节和肩胛盂撕脱骨折,但肱骨头前后方向移位则在前后位片上容易漏诊。

(3)髋关节脱位:分为后脱位、中心脱位和前脱位,以后脱位多见。髋关节后脱位常伴髋臼后上缘骨折。中心性脱位则合并髋臼贯通性粉碎骨折,股骨头突入盆腔。

【任务导入5】

患者,男,51岁,近段时间腰背部疼痛,大腿内侧,小腿外侧有放射性疼痛。医生建议行腰椎MRI检查,结果如下(图7-2-6)。

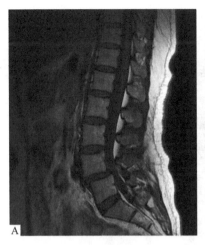
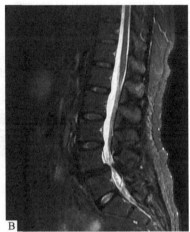

A. T_1WI；B. T_2WI。

图 7 - 2 - 6　腰椎 MRI

影像表现　$L_4 \sim L_5$ 椎间盘后缘向椎管内局限性突出，T_2WI 信号下降，致硬膜囊局部受压变窄。

影像诊断　$L_4 \sim L_5$ 椎间盘突出。

【任务实施与分析】

一、椎间盘突出的疾病概要

由于退变或外伤致纤维环破裂，部分髓核通过纤维环缺损处突出，称椎间盘突出。髓核突入上、下椎体，形成椎体边缘黄豆大小的压迹，称之许莫（Schmorl）结节。

椎间盘突出以 $L_4 \sim L_5$ 和 $L_5 \sim S_1$ 最常见，其次为 $C_4 \sim C_5$、$C_5 \sim C_6$，临床常见症状为颈肩痛、腰痛和下肢放射性疼痛。

二、椎间盘突出的影像表现

CT 扫描可直接显示椎间盘本身，其成像效果优于常规 X 线平片。

1. CT 表现

CT 上可见椎间盘后缘或侧缘局限性向外突出，呈软组织密度，与椎间盘密度一致，可有钙化，形态不一。按照突出的位置分为中央型、侧后型和外侧型。突出部位椎管内硬膜外脂肪间隙变窄或消失；硬膜囊前缘或侧方及神经根或脊髓受压移位；相应部位椎管或椎间孔变窄。

2. MRI 表现

MRI 能清晰地显示脊髓、脑脊液、硬脊膜等组织，所以，MRI 对于椎间盘突出的显示优于CT。一般情况下，突出的椎间盘信号降低，可更清晰地显示硬膜囊和神经根受压移位的情况。

任务 3　骨与关节感染

【任务目标】

知识目标：掌握常见骨关节感染性疾病（化脓性骨髓炎、化脓性关节炎、骨关节结核）的影像征象;了解常用影像学检查方法在骨关节感染性病变诊断中的价值。

技能目标:能够对常见骨关节感染性疾病典型病例的影像表现进行分析与诊断,以及初步的鉴别诊断。

素质目标:尊敬、爱护患者,体现X线防护观念;培养实事求是、科学、严谨的工作态度。

【任务导入1】

患者,男,18岁,寒战高热,左上肢疼痛、肿胀,活动受限。实验室检查:白细胞明显增多。医生建议行左上肢X线检查,结果如下(图7-3-1)。

影像表现 患者左侧肱骨见片状不规则密度减低区,并可见骨膜增生,周围软组织层次模糊。

影像诊断 左肱骨急性化脓性骨髓炎。

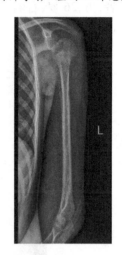

图7-3-1 左肱骨X线正位片

【任务实施与分析】

一、急性化脓性骨髓炎的疾病概要

急性化脓性骨髓炎(acute pyogenic osteomyelitis)是由细菌感染引起的骨髓腔、骨和骨膜的急性化脓性炎症,致病菌多为金黄色葡萄球菌,好发于儿童和青少年。本病以血源性感染最为常见,细菌经血液进入骨髓,好发于干骺端,但感染一般不能穿过骺软骨直接侵入关节。临床多表现为发病急、高热、全身中毒症状,深部疼痛,患肢功能障碍。

二、化脓性骨髓炎的影像表现

化脓性骨髓炎常用X线平片进行诊断。

1.急性化脓性骨髓炎

发病7~10天,仅见软组织肿胀,密度增高,皮下脂肪出现致密条纹影,皮下组织与肌肉间分界模糊、消失,肌间隙模糊。2周以后,干骺端骨松质内见局限性骨质疏松,继而出现多发散在骨质破坏区。小的破坏区可融合成大的破坏区,并向骨干蔓延。骨质破坏区内可见高密度死骨。骨皮质外见骨膜增生,一般与病变范围相一致。病变以骨质破坏为主,但破坏区周围可见轻度骨质增生、硬化。

2.慢性化脓性骨髓炎

若治疗不当或不及时,急性化脓性骨髓炎可迁延为慢性化脓性骨髓炎,X线平片见骨质破坏区周边有明显的骨质增生硬化现象。如未痊愈,依然可以看到骨质破坏及死骨(图7-3-2)。

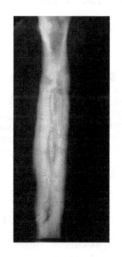

图7-3-2 慢性化脓性骨髓炎

病灶内骨质增生硬化、骨质破坏及死骨。

【讨论】

任务导入病例报告中描述"肌间隙半透亮线消失",这种表现的病理基础是什么?

【任务导入2】

患者,男,36岁,右侧肘关节疼痛,行动障碍,发热,白细胞增高。医生建议行X线检查,结果如下(图7-3-3)。

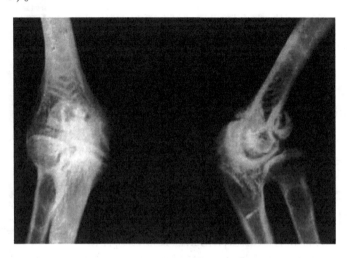

图7-3-3 肘关节X线正、侧位片

影像表现 患者表现为右侧肘关节周围软组织影增厚,层次模糊,皮下脂肪层移位并出现网状致密影;关节囊密度增高,轮廓较清晰;关节间隙变窄。

影像诊断 右侧肘关节化脓性关节炎。

【任务实施与分析】

一、化脓性关节炎的疾病概要

化脓性关节炎(septic arthritis)是化脓菌侵犯而引起的关节化脓性感染,以金黄色葡萄球菌最为多见。滑膜充血、水肿、白细胞浸润及关节内渗出,侵蚀破坏关节软骨及软骨下骨质。本病多表现为发病急、关节红肿,有波动感,运动功能受限。

二、化脓性关节炎的影像表现

1. X线表现

早期炎性浸润表现为关节囊肿胀、关节间隙增宽及骨质疏松。进一步发展,可致关节软骨被破坏,表现为关节间隙变窄。当软骨下骨质被破坏时,关节面模糊、毛糙,多见于关节承重部位,容易引起病理性脱位。恢复期,骨质破坏周围出现骨质增生硬化,骨质疏松消失。

2. CT表现

CT可以显示关节肿胀、积液以及关节骨端的破坏。

【讨论】

任务导入病例报告中描述"关节间隙变窄",这种表现的病理基础是什么?

【任务导入3】

患者,男,50 岁,低热、乏力、背疼,脊柱后凸。医生建议行 X 线检查,结果如下(图7-3-4)。

影像表现　患者部分椎体骨质破坏,椎间隙变窄,见砂粒状高密度影,略有后凸畸形。

影像诊断　脊椎结核。

【任务实施与分析】

一、脊椎结核的疾病概要

脊椎结核(tuberculosis of spine)是骨关节结核中最常见的疾病,以腰椎最多,胸腰段次之。

依骨质最先破坏的部位,可分为椎体结核和附件结核,其中以椎体结核多见,按骨质破坏的先后部位,可进一步分为中心型、边缘型、韧带下型和附件型。本病病程缓慢,症状较轻。全身症状可见低热、食欲差和乏力,局部常有脊柱活动受限、疼痛,脊柱后凸畸形。

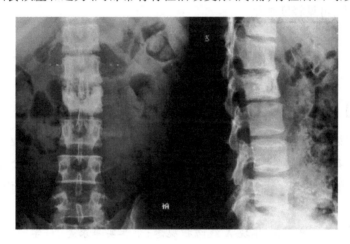

图7-3-4　脊柱 X 线正、侧位片

二、脊椎结核的影像表现

1. X 线表现

中心型脊柱结核多见于胸椎,病变开始于椎体中央,出现类圆形骨质破坏区,边缘清楚,内可见泥沙样死骨,严重者可造成椎体塌陷。边缘型多见于腰椎,病变开始于椎体的上下缘,边缘不规则,范围较局限。韧带下型多见于胸椎,病变常开始于前纵韧带下,椎体前缘破坏。附件型较少见,表现为椎弓、椎板及上下关节突常同时受累。

2. CT 表现

CT 有利于显示椎体和附件不规则的溶骨性、虫蚀状骨破坏,以及小片死骨,还可显示椎间盘不同程度破坏。

三、其他常见骨关节结核的影像表现

(一)关节结核

关节结核多见于儿童和青少年,常发生在承重大关节。按照感染途径,可分为骨型和滑膜型两类。骨型多由一侧骨骺及干骺端结核侵入关节形成;滑膜型是结核杆菌先侵及滑膜,再破坏关节软骨及两侧骨关节面。两型关节结核后期都表现为关节周围软组织肿胀,关节间隙不对称变窄,关节骨质破坏。

(二)骨骺及干骺端结核

结核病灶很少累及长骨骨干,多见于骨骺及干骺端,主要表现为局部骨质疏松,形成类圆形或不规则骨质破坏区。按照病灶的发生部位,分为中心型(病灶边缘多较清晰,常横跨骺线,骨质破坏区内有时可见泥沙样死骨,周围无明显骨质增生及骨膜反应)和边缘型(多见于骺板愈合后的骺端,可伴有薄层硬化缘及周围软组织肿胀)。

(三)短骨结核

短骨结核多见于 5 岁以下儿童,常累及指骨、趾骨、掌骨和跖骨,双侧多发。患儿多无痛感,活动不受限或稍感不适,局部软组织可呈梭形肿胀,局部骨质疏松。X 线的典型表现为"骨气臌",病变骨干内出现类圆形、膨胀性骨质破坏,病灶内有时可见残存骨嵴,分成多个小房。病变边缘多较清晰,可见轻度硬化。

任务4　慢性骨关节病

【任务目标】

知识目标:掌握常见慢性骨关节病(类风湿性关节炎、强直性脊柱炎、退行性骨关节病、股骨头坏死)的影像征象;了解常用影像学检查方法在骨关节疾病诊断中的价值。

技能目标:能够对常见慢性骨关节病典型病例的影像表现进行分析、诊断及初步的鉴别诊断。

素质目标:尊敬、爱护患者,体现 X 线防护观念;培养实事求是、科学、严谨的工作态度。

【任务导入 1】

患者,女,23 岁,手指关节梭形肿胀、疼痛、僵硬,以晨起为重,活动后好转。实验室检查可见血沉加快。医生建议行右手 X 线检查,结果如下(图 7 - 4 - 1)。

影像表现　患者右手小关节多发对称性梭形软组织肿胀,关节周围骨质疏松。

影像诊断　右手类风湿性关节炎(早期)。

【任务实施与分析】

一、类风湿性关节炎的疾病概要

类风湿性关节炎(rheumatoid arthritis)是一种自身免疫介导的,以侵犯关节滑膜为主要特征的系统性结缔组织病,以多发性、对称性侵犯手足小关节为特征,初期以滑膜充血、水肿、渗出为主,随后滑膜血管翳形成,并侵蚀软骨

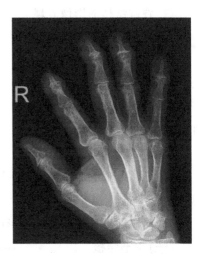

图 7 - 4 - 1　右手 X 线正位片

及骨等关节结构。本病好发于 20~40 岁女性,临床表现为手足多发小关节梭形软组织肿胀、疼痛、活动受限、关节半脱位等。

二、类风湿性关节炎的影像表现

1. X 线表现

早期手足小关节多发对称性梭形软组织肿胀,关节周围骨质疏松。3 个月以后出现软骨下骨破坏和关节间隙变窄,骨侵蚀常起始于关节软骨的边缘,为本病的重要早期征象。晚期表现为关节纤维性强直,关节半脱位或脱位。

2. CT 表现

CT 与 X 线表现基本一致,在观察关节间隙有无变窄或半脱位方面,常规横断面 CT 扫描不如 X 线平片,但三维重建图像可以弥补这一不足。

3. MRI 表现

MRI 显示类风湿性关节炎及关节积液较敏感,在侵蚀灶出现之前,即可出现炎性滑膜的强化。平扫加增强扫描可显示充填在侵蚀灶内的血管翳,表现为 T_1WI 低信号,T_2WI 高信号,指间关节梭形肿胀,双腕关节破坏,有明显强化,与关节内血管翳相延续。

【任务导入 2】

患者,男,26 岁,腰痛近 5 年,现脊柱僵直。医生建议行腰椎 X 线检查,结果如下(图 7 – 4 – 2)。

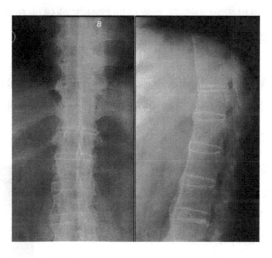

图 7 – 4 – 2 腰椎 X 线正、侧位片

影像表现 椎体呈方形,普遍骨质疏松,前纵韧带、黄韧带、棘间韧带及棘上韧带广泛骨化,呈"竹节"状脊柱,椎小关节模糊不清。

影像诊断 强直性脊柱炎。

【任务实施与分析】

一、强直性脊柱炎的疾病概要

强直性脊柱炎(ankylosing spondylitis)是一种原因不明的慢性非特异性、以进行性脊柱强直为主的炎性病变,常累及骶髂关节、脊柱和髋关节,造成关节软骨及软骨下骨的侵蚀破坏。纤维增殖后脊柱韧带、关节突、关节囊及椎间盘可发生广泛钙化、骨化,将相邻各椎体连接在一起,呈"竹节"状脊柱。

该病多见于中青年男性。初期可有间歇性下腰痛,颈部、枕部及臀部疼痛亦常见,或有低热。晚期出现脊柱和关节僵直,腰背活动受限,胸腰部后凸畸形。

二、强直性脊柱炎的影像表现

1. X线表现

(1)首先侵犯骶髂关节,双侧对称性发病。早期骶髂关节面模糊,继而出现虫蚀样破坏,关节间隙增宽,随后破坏区骨质增生硬化,关节间隙变窄,最后骨性融合。

(2)脊柱的改变病变常由脊椎下部开始,向上逐渐累及全部脊柱。早期表现为脊柱普遍性骨质疏松,脊椎小关节面模糊,椎体前缘上下角局限性骨质破坏,使椎体前缘的凹面变直呈"方形椎"。椎间盘纤维环连同椎旁韧带的广泛钙化、骨化,使脊柱成为"竹节"状。后期还可累及外周关节,最常见的是髋关节受累。

2. CT表现

CT能显示X线平片难以发现的骶髂关节早期软骨下骨侵蚀和囊变。骶髂关节边缘呈毛刷状和锯齿状,关节间隙宽窄不均。

3. MRI表现

骶髂关节常有典型MRI表现,早期常显示相邻骨质水肿,关节间隙血管翳为长 T_1 和长 T_2 信号,明显强化,与侵蚀灶相延续。平扫加增强扫描可以100%诊断出炎症。

【任务导入3】

患者,男,60岁,右膝关节疼痛,活动受限。医生建议行右膝关节X线检查,结果如下(图7-4-3)。

影像表现 右膝关节间隙变窄,关节边缘骨赘形成。

影像诊断 右膝关节退行性变。

【任务实施与分析】

一、退行性骨关节病的疾病概要

退行性骨关节病(degenerative osteoarthropathy)又称骨性关节炎,主要是关节软骨退行性变,软骨变性、坏死、溶解,关节面骨质被吸收,代之以纤维组织或纤维软骨,机体修复造成关节面骨质增生硬化,在边缘形成骨赘。本病好发于髋关节、膝关节、颈椎、腰椎等处。初期受累关节活动

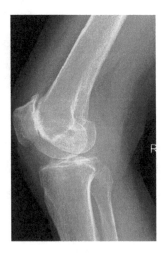

图7-4-3 右膝关节X线侧位片

障碍,在晨起、久坐、起立时明显,经活动后消失。

二、退行性骨关节病的影像表现

1. 四肢关节退行性变

(1)X 线表现:可见关节间隙变窄,软骨下骨质硬化,关节边缘骨赘形成,骨赘脱落进入关节腔形成关节游离体。

(2)CT 表现:与 X 线表现相同,对关节内游离体和关节面细微的骨质改变显示较好。

(3)MRI 表现:是唯一能够直接清晰显示关节软骨的影像学方法。早期软骨肿胀,T$_2$WI 上为高信号;晚期局部纤维化,T$_2$WI 上表现为低信号。

2. 脊椎退行性变

(1)X 线表现:脊柱生理弯曲改变,如变直或侧弯。椎体终板骨质增生硬化,边缘可见唇样骨质增生,椎间隙变窄。

(2)CT 表现:可显示椎间盘的变性膨出,椎间盘的真空现象和髓核钙化。对椎体后缘骨质增生进入椎间孔和椎管内、椎管内韧带、脊椎小关节囊的增生肥厚,以及椎板增厚引起的椎管和椎间孔狭窄,显示更为理想。对硬膜囊和神经受压的情况可以较好显示。

(3)MRI 表现:可以早期显示椎间盘的变性和膨出。对椎间盘膨出、骨质增生和韧带肥厚导致的椎管和椎间孔狭窄,以及继发的脊髓和神经根受压情况,显示最为理想。

【任务导入 4】

患者,男,60 岁,右髋关节疼痛,活动受限。医生建议行髋关节 X 线检查,结果如下(图7 - 4 - 4)。

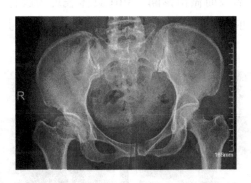

图 7 - 4 - 4　双侧髋关节 X 线正位片

影像表现　右侧股骨头变扁塌陷,密度不均匀增高,其内见不规则密度减低区,关节间隙正常。

影像诊断　右侧股骨头坏死。

【任务实施与分析】

一、股骨头坏死的疾病概要

股骨头坏死(necrosis of the femoral head)的常见病因有酒精中毒、皮质激素治疗和外伤等。外伤和非外伤等因素可导致股骨头血供减少、中断,引起骨髓水肿,骨髓细胞及骨细胞坏死,骨陷窝空虚,随后新骨形成和肉芽组织增生。股骨头软骨下由于负重而出现关节面塌陷。本病好发于30~60岁男性。主要症状和体征为髋部疼痛、压痛、活动受限、跛行及"4"字试验阳性;晚期有肢体短缩、肌肉萎缩和内收畸形。

二、股骨头坏死的影像表现

1. X线表现

(1)早期:股骨头外形和关节间隙正常。股骨头内出现散在斑片状或条带状硬化区,边界模糊。

(2)中期:股骨头塌陷,但关节间隙无变窄。股骨头内以混杂存在的致密硬化区和斑片状、囊状透光区为主。

(3)晚期:股骨头塌陷加重,承重关节间隙变窄;股骨头内多呈混合性死骨改变等。

2. CT表现

早期表现为股骨头内簇状、条带状和斑片状高密度硬化影,边缘较模糊。条带状硬化粗细不均,斑片状高密度硬化区,其内正常骨小梁结构模糊或消失,可呈毛玻璃样改变,周围多有高密度硬化条带构成的边缘。随病程进展,股骨头前上部高密度硬化周围和边缘部出现条带状或类圆形低密度区,内为软组织密度。条带状低密度区外侧多伴有并行的高密度硬化带,低密度区所包绕的高密度硬化区随病程进展可逐渐变小,或呈高低混杂密度改变。股骨头塌陷表现为股骨头皮质成角、双边征、裂隙征和股骨头碎裂。

3. MRI表现

MRI是诊断早期股骨头缺血、坏死最敏感的方法,能直接多方位确定骨缺血坏死的位置和范围,对平片和CT阴性患者及时做出诊断。MRI具体表现为股骨头前上部边缘的异常条带影,T_1WI呈低信号、T_2WI亦呈低信号或两条内、外并行的高低信号,称为双边征,是较特异的诊断征象(图7-4-5)。

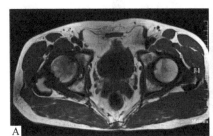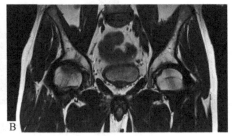

A. T_1WI;B. T_2WI:右侧股骨头信号不均匀,坏死区呈低信号。

图7-4-5 股骨头坏死

【讨论】

如何发现股骨头坏死病例中细小的坏死灶?

任务 5　骨肿瘤

【任务目标】

知识目标：掌握常见骨肿瘤(骨巨细胞瘤、骨肉瘤、骨转移瘤)的影像征象；了解常用影像学检查方法在骨肿瘤疾病诊断中的价值。

技能目标：能够对常见骨肿瘤典型病例的影像表现进行分析、诊断及初步的鉴别诊断。

素质目标：尊敬、爱护患者，体现 X 线防护观念；培养实事求是、科学、严谨的工作态度。

【任务导入 1】

患者，男，25 岁，左侧膝关节疼痛，肿大，活动受限。医师建议行左侧膝关节 X 线检查，结果如下(图 7 - 5 - 1)。

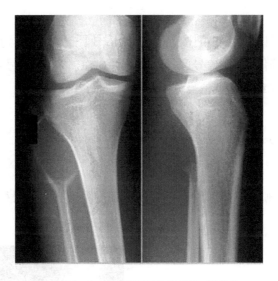

图 7 - 5 - 1　左侧膝关节 X 线正、侧位片

影像表现　左侧腓骨近端呈膨胀性、偏心性骨破坏，骨壳较薄，轮廓完整，内可见纤细骨嵴。

影像诊断　左侧腓骨近端骨巨细胞瘤。

【任务实施与分析】

一、骨巨细胞瘤的疾病概要

骨巨细胞瘤(giant cell tumor of bone)一般认为来源于骨内不成骨的间充质组织。肿瘤主要侵犯骨端，引起局部骨皮质膨胀破坏。肿瘤质软而脆，富含血管，常见出血坏死，有时有囊性变，形成大小不一的囊腔，内见薄层纤维为组织分隔。病灶的骨组织被肿瘤代替而周围可见菲薄骨壳。本病以 20 ~ 40 岁人群多发，主要症状是患部疼痛和压痛。

二、骨巨细胞瘤的影像表现

1. X 线表现

肿瘤好发于骨端,多呈膨胀性、多房性、偏心性骨破坏,骨壳较薄,其轮廓一般完整,其内可见纤细骨嵴,构成分房状。肿瘤有横向膨胀的倾向,其最大径线常与骨干垂直。骨破坏区与正常骨交界清楚,一般无骨质增生硬化,也无骨膜反应。

当出现以下几点时,提示肿瘤为恶性:①肿瘤与正常骨质交界处模糊,有虫蚀状、筛孔样骨破坏;②出现骨膜增生,有 Codman 三角;③软组织肿块较大,超出骨性包壳的轮廓;④肿瘤突然生长迅速并有恶病质。

2. CT 表现

CT 可清楚显示骨性包壳,骨壳的连续性、完整性,包壳外的软组织肿块影。骨壳内面凹凸不平,肿瘤内并无真正的骨性间隔。肿瘤内密度不均,可见低密度坏死区,有时可见液 – 液平面。肿瘤与松质骨的交界多清楚,但无骨质增生硬化(图 7 – 5 – 2)。

3. MRI 表现

多数肿瘤在 MRI 图像上边界清晰,周围无低信号环。瘤体的 MRI 信号是非特异性的,T_1WI 呈均匀的低或中等信号,高信号区提示亚急性出血。T_2WI 信号不均匀,呈混杂信号,瘤组织信号较高,其内可见纤维性低信号分隔。

【讨论】

若患者发生恶性变,其影像表现会有怎样改变?

【任务导入 2】

患者,男,16 岁,左侧膝关节上下疼痛肿胀,活动受限。医生建议行左侧股骨 X 线检查,结果如下(图 7 – 5 – 3)。

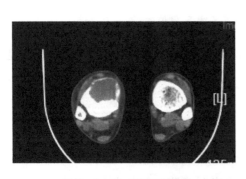

图 7 – 5 – 2 骨巨细胞瘤

骨壳的连续性完整,内可见低密度坏死区。

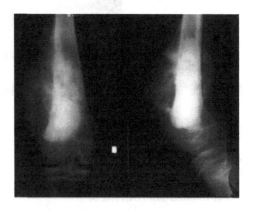

图 7 – 5 – 3 左侧股骨 X 线正、侧位片

影像表现 左侧股骨下端干骺端可见骨质破坏,模糊的斑片状肿瘤骨以软组织肿块。

影像诊断 左侧股骨下端骨肉瘤。

【任务实施与分析】

一、骨肉瘤的疾病概要

骨肉瘤（Osteosarcoma）是瘤细胞直接形成骨样组织或骨质的恶性肿瘤。起初，长骨干骺端的骨肉瘤在骨髓腔内产生不同程度、不规则的骨破坏和增生，偏向外侧或向四周发展而侵蚀骨皮质。继而，侵入骨膜，出现不规则的、平行状、层状或 Codman 三角形骨膜增生。当肿瘤破坏骨膜侵入周围软组织形成肿块时，其中可见多少不等的肿瘤骨。本病好发于 15～25 岁青少年，常见症状是局部疼痛、肿块和运动障碍。骨肉瘤恶性程度高，发展快，多早期发生肺转移，实验室检查可见血碱性磷酸酶增高。

二、骨肉瘤的影像表现

1. X 线表现

（1）骨质破坏多始于干骺端中央，松质骨出现虫蚀样或小斑片状骨质破坏，继而出现骨皮质边缘破坏区，呈筛孔状破坏。

（2）肿瘤细胞形成的骨组织称为"肿瘤骨"。肿瘤骨的形态主要有云絮状、斑片状、针状瘤骨三种。①云絮状瘤骨：密度较低，边界模糊，是分化较差的瘤骨。②斑片状瘤骨：密度较高，边界清楚，多见于髓腔内或肿瘤的中心部，为分化较好的瘤骨。③针状瘤骨：为骨皮质外呈放射状向软组织伸展的肿瘤新骨，骨针粗细不均。

（3）骨肉瘤可引起各种形态的骨膜新生骨和 Codman 三角。Codman 三角是由于骨膜反应性新生骨中央部分被快速发展的肿瘤组织破坏，两端残留的骨膜新生骨向外掀起而形成的三角形阴影。

（4）软组织肿块则表示肿瘤已侵犯骨外软组织，肿块多呈圆形或半圆形，境界多不清楚，在软组织肿块内可见瘤骨（图 7-5-4）。

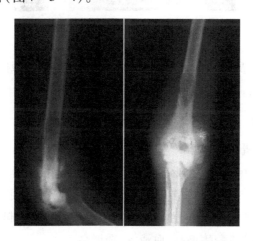

图 7-5-4　骨肉瘤

骨质破坏，软组织内瘤骨形成。

2. CT 表现

CT 发现肿瘤骨较平片敏感，瘤骨分布在骨破坏区和软组织肿块内，形态与平片所见相似，密度差别较大,从数十至数百 Hu 或更高。CT 能较好地显示肿瘤在髓腔的蔓延范围,表现为低密度含脂肪的骨髓,被软组织密度或成骨密度的肿瘤所取代。增强扫描可见肿瘤的实质部分有较明显的强化,使肿瘤与瘤内坏死灶和周围组织的分界变得清楚。

3. MRI 表现

肿块外形不均匀,边缘多不清晰。肿瘤骨、骨膜新生骨在 T_2WI 上表现为低信号,形态与 CT 所见相似,但 MRI 对细小骨化显示不佳。MRI 的多平面成像可以清楚地显示肿瘤与周围肌肉、血管、神经等的关系。

【讨论】

(1)肿瘤骨的种类有哪些?

(2)任务导入病例报告中描述"Codman 三角",这种表现的病理基础是什么?

【任务导入 3】

患者,女,60 岁,既往有肺癌病史,现因腰痛来院就诊。医生建议行骨盆 X 线检查,结果如下(图 7-5-5)。

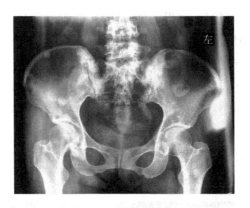

图 7-5-5 骨盆 X 线正位片

影像表现 患者腰椎及骨盆组成诸骨见多发性不规则骨质破坏及骨密度增高区。

影像诊断 骨转移瘤。

【任务实施与分析】

一、骨转移瘤的疾病概要

骨转移瘤(bone metastases)指骨外其他组织的恶性肿瘤转移至骨骼的肿瘤,是恶性骨肿瘤中最常见的一类肿瘤。其转移途径主要是血行转移,多发于脊椎、肋骨、股骨上端、髂骨等。本病主要症状为疼痛,进行性加重,病理性骨折和脊髓神经根受压引起的截瘫。骨转移瘤若引起广泛骨质破坏,可见血碱性磷酸酶增高,血清钙、磷增高。

二、骨转移瘤的影像表现

1. X 线表现

骨转移瘤可分溶骨型、成骨型和混合型。

(1)溶骨型:最常见,表现为各种形式的多发骨质破坏,可形成软组织肿块,但一般无骨膜增生,常并发病理性骨折。发生在脊椎者,椎体、椎弓根受侵、破坏,但椎间隙仍保持完整。

（2）成骨型:病变于骨松质内,呈多发高密度斑片状或结节状影,密度均匀,境界不清,多发生在腰椎与骨盆。

（3）混合型:兼有溶骨型和成骨型的骨质改变。

2. CT 表现

CT 能清楚地显示骨外局部软组织肿块的范围、大小及与邻近脏器的关系（图 7 - 5 - 6）。

3. MRI 表现

MRI 对骨髓中的肿瘤组织及其周围水肿非常敏感,大多数骨转移瘤在 T_1WI 上呈低信号,T_2WI 呈高信号且信号不均。加用脂肪抑制序列检查,可见肿瘤不被抑制而呈高信号,显示更清楚。增强扫描常见肿瘤呈明显不均匀强化。

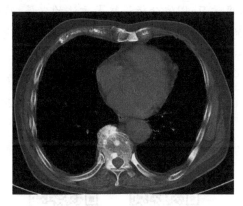

图 7 - 5 - 6　骨转移瘤
胸椎内见高密度块状影。

【拓展阅读】

影像组学在骨肿瘤中的临床研究进展

全球范围内骨肿瘤发病率较低,其诊断及治疗的研究进展相对缓慢。过度依赖医生的个人经验导致该病的诊断水平参差不齐,临床诊疗过程缺乏规范化。

随着基因组学的发展和精准医学概念的提出,基于形态学的传统影像诊断模式难以满足个性化医疗需求,需要对医学图像信息进行深入挖掘。在此背景下,可将保存有肿瘤病理生理及基因表达信息的数字医学图像,转换为可挖掘高维数据的影像组学,迅速引起人们的关注。

影像组学于 2012 年由荷兰学者 Lambin 等正式提出,是指从 CT、PET 或 MRI 等医学影像图像中高通量地提取和筛选大量高级定量影像学特征,构建与基因表达相关的描述和预测性模型,用于疾病的定性、肿瘤分级及分期、疗效评估和预后预测等。因此影像组学不仅可在时间和空间上反映肿瘤整体异质性,以无创性、个性化持续监测疾病进展,其与人工智能技术相结合还可辅助提高骨肿瘤等复杂疾病的诊断水平。

影像组学工作流程主要包括图像获取与重建、图像分割、特征提取与筛选和模型建立与性能评估。首先,通过 CT、MRI、PET 等成像方法获取含解剖结构及功能代谢信息的高质量标准化图像。但在常规图像采集过程中，不同成像设备、扫描参数、运动伪影等会使特征结果可重复性降低。有研究尝试通过制定标准化指南或体模研究，来评估各成像因素对影像组学可靠性的影响，以提高特征结果的可重复性。其次，在获取图像后，利用手动、自动(或半自动)方法对图像 ROI 进行高效准确分割。

影像组学目前在肿瘤诊断、鉴别诊断、分级分型、预后预测及基因分析方面都有较大应用潜力，但是缺乏图像标准化以及使用不同算法、参数筛选特征和构建模型，使研究的可重复性较低，还不能应用于临床诊疗。

影像组学经过近 10 年的发展，已经逐渐形成相对完整的研究体系，其下一个 10 年的发展不仅需要与组织病理、免疫组化及基因分析等多尺度信息相融合，还需要打破仅用于识别相关性而不是因果关系的局限，建立更多的前瞻性研究及动物实验。此外，影像组学作为一门医工结合交叉学科，需要依赖深度学习、图像分析等技术方法的发展，将新的技术方法与影像组学不断融合。相信通过不断的努力与尝试，影像组学这一研究方法能够不断趋于成熟并为影像学的发展注入新的活力。

节选自《磁共振成像》,2020(10):126 - 129,有删改

任务小结及评价　　　任务习题

项目 8

中枢神经系统疾病的影像诊断

任务 1 颅脑正常及基本病变的影像表现

【任务目标】

知识目标：掌握正常颅脑 CT 和 MRI 表现；熟悉脑实质、脑血管常见基本病变的影像征象；了解颅脑疾病的常用影像学检查方法。

技能目标：能够对颅脑 CT 和 MRI 影像表现进行阅片及分析，并能发现异常，进一步进行全面分析。

素质目标：尊敬、爱护患者，体现 X 线防护观念；培养实事求是、科学、严谨的工作态度。

【任务导入 1】

患者，男，65 岁，有高血压病史，因琐事与家人争吵后，突然左侧肢体活动障碍 1 小时。急诊科医生建议行颅脑 CT 检查，结果如下（图 8 - 1 - 1）。

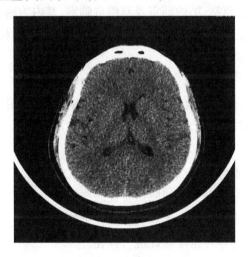

图 8 - 1 - 1 颅脑 CT 平扫

影像表现 脑实质内未见异常密度影，脑室系统无扩张，脑沟、脑裂无增宽，中线结构居中。

影像诊断 颅脑 CT 平扫未见异常。

【任务实施与分析】

一、颅脑 CT 检查技术

通过窗口技术的应用，CT 可以显示各种正常的脑组织结构，对于这些组织的病理变化，可以通过密度的改变和形态的异常表现出来，主要有以下几种扫描技术。

1. 平扫

颅脑常规横断扫描的角度大多取听眦线，扫描范围从枕骨大孔到颅骨上缘。重点观察后颅窝的扫描，角度多取听眶上线，以更清楚地显示后颅窝的解剖。螺旋 CT 可以一次横断扫描之后用 MPR 方式重组所需要的切面,使患者减少一半的辐射剂量。

2.增强扫描

增强扫描有利于检出平扫难以确认或无法发现的病灶,确定其部位和范围;增加不同病理组织间的密度差别,判断病理组织的性质。

3.CT 动脉血管成像(CTA)

高速率注射对比剂后,在适当的时间扫描整个颅脑,然后通过图像后处理技术以二维或三维显示颅内动脉系统,判断动脉血管的狭窄、扩张或畸形。本方法可以部分替代常规血管造影,用于疾病的诊断或筛选。同样方式扫描获得脑静脉系统的影像称为 CT 静脉成像(CTV)。

二、颅脑 CT 的正常表现

1.平扫

(1)脑实质分大脑额叶、颞叶、顶叶、枕叶、小脑及脑干。皮质密度略高于髓质,分界清楚。大脑深部的灰质核团密度与皮质相近,在髓质的对比下显示清楚。基底核团与周围白质、内囊统称为基底节区。

(2)脑室系统包括第三脑室、第四脑室及双侧侧脑室,其内为脑脊液,呈水样低密度。

(3)颅骨包括成对的顶骨、颞骨及不成对的额骨、筛骨、蝶骨、枕骨,均为高密度。颅底层面可见颈静脉孔、卵圆孔、破裂孔等。

2.增强扫描

脑实质仅见轻度强化,血管结构、垂体及脑膜等呈显著强化(图 8-1-2)。

三、颅脑基本病变的 CT 表现

1.平扫密度改变

(1)高密度病灶:见于血肿、钙化和富血管性肿瘤等。

(2)等密度病灶:见于某些肿瘤、血肿、血管性病变等。

(3)低密度病灶:见于炎症、梗死、水肿、囊肿、脓肿等。

(4)混合密度病灶:上述各种密度病灶混合存在。

2.增强扫描特征

(1)均匀性强化:见于脑膜瘤、转移瘤、神经鞘瘤、动脉瘤和肉芽肿等。

(2)非均匀性强化:见于胶质瘤、血管畸形等。

(3)环形强化:见于脑脓肿、结核瘤、胶质瘤、转移瘤等。

(4)无强化:见于脑炎、囊肿、水肿等。

3.脑结构改变

(1)占位效应:由颅内占位病变及周围水肿所致,局部脑沟、脑池、脑室受压变窄或闭塞,中线结构移向对侧。

(2)脑萎缩:范围可为局限性或弥漫性,皮质萎缩显示脑沟和脑裂增宽,脑池扩大,髓质萎缩显示脑室扩大。

(3)脑积水:交通性脑积水脑室系统普遍扩大,脑池增宽;梗阻性脑积水梗阻近侧脑室扩大,脑池无增宽。

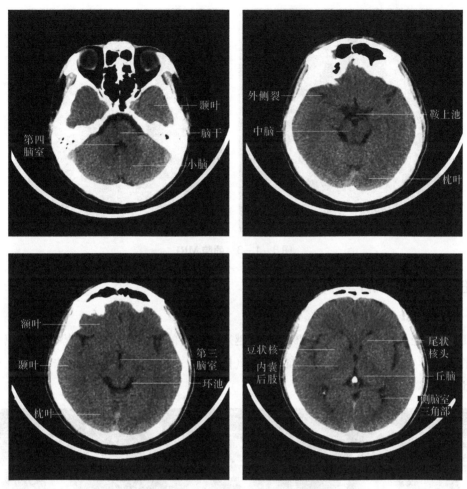

图 8-1-2　正常颅脑 CT 断层解剖图

4. 颅骨改变

(1)颅骨病变:如骨折、炎症和肿瘤等。

(2)颅内病变:如蝶鞍、内耳道和颈静脉孔扩大,可协助颅内病变的定位和定性诊断。

【讨论】

(1)针对任务导入病例中患者颅脑 CT 图像所提供的信息,临床医生应如何进行影像诊断分析?

(2)对于脑部疾病,如果想进一步明确检查,应采用哪种影像学检查方法?

【任务导入 2】

该患者入院后,症状进一步加重,又进行了颅脑 MRI 检查,结果如下(图 8-1-3)。

影像表现　右侧放射冠区见斑片状略长 T_1 和长 T_2 信号影,Flair 序列像呈高信号,DWI 序列像呈高信号,大小约 1.0cm,ADC 图呈低信号。脑室系统无扩张,脑沟、脑裂无增宽。中线结构居中。

影像诊断　右侧放射冠区急性梗死灶。

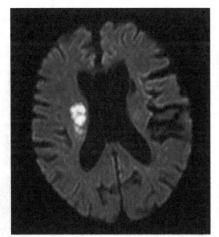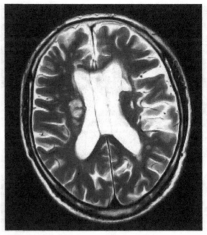

图8-1-3 颅脑MRI

【任务实施与分析】

一、颅脑MRI检查技术

MRI在神经系统疾病的影像诊断中占有越来越重要的地位,其主要优势是软组织分辨力高、无骨性伪影、多参数和多方位、功能性成像(图8-1-4),常用的检查方法有平扫、增强扫描、fMRI和MRA等。

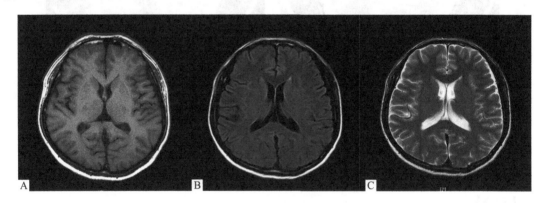

A. T_1WI;B. T_2WI - FLAIR;C. T_2WI。

图8-1-4 正常颅脑MRI

二、正常颅脑MRI表现

1. 平扫

(1)脑实质脑髓质T_1和T_2值较短,故T_1WI信号稍高于皮质,T_2WI信号稍低于皮质。脑内灰质核团的信号与皮质相似(图8-1-5)。

(2)脑室及蛛网膜下腔内含脑脊液,信号均匀,T_1WI为低信号,T_2WI为高信号,水抑制(FLAIR)序列为低信号。

(3)血管血液因"流空效应"在T_1WI和T_2WI上均呈低信号,当血流缓慢时则在T_2WI上呈高信号。

2. 增强扫描

脑组织的强化类似普通 CT 强化特点。

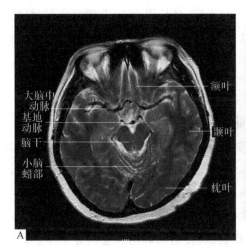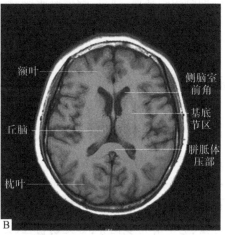

A. T_2WI；B. T_1WI。

图 8-1-5　正常颅脑 MRI 解剖示意图

三、颅脑 CT、MRI 检查技术的优缺点

颅脑 CT 已成为脑部检查的主要手段，结合增强扫描，可对大部分病变做出定位及定性诊断。颅脑 MRI 对中线结构、后颅窝和近颅底病变的显示较 CT 优越，功能性 MRI 更有利于占位病变的鉴别诊断，对肿物钙化的显示则劣于 CT。颅内炎症和脱髓鞘性病变，只能行 CT 和 MRI 检查，且 MRI 较 CT 更敏感。颅内出血，大多行 CT 检查，尤其是急性期出血 CT 优于 MRI，但慢性期出血呈等密度时，CT 不如 MRI，少量蛛网膜下腔出血 MRI 比 CT 敏感。

【讨论】

MRI 是否可以完全取代 CT，进行颅脑疾病的检查？

四、颅脑基本病变的 MRI 表现

1. 肿块

一般肿块含水量高，呈长 T_1 和长 T_2 信号改变；脂肪类肿块，呈短 T_1 和长 T_2 信号改变；含顺磁性物质肿块如黑色素瘤，呈短 T_1 和短 T_2 信号改变；钙化和骨化性肿块，呈长 T_1 和短 T_2 信号改变。

2. 囊肿

含液囊肿呈长 T_1 和长 T_2 信号异常，而含黏液蛋白和类脂性囊肿则呈短 T_1 长 T_2 信号异常。

3. 水肿

脑组织呈 T_1 和 T_2 值延长，T_1WI 呈低信号，T_2WI 呈高信号。

4. 出血

出血时的 MRI 表现因血肿时期而异。3 天内的急性血肿，其 T_1WI 和 T_2WI 呈等或稍低信号，MRI 上不易发现。3 天至 2 周内的亚急性血肿，其 T_1WI 和 T_2WI 血肿周围信号增高并向中心部位推进，周围可出现含铁血黄素沉积形成的低信号环；2 周以上的慢性血肿，其 T_1WI 和

T_2WI 均呈高信号,周围低信号环更加明显。

5. 梗死

急性期脑组织缺血、缺氧,继发脑水肿、坏死和囊变,呈长 T_1 和长 T_2 异常信号;纤维修复期呈长 T_1 和短 T_2(或长 T_2)信号。脑结构的 MRI 形态变化分析与 CT 相同。脑病变的增强 MRI 表现与 CT 相似。

【拓展阅读】

静息态脑功能磁共振成像

人脑是自然界进化最为复杂的产物,揭示脑的奥秘是当代自然科学面临的重大挑战之一。近年来,随着脑成像技术及神经科学的发展,人们对脑的研究已不再局限于解剖定位,更多的是对脑功能活动基本过程的深入研究。功能磁共振成像技术是 20 世纪 90 年代以后发展起来的一项新技术,它结合了功能、影像和解剖三方面的因素,是一种在活体人脑中定位各功能区的有效方法,它具有诸多优势,如无创伤性、无放射性、较高的时间和空间分辨率、可多次重复操作等,因此,功能磁共振成像作为脑功能成像的首选方法已被较广泛应用。基于血氧水平依赖(blood oxygen – level dependent,BOLD)的功能磁共振成像(functional magnetic resonance imaging, fMRI)技术利用血流动力学中 BOLD 对比度增强原理对脑功能活动进行成像,是目前应用最为广泛的脑功能成像技术之一。

静息态功能磁共振成像(resting – state fMRI,rs – fMRI)兼有较高的空间分辨率和时间分辨率,数据易获取,容易推广,已成为研究脑功能的不可或缺的技术。rs – fMRI 目前已被广泛用于脑功能连接或网络分析,以及局部脑活动研究。常用低频振幅(amplitude of low – frequency fluctuation,ALFF)、分数低频振幅(fractional amplitude of low – frequency fluctuation,fALFF)、局部一致性(regional homogeneity,ReHo)来反映静息状态下大脑的自发活动情况。ALFF 能够反映静息状态下单个体素的 BOLD 信号在低频振幅(0.01~0.08 Hz)下,神经元自发的固有的活动;fALFF 类似于 ALFF,但其减少了生理性噪声的干扰,能更加敏感、特异地检测神经元自发性活动;ReHo 则提示单个体素的 BOLD 信号与周围体素活动的一致性。

我国学者基于已有的 fMRI 计算方法,研发了一系列具有重要国际影响力的 fMRI 脑影像计算分析和可视化软件,被国内外学者广泛应用于脑科学研究。如专门针对 rs – fMRI 脑局部指标和连接的计算工具 REST、RESTplus、REST – GCA。整合开发了流水线式脑影像数据分析软件平台 DPARSF 和脑成像数据分析工具包 DPABI。DPABI/DPARSF 数据分析平台融入了头动噪声去除、多重比较校正、数据标准化等方面的最新研究进展,并强调了重测信度和质量控制在脑成像数据处理中的影响,对 MRI 的数据处理进行了规范化。用户可以从扫描仪原始数据开始,通过开发的一站式解决方案,计算出最终的 rs – fMRI 指标。

目前,很多成像技术都可用于静息态下大脑功能网络的研究,而静息态功能磁共振成像技术由于具有无创伤性、实验任务简单、易重复等一系列优点,深受研究者们的青睐,成为当前大脑功能研究的主流技术。

节选自《磁共振成像》,2022. 13(10):23 – 36,有删改

任务 2　颅脑外伤

【任务目标】

知识目标：掌握常见颅脑外伤(脑挫裂伤、硬膜外血肿、硬膜下血肿)的影像征象；了解常用影像学检查方法在颅脑外伤诊断中的价值。

技能目标：能够对常见颅脑外伤典型病例的影像表现进行分析、诊断及初步的鉴别诊断。

素质目标：尊敬、爱护患者，体现 X 线防护观念；培养实事求是、科学、严谨的工作态度。

【任务导入1】

患者,男,59 岁,与人争吵时被木棍打伤头部,遂出现头痛、头晕,头皮下见血肿;血压 123/80mmHg。医生建议行颅脑 CT 检查,结果如下(图 8 - 2 - 1)。

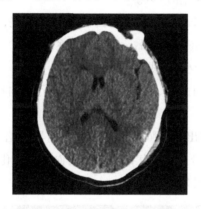

图 8 - 2 - 1　颅脑 CT 平扫

影像表现　左颞顶交界区见小片状高密度影,CT 值约 60Hu,其余脑实质内未见明显异常密度影。脑室系统内未见明显异常密度影。扫描所见颅骨未见明显骨折线影。左侧顶枕部见皮下血肿。

影像诊断　左颞顶交界区脑挫裂伤。

【任务实施与分析】

一、脑挫裂伤的疾病概要

脑挫裂伤(cerebral contusion laceration)分为脑挫伤与脑裂伤,前者是外伤引起的皮质与深层的散在小出血灶、脑水肿和脑肿胀,后者则是脑及软脑膜血管破裂,两者多同时发生,故称脑挫裂伤。

脑性裂按病理特点可分三期。①早期:伤后数日内,脑组织以出血、水肿、坏死为主要变化。镜下显示神经细胞变性消失、髓鞘崩解脱失、星形细胞变性等。②中期:伤后数日至数周,逐渐出现修复性病理变化。坏死区组织液化,逐渐由瘢痕组织修复。蛛网膜因出血机化增厚,并与脑粘连。镜下显示,小的病灶由胶质细胞增生修复,大的病灶由肉芽组织修复。③晚期:

经历数月至数年,小病灶由瘢痕修复,大病灶偶尔可形成囊腔;相邻脑组织萎缩,脑膜增厚与脑粘连。

本病临床多表现为伤后头痛、恶心、呕吐和意识障碍,有或无神经系统定位体征及生命体征的变化,多有蛛网膜下腔出血表现。病情轻重与脑挫裂伤的部位、范围和程度直接相关。

二、脑挫裂伤的影像表现

1. CT 表现

临床发生颅脑损伤时,首选颅脑 CT 进行检查。

(1)损伤区可见局部低密度改变,其大小可从几厘米至全脑,形态不一,边缘模糊,约有1/3 为多发病灶。低密度区数天至数周后,有些可以恢复至正常脑组织密度,有些进一步发展为更低密度区,提示脑组织软化。挫裂伤重而且范围大,晚期可出现脑内软化灶。

(2)散在点片状出血。位于低密度区内,形态常不规则,有些可融合为较大血肿。3~7 天开始吸收,1~2 月完全吸收为低密度区。

(3)占位及萎缩表现。挫裂伤范围越大,占位效应越明显,表现为同侧脑室受压,中线结构移位,重者出现脑疝。水肿高峰期过后,占位征象逐渐减轻,后期出现脑萎缩征象。广泛性脑萎缩表现为患侧半球体积变小,中线结构移向患侧。

(4)合并其他征象,如脑内血肿、脑外血肿、颅骨骨折、颅内积气等。

2. MRI 表现

MRI 表现常随脑水肿、脑出血和脑挫裂伤的程度而异。脑水肿其 T_1 和 T_2 弛豫时间延长,T_1WI 为低信号,T_2WI 为高信号。点片状出血与脑出血信号变化一致。晚期,脑挫裂伤可以不留痕迹,也可以形成软化灶(图 8-2-2)。

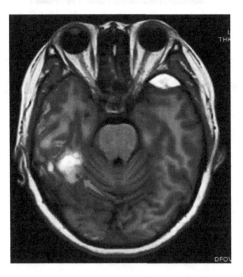

图 8-2-2 脑挫裂伤 MRI 表现

T_1WI:右侧颞顶叶见片状短 T_1 信号影,边界不清;左侧颞部见梭性短 T_1 信号影。

【讨论】

(1)患者经治疗后头痛伴恶心、呕吐,呈喷射样,应进行哪项检查,简单描述发生病情变化的发病机制?

(2)若患者复查颅脑 CT 发现颅内血肿,此时影像学应描述哪些特点?

【任务导入 2】

患者,男,58 岁,晨起锻炼时被汽车撞伤,意识呈昏迷状态,头部皮下见血肿。血压 123/80mmHg。医生建议行颅脑 CT 检查,结果如下(图 8-2-3)。

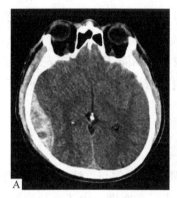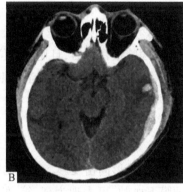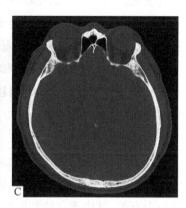

A、B. 软组织窗;C. 骨窗。

图 8-2-3 颅脑 CT 平扫

影像表现 右侧颞部颅骨内板下见梭性高密度影,CT 值约 62Hu,最大长径约 6.2cm,最大厚径约 2.1cm。左侧颞部颅骨内板见弧形高密度影,CT 值约 53Hu,最大厚径约 1.2cm。左侧颞叶见小片状高密度影,大小约 1.5cm×1.2cm,CT 值约 62Hu,周围见环状低密度影。中线无移位。右侧颞骨见线状骨折线影。

影像诊断 右侧颞部硬膜外血肿;左侧颞部硬膜下血肿;左颞叶脑挫裂伤;左颞骨骨折。

【任务实施与分析】

一、颅内脑外血肿的疾病概要

1. 分类

颅脑损伤后按血肿形成的部位不同,可分为硬膜外血肿(epidural hematoma)、硬膜下血肿(subdural hematoma)和脑内血肿等,硬膜外血肿、硬膜下血肿为脑外血肿。按其病程和血肿形成的时间不同,可分为急性、亚急性和慢性血肿。

2. 病理改变

(1)硬膜下血肿颅内出血积聚于硬脑膜与蛛网膜之间,常为减速性头外伤所致,无颅骨骨折或骨折仅位于暴力部位。其血源多为脑对冲伤处的静脉、小动脉,或由大脑向上矢状窦汇入的桥静脉撕裂出血。硬膜下血肿居于脑凸面硬膜与蛛网膜之间,由于蛛网膜无张力,与硬脑膜结合不紧密,故血肿范围较广,形状多呈新月形或半月形,可掩盖整个大脑半球。

(2)硬膜外血肿颅内出血积聚于颅骨与硬脑膜之间,发病率仅次于硬膜下血肿,其中急性约占 85%,亚急性约占 12%,慢性约占 3%。硬膜外血肿多发生于头颅直接损伤部位,常为加速性头颅伤所致,损伤局部多有骨折,骨折线常越过硬脑膜中动脉或其分支,其血源以动脉性出血为主,也有静脉窦损伤出血或骨折处板障静脉出血。因硬膜与颅骨粘连紧密,故血肿的范围局限,形成双凸透镜形。

3.临床表现

临床上,急性硬膜下血肿的病程短,症状重且迅速恶化,多数为持续性昏迷,且进行性加重,很少有中间清醒期,局灶性体征和颅内压增高症状出现早,生命体征变化明显,较早出现脑疝与去大脑强直。亚急性硬膜下血肿与急性硬膜下血肿相似,唯症状出现较晚。慢性硬膜下血肿临床特点是有轻微头外伤史,经过至少3周以上时间逐渐出现颅内压增高症状,呈慢性过程,出现类似相应部位脑内肿瘤的症状。

硬膜外血肿可继发于各种类型的颅脑损伤之后,且血肿部位各不相同,因此临床表现不尽一致。头外伤后原发昏迷时间较短,再度昏迷前可有中间清醒期,可有脑受压症状和体征。严重者出现脑疝。

二、CT 表现

1.硬膜下血肿

急性期血肿表现为颅骨内板下方新月形高密度影。血肿的密度不均匀与血清渗出和脑脊液相混有关,其中亚急性和慢性硬膜下血肿,可表现为高、等、低或混杂密度。由于血块沉淀,血肿上方为低密度,下方密度逐渐升高。血肿范围广泛,不受颅缝限制。增强扫描常可借强化的皮层、脑表面静脉或血肿包膜勾画出血肿轮廓。

2.硬膜外血肿

急性期血肿表现为颅骨内板下双凸透镜形高密度影,密度多均匀,边界锐利。亚急性和慢性期,可表现为高、等、低或混杂密度。血肿范围一般不跨越颅缝。可见占位效应,中线结构移位,侧脑室受压、变形和移位。若伴有骨折,骨窗显示更加清晰。血肿压迫邻近的脑血管,可出现脑水肿或脑梗死,CT表现为血肿邻近脑实质局限性低密度区。

【讨论】

硬膜外血肿与硬膜下血肿的 CT 鉴别诊断要点有哪些?

任务3 脑血管疾病

【任务目标】

知识目标:掌握常见脑血管疾病(高血压性脑出血、蛛网膜下腔出血、脑梗死、动静脉畸形)的影像征象;了解常用影像学检查方法在脑血管疾病诊断中的价值。

技能目标:能够对常见脑血管疾病典型病例的影像表现进行分析、诊断及初步的鉴别诊断。

素质目标:尊敬、爱护患者,体现 X 线防护观念;培养实事求是、科学、严谨的工作态度。

【任务导入1】

患者,女,67 岁,与家人争吵后突然晕倒,意识不清,血压 155/95mmHg。医生建议行颅脑

CT 检查,结果如下(图 8 - 3 - 1)。

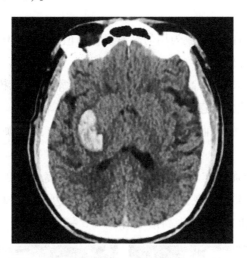

图 8 - 3 - 1　颅脑 CT 平扫

影像表现　右侧基底节区见椭圆形高密度影,边界清晰,最大截面约 3.5cm × 4.2cm,CT 值约 64Hu。脑室系统未见明显异常密度影。中线结构无移位。

影像诊断　右侧基底节区脑出血。

【任务实施与分析】

一、脑出血的疾病概要

颅内出血主要包括高血压性脑出血(hypertensive cerebral hemorrhage)、动脉瘤破裂出血、脑血管畸形出血、脑梗死或脑栓塞后再灌注所致的出血性脑梗死等。年龄较大的儿童和青壮年以脑血管畸形出血多见,中年以上动脉瘤破裂出血多见,而老年人则以高血压性脑出血最常见。颅内出血多起病急,病情重,仅根据临床表现常难与缺血性脑血管病相鉴别,诊断主要依靠影像学检查。任务导入病例为高血压性脑出血。

(1)急性期:血肿内含新鲜血液或血块,周围脑组织有一定程度的软化,还可有点状出血。

(2)吸收期:血肿内红细胞破坏,血块液化。血肿周围出现吞噬细胞,并逐渐形成含有丰富毛细血管的肉芽组织。

(3)囊变期:坏死组织被清除,缺损部分由胶质细胞及胶原纤维形成瘢痕。血肿可由此类组织所填充,血肿大时则遗留囊腔。这与脑软化相同,唯一特点是血红蛋白产物长久残存于瘢痕组织中,使该组织呈现棕黄色。

脑出血常因情绪激动、体力活动和过度疲劳等因素诱发。通常起病急骤,常有剧烈头痛、频繁呕吐等表现,病情迅速恶化。根据出血部位、出血量等不同,可在数分钟至数小时内出现不同程度的意识障碍,一般在 24 小时内达到高峰。如脑出血破入脑室,或并发脑干出血,可转入深昏迷状态,并有明显生命体征变化。高血压脑出血的神经体征,随出血的部位不同而异。

二、脑出血的影像表现

1. CT 表现

（1）发病时间＜1周的血肿一般为均匀高密度,CT 值为 60～80Hu,呈肾形、类圆形或不规则形,周围可有水肿及占位效应。

（2）发病时间为 2 周～2 个月高密度血肿呈向心性缩小,边缘模糊,第 4 周血肿变为等密度或者低密度,水肿及占位效应逐渐减轻,增强扫描可见环状强化。

（3）发病时间＞2 个月的小血肿由胶质和胶原纤维愈合,大的则残留囊腔,呈脑脊液密度。

2. MRI 表现

（1）急性期（＜3 天）:血肿在 T_1WI 为等信号,T_2WI 由高信号变为低信号。

（2）亚急性期（3 天～4 周）:亚急性早期,T_1WI 为周边高信号环,中心低信号,T_2WI 为低信号;亚急性晚期,T_1WI 和 T_2WI 均为高信号（图 8-3-2）。

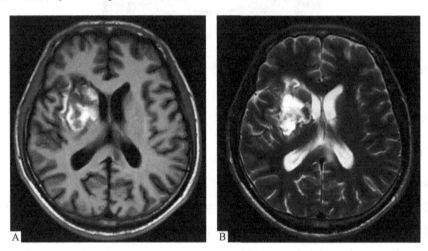

A. T_1WI;B. T_2WI:右侧基底节区见片状混杂 T_1、T_2 信号影,边界不清。

图 8-3-2 脑出血 MRI

（3）慢性期（＞4 周）:T_1WI 为低信号,T_2WI 为高信号,血肿周围 T_2WI 可见低信号的含铁血黄素环。

【讨论】

（1）脑内高密度影常见于哪些疾病? 鉴别要点是什么?

（2）该患者在下一步治疗过程中应进行哪项检查,有助于临床诊断与治疗?

（3）若患者经治疗后出现意识障碍加重,一侧瞳孔散大,则该患者的病情有可能出现了哪些变化? 影像表现会是什么特点?

【任务导入 2】

患者,男,64 岁,突感头痛,伴恶心、呕吐,呕吐物为胃内容物。医生建议进行颅脑 CT 检查,结果如下（图 8-3-3）。

影像表现 脑实质内未见明显异常密度影。双侧前纵裂池、环池、鞍上池及部分脑沟内见多发条状高密度影,CT 值约 66Hu。脑室内未见明显异常密度影。颅骨未见明显骨折线影。

影像诊断 蛛网膜下腔出血。

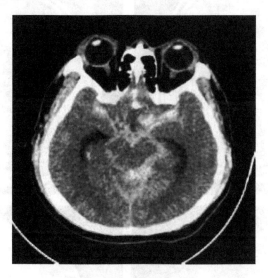

图 8-3-3 颅脑 CT 平扫

【任务实施与分析】

一、蛛网膜下腔出血的疾病概要

蛛网膜下腔出血(subarachnoid hemorrhage,SAH)是由于颅内血管破裂,血液进入蛛网膜下腔所致。有外伤性和自发性两种,其中自发性蛛网膜下腔出血以颅内动脉瘤、高血压动脉硬化和动静脉畸形最多见。本病临床常表现为三联征,即剧烈头痛、脑膜刺激征和血性脑脊液。

二、蛛网膜下腔出血的影像表现

1. CT 表现

CT 直接征象表现为脑沟、脑池密度增高,出血量大时呈铸型。大脑前动脉破裂时,血液多积聚于视交叉池、侧裂前部。大脑中动脉破裂时,血液多积聚于一侧的外侧裂附近,亦可向内流。颈内动脉破裂时,血液也以大脑外侧裂为多。椎基底动脉破裂时,血液主要积于脚间池和环池。间接征象有脑积水、脑水肿、脑梗死、脑内血肿、脑室内出血、脑疝等。

2. MRI 表现

24 小时内的急性蛛网膜下腔出血在 T_1WI 和质子密度像上可呈比脑脊液稍高的信号影,T_2WI 呈比脑脊液稍低的信号影,但敏感性不如 CT。亚急性期可在蛛网膜下腔内出现局灶性短 T_1 信号影。慢性期则在 T_2WI 上出现含铁血黄素沉积形成的低信号影,较具特征性。

【任务导入3】

患者,男,66 岁,突发一侧肢体活动不灵,言语不清,家属紧急送医后,医生要求行颅脑 MRI 检查,结果如下(图 8-3-4)。

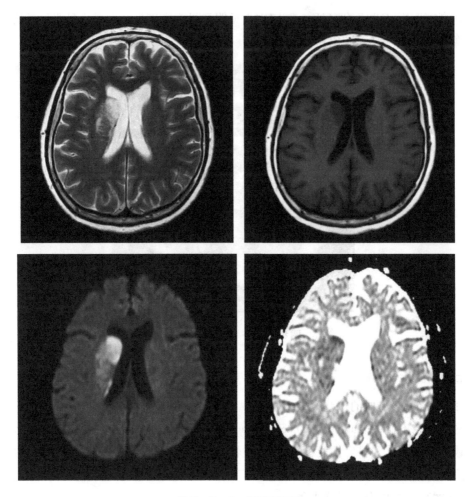

图 8 −3 −4　颅脑 MRI

影像表现　右侧基底节区见片状略长 T_1、T_2 信号影,边界欠清,FLAIR 序列为略高信号,DWI 序列为高信号,ADC 图为低信号。脑室系统未见明显异常信号影。中线结构无移位。

影像诊断　右侧基底节区急性脑梗死。

【任务实施与分析】

一、脑梗死的疾病概要

脑梗死(cerebral infarction)是一种缺血性脑血管疾病,其发病率在脑血管病中占首位,可分为脑动脉闭塞性脑梗死和腔隙性脑梗死。脑动脉闭塞性脑梗死的主要病因是大脑的大或中等管径的动脉粥样硬化,继发血栓形成,导致管腔狭窄、闭塞,其中以大脑中动脉闭塞最多见,其次为大脑后动脉、大脑前动脉以及小脑的主要动脉闭塞,引起病变血管供应区域的脑组织坏死。多见于 50 ~ 60 岁以上患有动脉硬化、糖尿病、高脂血症者,常于休息或睡眠时起病。

脑梗死发生后 4 ~ 6 小时,脑组织发生缺血与水肿,继而脑组织出现坏死。1 ~ 2 周后,脑水肿逐渐减轻,坏死脑组织液化,梗死区出现吞噬细胞浸润,清除坏死组织,同时有胶质细胞增生和肉芽组织形成。8 ~ 10 周后,形成含液体的囊腔,即软化灶。少数缺血性脑梗死在发病

24～48 小时后,可因再灌注而发生梗死区内出血,转为出血性脑梗死。

脑梗死的临床表现依梗死区部位不同而异,常见临床表现有偏瘫、偏身感觉障碍、偏盲、失语等,小脑或脑干梗死时常有共济失调、吞咽困难、呛咳等症状。

二、脑梗死的影像表现

1. CT 表现

脑梗死在 24 小时内,CT 检查可不被发现,或仅显示模糊的低密度区。部分病例可于早期显示动脉致密征(大脑中动脉或颈内动脉等较大动脉某一段,由于栓塞或血栓形成而密度增高),大脑中动脉闭塞的早期可出现岛带区(脑岛、最外囊和屏状核)灰白质界面丧失,此即岛带征。24 小时后,CT 检查可显示清楚的低密度区,其特点是低密度区的范围与闭塞血管供血区相一致,同时累及皮质和髓质。脑梗死 2～3 周,CT 扫描可出现模糊效应,即 CT 平扫病灶为等密度,分辨困难。这是因为脑水肿消失而吞噬细胞浸润,使组织密度增加。脑梗死后期,坏死组织清除,形成囊腔,CT 显示密度更低。

2. MRI 表现

在梗死 6 小时之内,由于细胞毒性水肿,弥散成像可发现异常高信号,此后发生血管源性水肿、细胞死亡、髓鞘脱失、血脑屏障破坏,T_1 与 T_2 延长。梗死 1 天后至第 1 周末,水肿进一步加重,占位效应更明显。梗死区仍呈长 T_1 和长 T_2 信号。但与以前相比(梗死第 1 天),T_1 渐渐变短,这是由于水肿区蛋白含量升高之故。有时还可见病变动脉实变或流空消失。梗死后期,小的病灶可以不显示,主要表现为局灶脑萎缩,大的病灶形成软化灶,T_1 与 T_2 显著延长,类似脑脊液。

【讨论】

可疑颅脑急性梗死的患者应进行什么检查? 原因是什么?

【任务导入 4】

患者,男,32 岁,被发现意识不清、肢体抽搐 3 天。医生建议行颅脑 MRI 和 MRA 检查,结果如下(图 8 - 3 - 5)。

影像表现　左侧额叶可见片状不规则异常信号影,T_1WI 序列可见片状低信号,T_2WI 呈高低混杂信号,其内见多发流空血管影。颅脑 MRA 示左侧额部局部可见迂曲增粗的血管影,部分与左侧大脑前动脉、大脑中动脉远端关系较密切。

影像诊断　右侧额叶异常信号,符合脑血管畸形 MRI 表现。

【任务实施与分析】

一、动静脉畸形的疾病概要

脑血管畸形(cerebral vascular malformation)为先天性脑血管发育异常,一般分为四种基本类型,即动静脉畸形(AVM)、毛细血管扩张症、海绵状血管瘤和静脉畸形。其中动静脉畸形最多见,可发生于颅内任何部位,但常见于大脑中动脉分布区的脑皮质,亦可发生于侧脑室、硬脑膜、软脑膜、脑干和小脑。病变中畸形血管粗细不等呈团块状,有时可见动脉与静脉直接相通。有些部位还可以有脑水肿、梗死、钙化和出血。动静脉畸形的主要临床表现有出血、头痛和癫痫。此外,还可见颅内压增高、颅内血管杂音、突眼、精神症状和颅神经症状等。

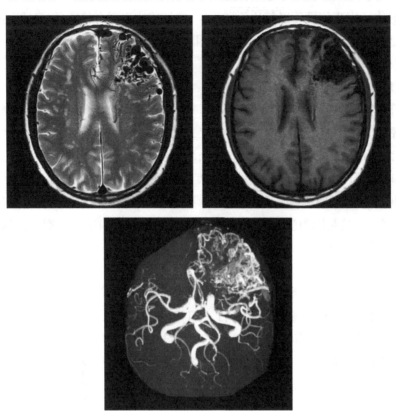

图 8 - 3 - 5　颅脑 MRI、MRA

二、动静脉畸形的影像表现

1. CT 表现

CT 平扫常表现为边界不清的混杂密度病灶,其中可有等或高密度点状、线状血管影以及高密度钙化和低密度软化灶。无出血时,病变周围无脑水肿,也无占位表现。周围脑组织常有脑沟增宽等脑萎缩改变。增强扫描可见点状、条状血管强化影,亦可显示粗大引流血管。

2. MRI 表现

动静脉畸形的血管成分在 T_1WI 和 T_2WI 均表现为低或无信号区,AVM 的回流静脉由于血流缓慢,T_1WI 为低信号,T_2WI 为高信号,供血动脉表现为低或无信号区。增强扫描能更清楚地显示血管。病变区内常见到新鲜或陈旧的局灶性出血信号,周围脑组织萎缩,其中可有长 T_2 信号胶质增生灶。MRA 可直接显示出 AVM 的供血动脉、异常血管团引流静脉及静脉窦。

【讨论】

脑血管畸形的常规检查手段有哪些? 各有哪些优缺点?

任务 4　颅内肿瘤

【任务目标】

知识目标：掌握常见颅内肿瘤(胶质瘤、脑膜瘤、垂体腺瘤)的影像征象；了解常用影像学检查方法在颅内肿瘤诊断中的价值。

技能目标：能够对常见颅内肿瘤典型病例的影像表现进行分析、诊断及初步的鉴别诊断。

素质目标：尊敬、爱护患者，体现 CT 检查防护观念；培养实事求是、科学、严谨的工作态度。

【任务导入 1】

患者,女,35 岁,头晕 1 月余。医师建议行颅脑 MRI 检查,结果如下(图 8 - 4 - 1)。

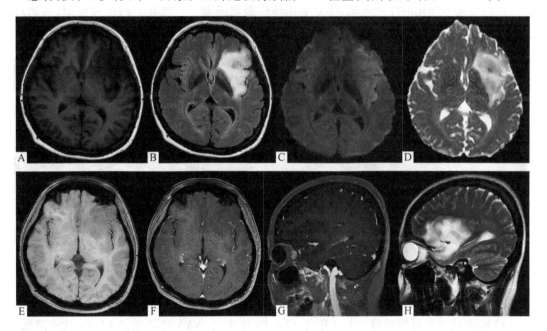

A. T_1WI；B. FLAIR；C. DWI；D. ADC；E. 平扫；F. 增强扫描(轴位)；G. 增强扫描(矢状位)；H. T_2WI。

图 8 - 4 - 1　颅脑 MRI

影像表现　左侧额叶、颞叶皮层下白质区可见斑片状长 T_1 和长 T_2 信号影,FLAIR 序列为高信号,DWI 序列信号略增高,增强扫描无明显强化,其内血管走行较自然。脑室系统未见明显异常。脑沟、脑裂未见明显增宽、加深。中线结构无移位。

影像诊断　左侧丘脑、基底节区、颞叶星形细胞瘤。

【任务实施与分析】

一、星形细胞瘤的疾病概要

胶质瘤(glioma)是神经系统最常见的原发肿瘤,又称神经上皮肿瘤,包括星形细胞瘤(as-

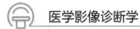

trocytoma)、少突胶质细胞瘤、室管膜瘤、髓母细胞瘤等,其中,星形细胞瘤最为常见。星形细胞瘤根据其恶性程度分为三类,即低级(良性)星形细胞瘤、间变性(恶性)星形细胞瘤和多形性胶质母细胞瘤。

星形细胞瘤的首发症状与肿瘤的大小、位置、水肿等因素有关,最常见的是局部神经功能障碍,其次为癫痫发作。此外,头痛也较常见,可能与颅内压增高有关。

二、星形细胞瘤的影像表现

(1)低级星形细胞瘤在 CT 图像上表现为不规则形态的均质低密度肿块,主要位于白质内,有轻度占位效应,增强扫描无明显强化。MRI 检查见 T_1WI 低信号、T_2WI 高信号的不规则形态肿块,信号较均匀,有轻度占位效应,无强化。

(2)间变性星形细胞瘤与低级星形细胞瘤比较,肿瘤密度(信号)不均匀,边界不清晰,占位效应较重,增强扫描后可见不均匀强化。

(3)多形性胶质母细胞瘤的密度(信号)很不均匀,强化后大多数为肿块样强化,边界较为清楚,其内可见不强化的坏死区域,部分呈花环样强化或薄壁样强化。占位效应重,可通过胼胝体向对侧浸润(图 8-4-2)。

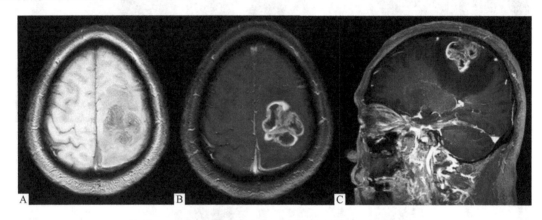

A. T_2WI;B. 增强扫描(轴位);C. 增强扫描(矢状位):见左侧额顶叶花环状强化病灶。

图 8-4-2　胶质母细胞瘤

(4)MRS 成像可见胆碱峰(Cho)升高,Cho/Cr 比率高,NAA 峰降低,NAA/Cr 比率降低,乳酸峰升高(肿瘤坏死区/囊变区),脂质峰升高。

【讨论】

(1)任务导入病例中星形细胞瘤的良性或恶性分型哪种可能性较大?

(2)星形细胞瘤需与哪些疾病相鉴别?

【任务导入2】

患者,女,58 岁,间断性头痛 10 余年,加重 3 个月。医生建议行颅脑 MRI 检查,结果如下(图 8-4-3)。

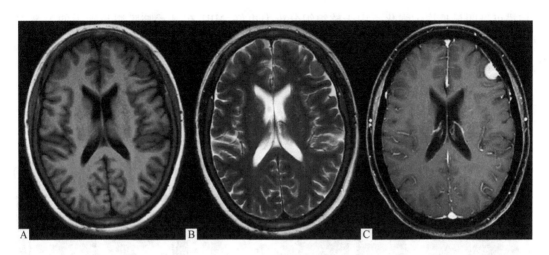

A. T₁WI；B. T₂WI；C. 增强扫描。

图 8 - 4 - 3　颅脑 MRI

影像表现　左额骨内板下见类圆形略长 T_1，等低 T_2 信号影，边界清，增强扫描可见明显强化，邻近颅骨见脑膜尾征，余脑实质内未见明显异常强化灶。脑室系统未见明显异常。中线结构无移位。

影像诊断　左额部脑膜瘤。

【任务实施与分析】

一、脑膜瘤的疾病概要

脑膜瘤(meningioma)被认为起源于蛛网膜颗粒的脑脊膜细胞。肿瘤包膜完整，呈球形，可有钙化或骨化，邻近的骨质多有改变，大多由颈外动脉参与供血。

患者后期颅内压增高，主要表现为头痛，严重的可有恶心、呕吐，神经系统检查可以有局部的定位症状和体征，常伴有视盘水肿。

二、脑膜瘤的影像表现

1. CT 表现

CT 平扫大多为均匀的高密度结节，边界清晰，宽基底附着于脑膜，瘤体内可见钙化斑点。肿瘤附着处骨质改变是一个很有特征性的现象。由于脑膜瘤没有血脑屏障的障碍，所以增强扫描可见明显且均匀强化。

2. 脑血管造影

可见参与肿瘤供血的颈外动脉的分支(大多数为脑膜中动脉)远端逐渐增粗直到瘤区，而且这些动脉充盈早于其他正常动脉，可见到边界清晰，密度均匀的肿瘤染色，瘤体内对比剂滞留。

3. MRI 表现

MRI 检查可见 T_1WI 大多为等信号，少数为低信号，T_2WI 多为等信号或者轻度高信号，增强扫描可见明显且均匀强化。由于软组织分辨力更好,MRI 在显示脑膜瘤与硬膜的关系方面要优于 CT,常见到肿瘤与硬膜的交界处有一尾状强化带,称为脑膜尾征。

【讨论】

(1)脑膜瘤的常见发病部位有哪些?

(2)脑内、外肿瘤的鉴别诊断要点是什么?

【任务导入3】

患者,男,64 岁,阵发性头晕 1 月余。医生建议行垂体 MRI 检查,结果如下(图 8 - 4 - 4)。

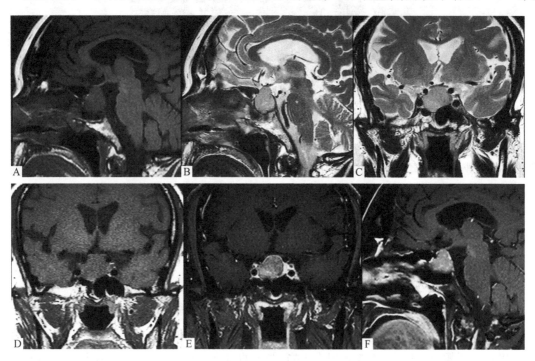

A. T_1WI;B. T_2WI(矢状位);C. T_2WI(冠状位);D. T_1WI 冠状位;E. 增强扫描(冠状位);F. 增强扫描(矢状位)。

图 8 - 4 - 4　颅脑 MRI

影像表现　蝶鞍扩大,鞍内及鞍上见"雪人样"等 T_1、略长 T_2 信号影,边界尚清,增强扫描呈轻中度不均质强化,低于垂体柄强化,矢状位示最大截面约 1.9cm×2.1cm,垂体柄无明显增粗,向左侧移位,视交叉受压向上移位,病变向右侧海绵窦生长,右侧颈内动脉部分被包绕,左侧海绵窦未见异常。

影像诊断　垂体腺瘤。

【任务实施与分析】

一、垂体腺瘤的疾病概要

垂体腺瘤(pituitary adenoma)是蝶鞍区常见的肿瘤,约占颅内肿瘤的 10%,以成人多见。垂体腺瘤来源于垂体前叶细胞,根据有无分泌功能,分为无分泌性腺瘤和分泌性腺瘤,而直径小于 1cm 的称为垂体微腺瘤。

无分泌性腺瘤的临床表现在压迫视交叉及导致脑积水后才出现,表现为颞侧偏盲和头痛。分泌性腺瘤的临床表现取决于分泌激素的种类,如催乳素腺瘤主要导致闭经和泌乳,生长激素腺瘤可引起肢端肥大症和巨人症,促肾上腺皮质激素腺瘤主要导致库欣综合征。

二、垂体腺瘤的影像表现

1. CT 表现

大腺瘤主要表现为横断图像上鞍上池内的圆形结节,多数为均质等密度,少数为等低混杂密度,蝶鞍扩大。冠状图像可见鞍底下凹,骨质变薄或侵蚀。增强扫描可见瘤体明显强化。

微腺瘤主要依靠冠状增强扫描,强化后微腺瘤表现为垂体局部高度超过正常值(男性6mm,女性7mm),垂体内低密度区。同时可以看到腺瘤所在部位的鞍底或局限性轻度下凹或变薄,或被侵蚀,垂体柄的根部被推向健侧。

2. MRI 表现

在 T_1WI 上,多为等低信号,少数为低信号,T_2WI 上多为等信号或者轻度高信号,增强扫描可见均匀强化。

任务5 椎管内肿瘤

【任务目标】

知识目标:掌握常见椎管内肿瘤(室管膜瘤、脊膜瘤)的影像征象;熟悉正常脊髓和椎管内结构的影像;了解常用影像学检查方法在椎管内肿瘤诊断中的价值。

技能目标:能够对常见椎管内肿瘤典型病例的影像表现进行分析、诊断及初步的鉴别诊断。

素质目标:尊敬、爱护患者,体现 X 线防护观念;培养实事求是、科学、严谨的工作态度。

【任务导入1】

患者,男,62 岁,行走及坐立不稳一月余。四肢肌张力偏高,右上肢、前臂及手尺侧痛温觉减退,左上肢前臂及左手痛温觉减退。双侧肱二头肌反射及桡骨骨膜反射未引出,双侧踝阵挛阳性,右侧跟腱反射亢进,右膝跳反射亢进,双侧巴宾斯基征阳性。医生建议行颈椎 MRI 检查,结果如下(图 8 - 5 - 1)。

影像表现 $C_6 \sim T_2$ 层面脊髓增粗,髓内见片状长 T_1 和长 T_2 信号影,T_2WI 病变信号欠均匀,矢状位最大截面约 1.2cm×6.1cm,增强扫描未见明显强化。其上下方层面脊髓内见条带状长 T_1 和短 T_2 信号影,局部见小囊状长 T_2 信号影。$C_4 \sim C_7$ 椎间盘向后突出,相应层面硬膜囊受压。

影像诊断 颈髓室管膜瘤。

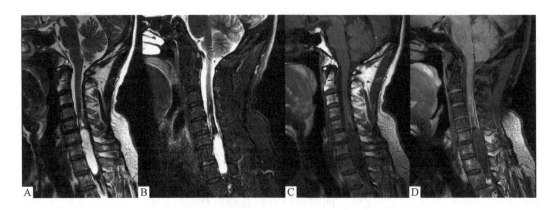

A. T_2WI；B. 压脂像；C. T_1WI；D. 增强扫描。

图 8 - 5 - 1　MRI 矢状位

【任务实施与分析】

一、脊髓和椎管内结构的常用影像学检查方法及正常影像表现

1. 脊髓和椎管内结构的正常 CT 表现

用适宜的软组织窗可以看到上颈段脊髓的大致轮廓，与周围脊蛛网膜下隙有一粗略的界限，而下颈段、胸腰段脊髓则难于分辨。CTM 检查能清楚显示正常脊髓、马尾和神经根。在 CTM 上，脊髓居中，两侧对称，在下颈段偏后而在胸段则偏前，这与脊柱生理的曲度有关。脊髓在环枕区呈近圆形，颈髓向下随着其前后径的减小而呈椭圆形。就整个颈髓而言，其上下较圆而中部最扁，胸腰段脊髓呈类圆形，其前后径及横径也最小。脊髓圆锥水平各径线略增大，以后逐渐变细而形成终丝。终丝与马尾不能区分，马尾神经在脊蛛网膜下隙呈匀称排列的多个圆点状低密度影。

2. 脊髓和椎管内结构的正常 MRI 表现

MRI 可以充分、连续地显示脊髓的全长及椎管前后缘的病变，特别是脊椎和椎间盘病变对脊髓的影响。在矢状面上可清楚显示脊髓始于枕大孔平面。颈髓边界清楚，在 $C_3 \sim T_2$ 之间前后径较大，为生理性膨大。胸髓呈厚度均一的带状向下延伸，由于胸椎生理性后突，胸髓的位置偏向椎管的前方。脊髓终止于圆锥，成人圆锥位于 L_1，12 岁以后的儿童，圆锥的位置通常不低于 L_2 水平。在 T_2WI 的矢状面像上，脊髓呈均匀的中等信号或低信号，其周围的脑脊液为高信号。在脊髓的中线可见一纵行的高信号细线状带影，宽约 1mm，为包绕中央管的中线灰质。

脊髓灰质在轴面上呈"H"形或蝴蝶状，其周围为白质束。"H"形中间的灰质联合，在中央管的前方或后方横过，在矢状面 T_2WI 上为高信号的细线状带影。

二、室管膜瘤的疾病概要

室管膜瘤（ependymoma）起源于脊髓中央管的室管膜细胞或终丝部位的室管膜残存物，好发于脊髓圆锥和终丝。患者以疼痛为最常见的首发症状，逐渐出现肿瘤节段以下的运动障碍和感觉异常，表现为肢体无力、肌肉萎缩和截瘫，肌张力和腱反射异常。

三、室管膜瘤的影像表现

1. CT 表现

病变多为低密度,对比增强后中央管周围轻度强化,这是室管膜瘤的特征改变。

2. MRI 表现

椎管内病变常首选 MRI 检查。脊髓内室管膜瘤使脊髓呈梭性肿大,可局限也可广泛。在 T_1WI 上瘤体表现为不均质低信号,边界欠清晰;T_2WI 表现为不均匀高信号(图 8 – 5 – 2),增强扫描可见肿瘤的实体部分大多都有明显强化。典型的室管膜瘤多伴发囊肿,发生在肿瘤内或肿瘤两端的脊髓内。

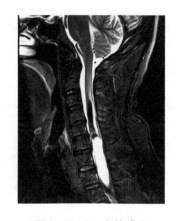

图 8 – 5 – 2　室管膜瘤

T_2WI:病灶上部见帽状短 T_2 信号影。

【讨论】

图 8 – 5 – 2 病例中"帽征"的病理基础是什么?

四、室管膜瘤的鉴别诊断

室管膜瘤与星形细胞瘤同属脊髓内肿瘤,常常需要鉴别诊断(表 8 – 5 – 1)。

表 8 – 5 – 1　室管膜瘤与星形瘤的区别

项目	室管膜瘤	星形细胞瘤
发病频率	成人第一位	儿童第一位,成人第二位
年龄分布	平均发病年龄为 43 岁	青年多见(低级别),其次为老年人(高级别)
好发部分	脊髓、马尾、终丝	颈髓、颈胸髓、胸髓、腰及马尾
一般特征	边界清,脊髓中央,短	长,边界不清
信号特征	头尾两端;囊变,出血帽征	长 T_1 和长 T_2,无强化(低级别);囊变、出血、坏死,不均匀强化(高级别);脊髓空洞症
强化方式	明显均匀强化	无强化,结节样强化,斑片样强化,不均匀弥漫强化

【任务导入 2】

患者,女,64 岁,左侧腰背部、腹部疼痛 3 月余,左侧腰部区域存在压痛。医生建议行胸腰椎 MRI 检查,结果如下(图 8 – 5 – 3)。

影像表现　$T_{9/10}$ 层面椎管内见类圆形等 T_1 等 T_2 信号结节影,边界清,增强扫描呈明显强化,大小约 1.1cm×1.2cm×1.7cm,胸髓明显受压变形,并向右侧移位。

影像诊断　脊膜瘤。

【任务实施与分析】

一、脊膜瘤的疾病概要

脊膜瘤(meningioma)起源于蛛网膜细胞,也可起源于蛛网膜和硬膜的间质成分。大多呈圆形或卵圆形,实性,质地硬,肿瘤的宽基底与硬脑膜连接紧密。本病和神经鞘瘤、神经纤维瘤同属于脊髓外硬膜内肿瘤,典型症状为神经根疼痛,随病情发展可出现肢体麻木、酸胀感或感

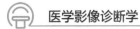

觉减退、瘫痪及膀胱、直肠功能障碍。

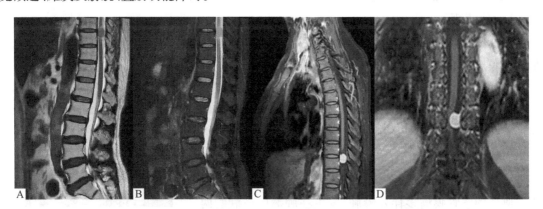

A. T₂WI;B. 压脂像;C. 增强扫描(矢状位);D. 增强扫描(冠状位)。

图 8 - 5 - 3 胸腰椎 MRI

二、脊膜瘤的影像表现

1. CT 表现

CT 椎管造影可见脊髓受压变形,向对侧移位,瘤体上下方的蛛网膜下腔增宽。

2. MRI 表现

矢状位和冠状位图像最适合显示脊膜瘤的特征性表现。瘤体呈圆形或椭圆形,信号均质,T_1WI 上肿瘤表现为与脊髓相近的均质等信号,边界清晰;T_2WI 大部分肿瘤表现为均质等信号,少部分呈略高信号,由于脑脊液高信号的衬托,脊髓受压变形和移位显示得更加清楚;增强后的 T_1WI 上肿瘤明显均质强化。

任务小结及评价   任务习题

项目 9

五官疾病的影像诊断

任务 1 眼和眼眶疾病

【任务目标】

知识目标:掌握眼和眼眶的基本解剖;掌握眼和眼眶常见疾病(眼眶炎性假瘤、眶内海绵状血管瘤、视网膜母细胞瘤)的影像征象;了解眼和眼眶疾病的常用影像学检查方法。

技能目标:能够对眼和眼眶常见疾病典型病例的影像表现进行分析、诊断及初步的鉴别诊断。

素质目标:尊敬、爱护患者,体现 X 线防护观念;培养实事求是、科学、严谨的工作态度。

【任务导入 1】

患者,男,32 岁,右侧眼眶外伤,肿痛。医生建议行眼眶 CT 检查,结果如下(图 9 - 1 - 1)。

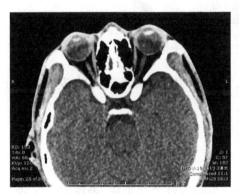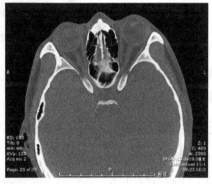

A.软组织窗;B.骨窗。

图 9 - 1 - 1 眼眶 CT 平扫

影像表现 双侧眼眶组成诸骨形态尚可,骨皮质连续,未见明显骨质断裂征象。双侧眼球形态可,未见明显异常密度影。双侧眼外肌及视神经未见明显异常。双侧眶周软组织未见明显异常。

影像诊断 双侧眼眶 CT 平扫未见异常。

【任务实施与分析】

眼眶的解剖结构

眼眶为四边锥体形骨性深腔,开口向前、向外,尖向后、向内。由额骨、筛骨、蝶骨、腭骨、泪骨、上颌骨和颧骨 7 块骨构成,成人眶深 40～50mm。

眼眶内容有:眼球、眶脂体、眼外肌、视神经、泪腺、血管、神经。

眼眶间隙有:眶隔前间隙、肌锥内间隙、肌锥外间隙、骨膜下间隙。

眼眶通道有:①眶上裂内有动眼、滑车、外展及眼神经以及眼静脉。②眶下裂与翼腭窝、颞下窝相通,有上颌神经、颧神经、蝶腭神经的眶支及眼下静脉吻合支经过。③视神经管沟通眶尖至颅中窝,内侧是蝶窦/后筛窦,通过视神经及其鞘、眼动脉。④筛前管和筛后管有鼻神经、筛前动脉、筛后动脉通过。⑤鼻泪管。⑥颧管。

【任务导入2】

患者,男,55岁,眼周不适或疼痛,球结膜充血水肿,眼睑皮肤红肿,视物模糊1个月。医生建议行眼眶CT检查,结果如下(图9-1-2)。

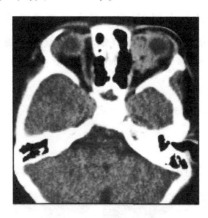

图9-1-2　眼眶CT平扫

影像表现　左侧眶内见不规则软组织影,密度不均匀、边缘不规则,与左侧眼球分界不清。

影像诊断　左侧眼眶炎性假瘤。

【任务实施与分析】

一、眼部炎性假瘤的疾病概要

眼部炎性假瘤(inflammatory pseudotumor)或称特发性眶部炎症,表现为急性、亚急性或慢性,可单侧或双侧交替发生。

急性期主要为水肿和轻度炎性浸润,亚急性和慢性期有大量纤维血管基质形成,病变逐渐纤维化,常多部位发生,包括肌炎、泪腺炎、巩膜周围炎、视神经鞘炎,多伴有脂肪炎性浸润。

急性眼部炎性假瘤一般发病急,可有眼周不适或疼痛、眼球转动受限、眼球突出、球结膜充血水肿、眼睑皮肤红肿、视力下降等;亚急性病例的症状和体征可于数周至数月内慢慢发生;慢性病例的症状和体征可持续数月或数年。该病激素虽经治疗有效,但易复发。

二、眼部炎性假瘤的影像表现

1. CT表现

(1)弥漫型:病变范围广,可表现为眼外肌增粗、泪腺增大、眼环增厚、视神经增粗,球后脂肪密度增高,眶内结构分界不清等。

(2)肿块型:边界清楚的软组织肿块,形态规则或不规则,轻、中度强化。

(3)泪腺炎型:泪腺弥漫性增大,可突出于眶缘,常无局部骨质破坏。

(4)肌炎型:一条或数条眼外肌增粗,以上直肌和内直肌多见,典型者为肌腱和肌腹同时增粗,边缘多模糊,不整齐。

(5)眶隔前炎型:表现为眼睑肿胀。

（6）巩膜周围炎型：表现为眼环增厚。

（7）视神经束膜炎型：表现为视神经增粗，边缘模糊。

2．MRI 表现

MRI 在反映假瘤的形态、部位、眶内结构的改变方面类似 CT，但在显示视神经、巩膜、眼睑和球后脂肪病变等方面优于 CT，对炎性假瘤侵犯眶外结构也比 CT 显示清楚。淋巴细胞浸润型炎性假瘤 T_1WI 呈低信号，T_2WI 呈高信号，较明显强化；硬化型炎性假瘤 T_1WI 和 T_2WI 呈低信号。

三、眼部炎性假瘤的鉴别诊断

有炎性假瘤的典型临床表现，激素治疗有效，结合 CT、MRI 的影像表现可做出正确诊断。少数临床和影像不典型者，应与眶内横纹肌肉瘤、眶内真性肿瘤、泪腺肿瘤、淋巴瘤和干燥综合征等病变相鉴别。弥漫型炎性假瘤与眼眶蜂窝织炎相鉴别时，可发现后者临床症状表现为急性炎症。肿块型、泪腺炎型炎性假瘤与实性肿瘤相鉴别时，可发现良性肿瘤多有完整包膜，恶性肿瘤边界不清，眶骨破坏。肌炎型炎性假瘤与 Graves 病相鉴别时，可发现后者以肌腹增粗为主，肌腱正常。

【讨论】

如何根据临床症状与影像表现来诊断眼眶炎性假瘤？

【任务导入3】

患者，女，36 岁，右侧眼球渐进性突出，视力减退。医生建议行眼眶 CT 检查，结果如下（图 9 – 1 – 3）。

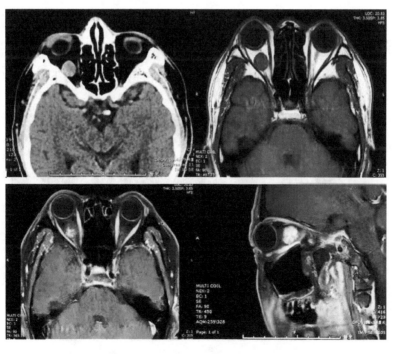

图 9 – 1 – 3　眼眶 CT 平扫、MRI 平扫及增强扫描

影像表现 右侧眶内类圆形肿物,边界清楚,密度均匀,眶外壁和眼环受压。增强扫描示病灶中央显著强化。延迟期肿瘤强化范围扩大,可见眶尖"空虚"征。

影像诊断 右侧眶内海绵状血管瘤。

【任务实施与分析】

一、眶内海绵状血管瘤的疾病概要

眶内海绵状血管瘤(orbital cavernous hemangioma)是眼眶内最常见的良性肿瘤,有完整的包膜,内有丰富的血窦,细小的供血动脉,血流缓慢。一般为类圆形单个肿瘤,多生长于肌锥内。好发于青壮年,以女性多见。本病常见渐进性眼球突出,为轴性眼突,不受体位影响,此外,还有不同程度的视力减退、眼球运动障碍。

二、眶内海绵状血管瘤的影像表现

1. CT 表现

肌锥内圆形、椭圆形占位,边界清,密度均匀,大多数与眼外肌呈等密度,偶见静脉石(多为引流静脉血栓机化形成)。可见眶尖"空虚"征,即肿瘤多不侵及眶尖脂肪,眶尖低密度区存在。"渐进性强化",即开始肿瘤内小点状强化,随时间延迟逐渐扩大,形成较均匀的显著强化,但随时间延长密度减低。相邻骨质可受压变薄。

2. MRI 表现

与眼外肌相比,T_1WI 呈低或等信号,T_2WI 呈高信号,信号均匀。MRI 动态增强扫描可显示"渐进性强化"征象。

三、眶内海绵状血管瘤的鉴别诊断

依据眶内海绵状血管瘤呈"渐进性强化"的特点,可做出正确诊断。

【任务导入4】

患儿,男,3 岁,家长偶然发现患儿瞳孔区出现黄白色反光,视力下降。医生建议行眼眶CT 检查,结果如下(图 9 - 1 - 4)。

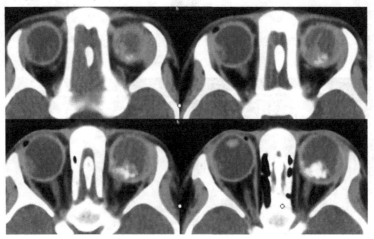

图 9 - 1 - 4 眼眶 CT 平扫

影像表现　左眼球后部软组织肿块,合并斑片及点状钙化,眼环完整。

影像诊断　左侧视网膜母细胞瘤。

【任务实施与分析】

一、视网膜母细胞瘤的疾病概要

视网膜母细胞瘤(retinoblastoma,RB)起源于视网膜核层,是婴幼儿最常见的眼球内恶性神经外胚层肿瘤,多数为单侧发病,约25%双眼发病。肿瘤呈多中心生长,每只眼内可见 3 ~ 5 个小肿瘤。视网膜母细胞瘤有遗传和非遗传两种形式,前者占40%,且双眼发病率高,后者占60%,为体细胞突变所致。

RB 多见于 5 岁以下儿童,绝大多数 3 岁以下发病。大部分是家长偶然发现患儿瞳孔区出现黄白色反光,"猫眼"征象,或视力下降而就诊。眼内肿瘤生长增大,可导致眼内压增高,引起明显的头痛、眼痛,结膜充血等青光眼症状。肿瘤沿视神经向眶内蔓延,可使眼球突出,亦可向颅内蔓延和全身转移而出现相应症状。

二、视网膜母细胞瘤的影像表现

1. CT 表现

眼球后部软组织肿块,境界较清楚,有斑点状、团块状钙化,有时整个肿瘤表现为一钙化的斑块。在 3 岁以下儿童,这种钙化有较大的定性诊断价值,钙化率可达90%。肿瘤可呈多中心生长,彼此分界较清。未钙化的肿瘤在注入对比剂后,可有轻至中度增强。肿瘤突入玻璃体内,形态变扁或呈乳头状,可并发视网膜脱离。

2. MRI 表现

眼球后部局限性软组织肿块,多呈丘状、乳头状,边界较清楚,信号不均,T_1WI 呈稍高或中等信号,T_2WI 呈低或中等信号,肿块多呈中等强化。病灶内长 T_1 和短 T_2 信号提示为钙化。MRI 对 RB 合并视网膜脱离显示好。

【拓展阅读】

0 ~ 6 岁儿童眼保健及视力检查服务规范

一、视力

视力即视觉分辨力,是眼睛所能够分辨的外界两个物点间最小距离的能力。视力是随着屈光系统和视网膜发育逐渐发育成熟的,0 ~ 6 岁是儿童视力发育的关键期,新生儿出生仅有光感,1 岁视力一般可达 0.2,2 岁视力一般可达 0.4 以上,3 岁视力一般可达 0.5 以上,4 岁视力一般可达 0.6 以上,5 岁及以上视力一般可达 0.8 以上。

二、裸眼视力

裸眼视力又称未矫正视力,指未经任何光学镜片矫正所测得的视力,包括裸眼远视力和裸眼近视力。

三、正视化过程

儿童眼球和视力是逐步发育成熟的,新生儿出生时,眼睛发育未成熟,处于远视状态,随着生长发育,眼球逐渐增长,眼远视屈光度数逐渐趋向正视,称之为"正视化过程"。3 岁前生理

屈光度为 +3.00D,4~5 岁生理屈光度为 +1.50D~ +2.00D,6~7 岁生理屈光度为 +1.00D~ +1.50D。

四、远视储备量

新生儿的眼球较小,眼轴较短,此时双眼处于远视状态,这是生理性远视,称之为"远视储备量"。随着儿童生长发育,眼球逐渐长大,眼轴逐渐变长,远视度数逐渐降低而趋于正视。远视储备量不足指裸眼视力正常,散瞳验光后屈光状态虽未达到近视标准但远视度数低于相应年龄段生理值范围。如 4~5 岁的儿童生理屈光度为 150~200 度远视,则有 150~200 度的远视储备量,如果此年龄段儿童的生理屈光度只有 50 度远视,意味着其远视储备量消耗过多,有可能较早出现近视。

五、屈光度

人眼对光线的曲折能力,就是眼睛的屈光度,一般用"D"表示。

六、屈光不正

当眼处于非调节状态(静息状态)时,外界的平行光线经眼的屈光系统后,不能在视网膜黄斑中心凹聚焦,因此无法产生清晰的成像,称为屈光不正,包括近视、远视、散光和屈光参差等。

七、斜视

斜视是指一眼注视时,另一眼视轴偏离的异常眼位。斜视是与视觉发育、解剖发育、双眼视觉功能和眼球运动功能密切相关的一组疾病。斜视患病率约为 3%,其中出生后 6 个月内先天性内斜视患病率为 1%~2%,人群中先天性内斜视患病率为 0.1%。斜视除了影响美观外,还会导致弱视及双眼单视功能不同程度的丧失。早期治疗斜视可以在矫正眼位、恢复外观的基础上,促进视力发育和双眼视觉功能的建立。

八、弱视

视觉发育期内由于单眼斜视、屈光参差、高度屈光不正以及形觉剥夺等异常视觉经验引起的单眼或双眼最佳矫正视力低于相应年龄正常儿童,且眼部检查无器质性病变,称为弱视。分为屈光不正性弱视、屈光参差性弱视、斜视性弱视、形觉剥夺性弱视等。根据普查结果确定年龄在 3~5 岁儿童视力的正常值下限为 0.5,6 岁及以上儿童视力正常值下限为 0.7。弱视患病率较高,为 1%~5%,弱视治疗成功率随着患儿年龄增加而下降,6 岁之后较难矫正,应早诊断早治疗。

节选自国家卫生健康委官网,网址:http://www. nhc. gov. cn/fys/s7906/202106/15c5e7d23b 3843daa3d87d2d7cebc3ce. shtml,有删改

任务 2　耳部疾病

【任务目标】

知识目标:掌握常见耳部疾病(中耳乳突炎、外耳道癌)的影像征象;了解常用影像学检查

方法在耳部疾病诊断中的价值。

技能目标：能够对常见耳部疾病典型病例的影像表现进行分析、诊断及初步的鉴别诊断。

素质目标：尊敬、爱护患者，体现 X 线防护观念；培养实事求是、科学、严谨的工作态度。

【任务导入1】

患者，男，23 岁，发作性右侧耳痛 10 天，右耳流出脓性液体 3 天，发热 2 天，体温 38.5 ~ 39.3℃，右侧听力减退伴右侧头痛。医生建议行颞部 HRCT 检查，结果如下（图 9 - 2 - 1）。

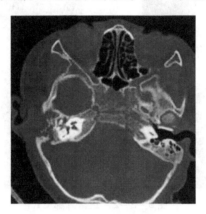

图 9 - 2 - 1　颞骨 HRCT

影像表现　右侧乳突区软组织密度影，骨质边缘破坏，周围骨壁硬化，听小骨形态不规整，外耳道见软组织密度影。

影像诊断　右侧胆脂瘤型中耳乳突炎。

【任务实施与分析】

一、耳部常用的影像学检查方法及正常影像表现

1. 颞骨 CT 检查常用体位

体位：仰卧位，下颌稍内收，两外耳孔与检查床等距，使听眶线垂直床面，两外耳孔与台面等距，正中矢状面与台面正中线重合，使患者的体位成标准的头颅前后位。

基线：颞骨横断面扫描常用 0°和 30°断面（0°头稍后仰，听眶线垂直床面；30°头稍前屈，听眉线垂直丁床面）。

2. 耳部解剖结构

临床医生应熟悉耳部解剖结构，认识听小骨、乳突窦、上鼓室、耳蜗、前庭、半规管、内耳道的解剖结构及影像（图 9 - 2 - 2）。

（1）外耳组成：耳郭、外耳道、骨膜三部分。

耳郭位于头的两侧，凸面向后，凹面朝向前外。外耳道是从外耳门至鼓膜的管道，外耳道外 1/3 为软骨部，内 2/3 为骨性部。鼓膜位于外耳道与鼓室之间，呈椭圆形半透明的薄膜。

（2）中耳组成：鼓室、咽鼓管、乳突窦、乳突小房。

鼓室是位于颞骨岩部内的含气不规则小腔，鼓室有 6 个壁，鼓室内有听小骨（锤骨、砧骨、镫骨）、韧带、肌、血管和神经等。咽鼓管连通鼻咽部与鼓室。乳突窦位于鼓室上隐窝的后方，向前开口于鼓室后壁上部，向后下与乳突小房相通。乳突小房为颞骨乳突部内的含气小腔隙。

（3）内耳组成：骨迷路（前庭、骨半规管、耳蜗）和膜迷路。

骨迷路是由骨密质围成的腔隙与管道，沿颞骨岩部长轴排列，依次可分为耳蜗、前庭和骨半规管。膜迷路套于骨迷路内，膜迷路内充满内淋巴。

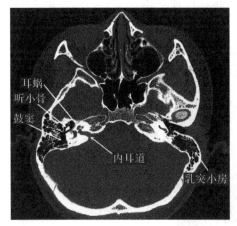 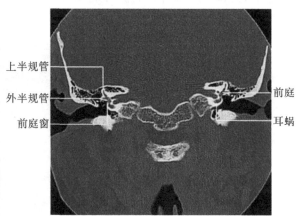

图 9-2-2　正常耳部 CT

二、中耳乳突炎的疾病概要

中耳乳突炎（otomastoiditis）是耳部常见炎症，其分类方法很多。按起病缓急和临床特点分为急性和慢性中耳乳突炎；按病原体分为化脓性和非化脓性中耳乳突炎；按病理类型分为单纯型、肉芽肿型、胆脂瘤型。由于儿童咽鼓管较短，管径较粗等特点，急性化脓性中耳炎好发于儿童，致病菌以溶血性链球菌、金黄色葡萄球菌、肺炎双球菌及变形杆菌较多见。

病理上早期中耳黏膜充血，血浆、白细胞等渗出，鼓室黏膜增厚，随着渗出物增加，鼓室内压力增高，最终可导致鼓膜穿孔。若处置及时，炎症可逐渐消退，病情好转。较大儿童及成人化脓性中耳炎一般并发乳突炎。

本病的全身症状包括发热、食欲减退等，小儿全身症状较重。耳部疼痛表现为耳深部痛，穿孔后减轻；听力减退是由听骨破坏导致传导性耳聋；耳漏则是由鼓膜穿孔后耳内有液体流出，形成胆脂瘤后，可长期持续流脓，并有特殊恶臭。

三、中耳乳突炎的影像表现

临床怀疑中耳乳突炎时，常首选颞骨 HRCT 进行检查，MRI 则用于诊断颅内、外并发症及鉴别诊断。

1. 单纯型

单纯型表现为鼓室及鼓窦内被软组织密度充填，鼓室壁骨质破坏不明显。盾板无骨质破坏，鼓室上隐窝不扩大。

2. 肉芽型

肉芽型表现为鼓室及乳突气房密度增加，鼓室壁骨质破坏。盾板无骨质破坏，鼓室上隐窝扩大，密度增加，鼓室盖可增厚、硬化或者破坏，外耳道后壁骨嵴也可破坏。

3. 胆脂瘤型

胆脂瘤型表现为鼓室及乳突气房密度增加,鼓室壁硬化,鼓窦入口增大,鼓室上隐窝扩大被软组织密度影占据,盾板骨质破坏是胆脂瘤的特征性表现(图9-2-3)。

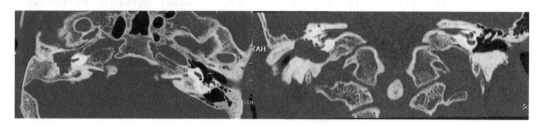

图9-2-3　胆脂瘤型中耳乳突炎

CT:右侧鼓室内软组织肿块,鼓室骨壁硬化,听小骨破坏吸收,盾板破坏,内耳受侵。

【讨论】

(1)中耳乳突炎骨质破坏的病理生理学原因是什么? 哪些部位经常发生骨质破坏?

(2)中耳乳突炎影像学检查的适应证是什么? 此种疾病还有哪些影像学检查方法?

【任务导入2】

患者,男,67岁,左耳隐痛4年余,偶伴有溢液,左耳听力下降,近半年疼痛逐渐明显,溢液增多,听力明显下降。查体:左耳区压痛,局部软组织肿胀。医生建议行颞部CT检查,结果如下(图9-2-4)。

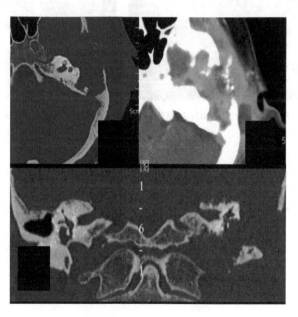

图9-2-4　颞部CT平扫

影像表现　左侧颞骨乳突部骨质破坏,局部见软组织密度肿块,密度不均匀,边界清楚。

影像诊断　左侧外耳道及乳突区恶性肿瘤,建议行增强CT扫描及MRI检查。

【任务实施与分析】

一、外耳道癌的疾病概要

外耳道癌(carcinoma of external auditory canal)常有外耳道慢性炎症病史,病理多为鳞癌,少数为基底细胞癌及耵聍腺癌,预后差。本病多见于中老年患者,早期有传导性耳聋,外耳道分泌物、剧烈耳痛,分泌物呈水样,可带血或有臭味。

二、外耳道癌的影像表现

CT 检查有两方面的作用:一是显示癌肿对颞骨特征性的骨侵蚀,二是显示病变的范围。病变早期,CT 表现为外耳道内不规则的软组织肿块及相应部位的骨壁侵蚀。如果肿瘤进一步向前下发展,会导致颞下颌关节窝的侵蚀、下颌骨髁突的移位。肿瘤向乳突发展,表现为典型的虫蚀样破坏,也常常累及面神经垂直段。

当肿瘤向内侧发展,则表现为中耳内的软组织肿块。随后,肿瘤经常向下发展侵蚀颈静脉窝,或向内侵蚀岩锥。最后,颞骨可被完全破坏掉并累及邻近的骨结构。当病变范围超出颞骨外时,MRI 对于病变颅内、颅外的显示优于 CT(图 9 - 2 - 5)。

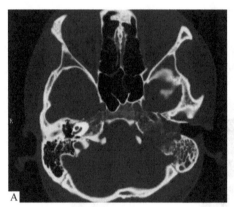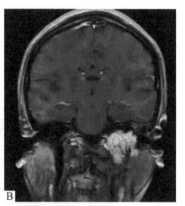

A. CT:邻近颞骨骨质破坏;B. MRI:左侧外耳道深部不规则形软组织肿块,呈明显强化。

图 9 - 2 - 5　左侧外耳道癌

【讨论】

如果患者为中老年糖尿病患者,颞部 CT 示外耳道区软组织密度肿块,同时伴有颞骨骨质破坏,可直接诊断为外耳道鳞癌吗?如何与坏死性外耳道炎相鉴别?

任务 3　鼻窦疾病

【任务目标】

知识目标:掌握正常鼻窦 CT 表现;掌握常见鼻窦疾病(鼻窦炎、真菌性鼻窦炎)的影像征象;了解鼻窦疾病的常用影像学检查方法。

技能目标:能够对鼻窦常见疾病典型病例的影像表现进行分析、诊断及初步的鉴别诊断。

素质目标:尊敬、爱护患者,体现 X 线防护观念;培养实事求是、科学、严谨的工作态度。

【任务导入 1】

患者,男,21 岁,感冒后鼻塞,头痛 5 天,双侧上颌窦区压痛,曾于外院拍摄 X 线平片未见明显异常。医生建议行鼻窦 CT 检查,结果如下(图 9 - 3 - 1)。

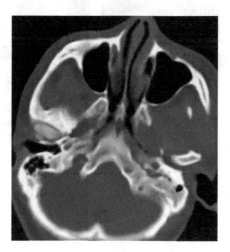

图 9 - 3 - 1　鼻窦 CT 平扫

影像表现　双侧上颌窦、筛窦、蝶窦及额窦黏膜无明显增厚,窦腔内未见明显异常密度影,诸鼻窦窦壁骨质未见明显破坏征象。鼻腔通畅,鼻中隔居中,鼻甲未见明显异常。

影像诊断　鼻窦 CT 平扫未见明显异常。

【任务实施与分析】

一、鼻窦常用的影像学检查方法

1. X 线检查

X 线平片目前大多作为鼻和鼻窦的筛选检查方法,进一步检查应选 CT 或 MRI。

2. CT 检查

CT 是鼻和鼻窦检查的重要手段,可以提供详细的病变和解剖结构信息,特别是鼻和鼻窦的骨质结构。

3. MRI 检查

MRI 具有较高的软组织分辨力,还可多方位成像,对于显示鼻窦黏膜及软组织病变优于 CT。

二、鼻窦的解剖结构及正常影像表现

鼻分为外鼻、鼻腔和鼻窦。外鼻以鼻骨和鼻软骨为支架,分为骨部和软骨部。鼻腔是由骨和软骨及其表面被覆的黏膜和皮肤构成,被鼻中隔分为两半,向前通外界处称鼻孔,向后通鼻咽处称鼻后孔。鼻窦是鼻腔周围含气颅骨的腔,开口于鼻腔。鼻窦有 4 对,左右相对分布,包括额窦、筛窦、蝶窦及上颌窦。额窦位于额骨眉弓深部,左右各一;筛窦是指位于鼻腔外侧壁上部与两眶之间筛骨迷路内的小气房;蝶窦位于蝶骨体内,被中隔分为左、右两腔;上颌窦位于上颌体内,有 5 个壁:前壁为上颌体前面的尖牙窝,骨质较薄;上壁即眶下壁;底壁即上颌骨的牙槽突;内侧壁即鼻腔的外侧壁;后外壁与翼腭窝毗邻(图 9-3-2)。

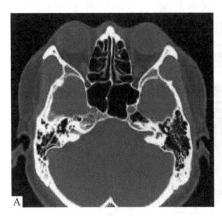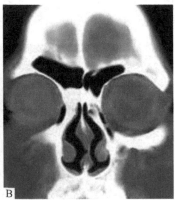

A.CT(轴位):双侧正常筛窦、蝶窦,B.冠状位:双侧正常额窦。

图 9-3-2　正常鼻窦 CT 表现

【讨论】

(1)鼻窦分为几对,分别开口于哪里?

(2)上颌窦有哪几个壁,分别是什么?

【任务导入 2】

患者,男,25 岁,感冒后鼻塞、流脓涕、头痛半月余,左侧上颌窦区可有压痛,发热 2 天,体温 37.5～38.3℃。医生建议行鼻窦 CT 检查,结果如下(图 9-3-3)。

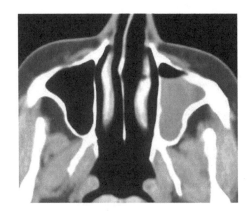

图 9-3-3　鼻窦 CT 平扫

影像表现　左侧上颌窦内见高密度影充填,可见气液平面,上颌窦窦壁骨质无破坏,其余窦腔未见明显异常密度,窦壁骨质未见明显改变。

影像诊断　左侧上颌窦炎。

【任务实施与分析】

一、鼻窦炎的疾病概要

鼻窦炎(nasosinusitis)由细菌感染引起。基本病理表现为黏膜充血水肿、炎细胞浸润、脓性分泌物产生,由于窦口阻塞或狭小常有分泌物潴留。感染可向周围扩展,导致眼眶甚至颅内并发症。慢性炎症多由急性炎症迁延而来,常见黏膜腺体增生,囊肿或息肉形成,分泌物潴留,骨质增生硬化。临床表现常见鼻塞、流脓涕、头痛,病变鼻窦区可有压痛。炎症较重时,甚至有全身症状。慢性者病情常有反复,上述表现时轻时重。

二、鼻窦炎的影像表现

1. X 线表现

病变较轻时无异常发现,较重时窦腔密度均匀性增高,有时可见气 – 液平面,通过腔内气体对比可显示黏膜增厚。慢性期黏膜肥厚明显,呈环形或息肉样。黏膜下皮质白线消失,窦壁骨质增厚、硬化或吸收变薄。

2. CT 表现

急性期鼻甲及窦壁黏膜增厚肿胀,厚薄不均,范围相对局限,可有多个窦壁受累。窦腔分泌物呈低密度,引流不畅时出现气 – 液平面,增强黏膜线状强化,腔内积液不强化。急性炎症可经血管周围间隙蔓延,发生眶、面部的蜂窝织炎,还可导致颅内感染等,窦壁骨质一般无异常改变。

慢性期黏膜不均匀增厚,伴有黏膜囊肿或息肉。窦腔分泌物积聚、密度略高,窦腔骨质增生硬化。若窦腔内充满息肉可致窦腔扩大,甚至骨质破坏;增强扫描可见增厚黏膜明显强化,富有血管增生或炎症的息肉也可增强,但脓液不强化(图 9 – 3 – 4)。

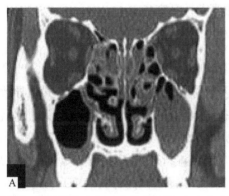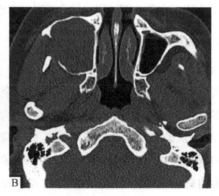

A. 冠状位:双侧筛窦及上颌窦黏膜增厚,窦腔内见软组织密度影充填,以左侧上颌窦为著;B. 轴位:右侧上颌窦窦腔内见软组织密度影充填,窦壁骨质变薄、后外壁局限性骨质破坏。

图 9 – 3 – 4　慢性上颌窦炎

3. MRI 表现

增厚黏膜的 T_1WI 呈低信号,T_2WI 呈高信号。窦腔分泌液为浆液性,其 T_1WI 呈低信号,T_2WI 呈高信号。窦腔阻塞时,分泌物中水分被吸收,黏稠度增高,T_2WI 高信号不断降低;如分泌液中含蛋白较高或窦腔内有出血,T_1WI 和 T_2WI 呈高信号。MRI 显示黏膜非常敏感,但 3 岁以下幼儿鼻窦黏膜丰富,除非有临床表现,否则不应认为是炎症。

【讨论】

(1)鼻窦炎如未能得到有效控制,会引起哪些并发症?

(2)对于鼻窦病变有哪些影像学检查方法,各有什么优势?

【任务导入3】

患者,女,62岁,有糖尿病史,鼻塞、流脓涕、头痛,双侧上颌窦区压痛。医生建议行鼻窦CT检查,结果如下(图9-3-5)。

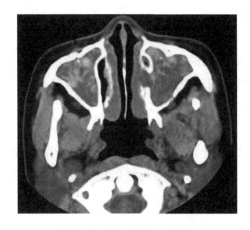

图9-3-5 鼻窦CT平扫

影像表现 双侧上颌窦窦腔内见软组织密度充填,其内可见更高密度影及点状钙化,周围未见明显骨质破坏。

影像诊断 双侧上颌窦炎,结合病史,考虑真菌性鼻窦炎。

【任务实施与分析】

一、真菌性鼻窦炎的疾病概要

真菌性鼻窦炎(fungal sinusitis)主要由全身因素、局部因素和外界因素共同导致产生,全身因素多数可能是由于长期使用广谱抗生素、抗肿瘤药、糖皮质激素类药或者长期慢性消耗性疾病,局部因素最常见的是鼻腔的解剖结构畸形,比如中鼻道狭窄等,导致鼻窦黏膜出现炎症、水肿、阻塞鼻窦口。外界因素多数是由于居住环境潮湿,长期从事家禽养殖工作等。最常见的病原菌为曲霉菌和毛霉菌,分为侵袭性和非侵袭性,非侵袭性曲霉菌病变局限于鼻窦的黏膜,侵袭性曲霉菌感染侵入黏膜血管,致血栓形成,鼻窦黏膜和骨壁坏死。本病以成年女性多见,临床多表现为鼻塞、流涕、涕中带血,有时出现反复鼻出血,擤出污秽的痂皮或绿色胶状分泌物,抗生素治疗无效。

二、真菌性鼻窦炎的影像表现

1. CT表现

CT可显示鼻窦内软组织增生影,呈不规则息肉状,病变密度中等偏高,窦腔中央可残留空气影,一般无积液和气液平;软组织亦可充满窦腔,增强扫描可见强化。增生的软组织内可见散在斑片状或砂粒状高密度的钙化。非侵袭性可见窦壁骨质硬化,但骨质破坏少见。侵袭性可见骨质破坏,并可向鼻窦周围的颅面部扩展(图 9-3-6)。

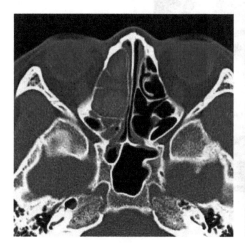 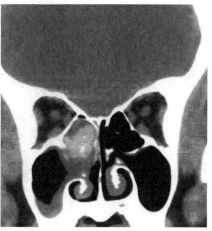

图 9-3-6　真菌性鼻窦炎

CT:右侧筛窦窦腔内见软组织密度影充填,软组织内散在砂粒状钙化,窦壁骨质未见明显破坏。

2. MRI 表现

由于真菌菌丝含有锰等顺磁性物质以及分泌物蛋白含量不同,T_1WI 表现多种多样,可为片状高信号、低信号或等信号,T_2WI 可见片状极低信号,增强扫描后鼻窦软组织影不均匀强化,受累的邻近结构的软组织影也强化。

【讨论】

(1)侵袭性真菌性鼻窦炎有哪些临床病理特点?

(2)侵袭性真菌性鼻窦炎与鼻窦癌怎样鉴别?

任务 4　咽喉部疾病

【任务目标】

知识目标:掌握咽喉部正常影像表现;掌握咽喉部常见疾病(鼻咽血管纤维瘤、鼻咽癌、喉癌)的影像征象;了解咽喉部疾病常用影像学检查方法。

技能目标:能够对咽喉部常见疾病典型病例的影像表现进行分析、诊断及初步的鉴别诊断。

素质目标:尊敬、爱护患者,体现 X 线防护观念;培养实事求是、科学、严谨的工作态度。

【任务导入 1】

病例 1:患者,女,26 岁,口咽部不适。医生建议行口咽部 CT,结果如下(图 9-4-1)。

影像表现　口咽腔通畅,管腔未见明显变窄。双侧咽隐窝及梨状窝对称,管壁无明显增厚,未见明显占位征象。双侧颈部未见明显肿大淋巴结影。

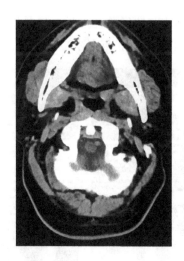

图 9 - 4 - 1　咽部 CT 平扫

影像诊断　咽部 CT 平扫未见明显异常。

病例 2：患者，女，43 岁，喉部不适。医生建议行喉部 CT 检查，结果如下（图 9 - 4 - 2）。

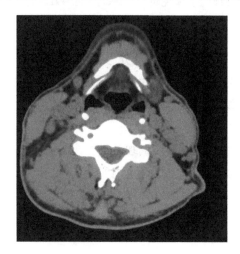

图 9 - 4 - 2　喉部 CT 平扫

影像表现　喉腔对称无狭窄，双侧声带对称，声门裂正常，双侧假声带对称无异常，会厌软骨形态及密度正常，会厌前间隙脂肪密度正常，双侧喉旁间隙及梨状隐窝对称，喉部软骨未见明显异常。

影像诊断　喉部 CT 平扫未见明显异常。

【任务实施与分析】

一、咽喉部常用的影像学检查方法

咽喉部疾病多以 CT 和 MRI 检查为首选，MRI 常较 CT 检查价值更大。

1. CT 检查

多采用横断面扫描，先行平扫。增强扫描多用于血管性疾病的诊断，此外，还可用于急性炎症时显示脓肿壁、病变蔓延情况以及了解肿块的血供、病灶与周围组织的关系。

2. MRI 检查

MRI 检查常规采用矢状面、横断面和冠状面,层厚 1 ~ 5mm,先行平扫,发现病灶后可行增强扫描。

二、咽喉部的正常影像表现

1. CT 表现

(1)咽部:鼻咽腔位于中央,为含气空腔,略呈方形,CT 平扫可见其正前方为鼻中隔及两侧鼻腔,后方为椎前软组织与寰椎前弓及枢椎齿状突相对。两侧壁中部的半圆形隆起为咽鼓管圆枕,前方的含气凹陷为咽鼓管咽口,后方较宽的斜行裂隙为咽隐窝。

(2)喉部:平扫软组织窗可清楚地显示会厌、喉前庭、杓状会厌壁、梨状隐窝、假声带、真声带、声门下区的结构,喉外肌肉、血管、间隙等组织;骨窗可显示舌骨、甲状软骨、杓状软骨、环状软骨的位置、形态及其关系。增强扫描后喉黏膜明显强化。

2. MRI 表现

(1)咽部:横断面可见双侧咽隐窝对称,咽鼓管圆枕和咽鼓管咽口清晰,鼻咽黏膜、黏膜下肌肉层和咽旁间隙组织显示清晰。

(2)喉部:喉肌在 T_1WI 和 T_2WI 呈偏低均匀信号;喉软骨呈中等信号;喉黏膜 T_1WI 呈中等信号,T_2WI 呈明显高信号;咽旁间隙在 T_1WI 和 T_2WI 均呈高信号;喉前庭、喉室和声门下区均呈极低信号;血管流空效应无信号。

【任务导入 2】

患者,男,16 岁,自述晨起痰中带血,夜间睡眠打鼾。医生建议行鼻咽部 CT 检查,结果如下(图 9 - 4 - 3)。

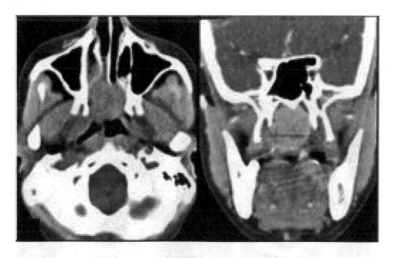

图 9 - 4 - 3　鼻咽部 CT 平扫及增强扫描

影像表现　鼻中隔后方见一类圆形软组织密度影,与鼻咽部顶部相连,CT 值约 30Hu,其内未见明显钙化影,增强扫描后呈明显较均质强化,CT 值最高达 76Hu,邻近骨质未见明显异常。

影像诊断 鼻咽血管纤维瘤。

【任务实施与分析】

一、鼻咽血管纤维瘤的疾病概要

鼻咽血管纤维瘤(angiofibroma of nasopharynx)病因不明,起源于后鼻孔或鼻咽顶壁颅底筋膜,在后鼻腔、鼻咽部生长,组织学上由复杂血管网与纤维基质构成,根据血管与纤维组织所占比例不同,称为血管纤维瘤或纤维血管瘤。本病属良性肿瘤,但具有侵袭性,肿瘤可向周围间隙扩展、压迫邻近骨质,不易完全切除,易复发。本病好发于青少年男性,10~25岁多见,以反复大量鼻出血为临床表现,肿瘤可引起鼻塞、耳鸣和听力下降,若压迫颅底神经引起相应症状。

二、鼻咽血管纤维瘤的影像表现

1. X 线表现

肿瘤较小时显示不清,较大者侧位片示突入咽腔的软组织肿块,轮廓光滑,与后鼻孔相接,颅底骨受压变形。

2. CT 表现

鼻咽部大小不一的软组织肿块,密度较均匀,较大者可有坏死区。平扫时肿块与邻近肌肉密度相仿,边界不清;增强扫描后肿块有明显增强及延迟强化,肿块边界清楚,瘤体内一般不含有静脉石或钙化灶,可清楚显示肿瘤大小及邻近结构的情况。相邻骨质受压变形,或压迫性骨吸收。

3. MRI 表现

肿瘤多为椭圆形,早期位于一侧鼻咽腔内,基底部紧贴翼内板或鼻咽顶,常通过组织间隙向周围扩展。瘤体信号较肌肉为高,以 T_2WI 更为明显,小肿块内血管流空现象不明显,可显著增强。肿瘤范围及向周围结构的蔓延情况可清晰显示,在肿瘤定位、显示颅内侵犯范围及分期等方面正确率较高。

【任务导入3】

患者,男,55岁,鼻塞、流涕,左颈部发现肿物。医生建议行鼻咽部 CT 检查,结果如下(图9-4-4)。

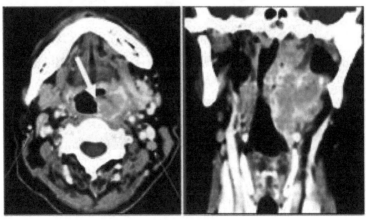

图 9-4-4 鼻咽部 CT 平扫及增强扫描

影像表现　鼻咽腔左侧壁见软组织肿块影响周围浸润,局部坏死,增强扫描可见明显不均匀强化,左侧咽隐窝消失。双侧颈部见多发增大淋巴结影。

影像诊断　左侧鼻咽癌并双侧颈部多发淋巴结转移。

【任务实施与分析】

一、鼻咽癌的疾病概要

鼻咽癌(carcinoma of nasopharynx)多起源于鼻咽部黏膜上皮,多数为鳞癌,极少数为起源于黏膜腺的腺癌,另外还有淋巴瘤等非上皮肿瘤。病变多位于咽隐窝附近,浸润生长,引起鼻咽腔变形缩小,出现鼻塞及涕中带血,向颅底扩展引起骨质破坏,出现头痛及神经损害。鼻咽淋巴组织丰富,早期即发生淋巴结转移。本病好发于中老年男性,最常发生于鼻咽顶后壁及侧壁,主要有血涕、鼻出血、鼻塞等症状。颈淋巴结转移高达 80%,部分患者往往以颈部肿块就诊。

二、鼻咽癌的影像表现

1. CT 表现

鼻咽腔不对称变形,一侧咽隐窝变平消失为 CT 检查最常见的早期表现。肿瘤逐渐向鼻咽腔及黏膜下生长浸润,形成鼻咽侧后壁的软组织肿块,平扫为等密度,边界不清,增强扫描后见轻、中度强化。肿瘤向下蔓延至口咽部甚至喉部;向前延伸到翼腭窝、后鼻孔;向后累及咽后间隙、椎前间隙、软腭和扁桃体;向两侧累及咽旁间隙、颞下窝;向颅底蔓延,相应骨质被破坏,侵入颅内累及海绵窦、颞叶及桥小脑角等处。颈部淋巴结转移,多见于颈深淋巴结,大小不等,呈等密度,中心可有低密度坏死区。

2. MRI 表现

MRI 检查可见肿瘤在 T_1WI 为中等信号,T_2WI 信号较肌肉略高,同侧咽旁间隙被侵犯、变形,咽颅底筋膜界面消失,肿瘤与邻近结构分界不清。咽鼓管咽口阻塞、乳突气房积液。肿瘤侵犯颅底骨时,斜坡内骨松质高信号表现为中等信号,冠状位显示较好。T_1WI 增强扫描显示病变侵犯范围较为准确。

【讨论】

哪种影像学检查方法对评估鼻咽癌放疗后的疗效评估最为有效?

【任务导入 4】

患者,男,60 岁,喉部疼痛一月余,加重 2 天。医生建议行喉部 CT 检查,结果如下(图 9 - 4 - 5)。

影像表现　会厌及左侧杓会厌皱襞左侧部分不均匀增厚、局部呈肿块状,CT 值约 52Hu,边界不清,喉腔明显狭窄,增强扫描后病变呈不均匀较明显强化,CT 值约 80Hu,左侧梨状窝变浅。颈部未见明显肿大淋巴结影。左侧甲状软骨上角可见骨质破坏,舌骨、杓状软骨未见明显骨质异常。

影像诊断　喉癌。

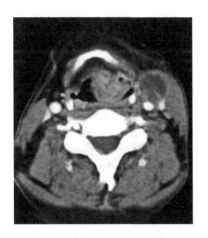

图 9 - 4 - 5 喉部 CT 平扫及增强扫描

【任务实施与分析】

一、喉癌的疾病概要

喉癌(laryngeal carcinoma)绝大多数为鳞癌,吸烟、饮酒及病毒感染为可能的发病因素。肿瘤起自局部黏膜,早期黏膜局部不均匀增厚,进一步呈结节状或块状生长引起喉腔变形,晚期破坏喉软骨并向喉外发展;淋巴转移至颈部和纵隔淋巴结,血行转移至骨、肺、肝、肾、脑等远处器官。本病多见于中老年男性,多表现为咽部不适、异物感、声音嘶哑、吞咽困难及颈部包块。

按解剖部位喉癌可分为声门上型、声门型、声门下型和混合型四种。①声门上型:发生于会厌、杓会厌皱襞及室带等处。②声门型:发生于声带的喉室面。③声门下型:发生于声带下缘至环状软骨下缘之间。④混合型:侵犯声门和声门上区,为喉癌的晚期表现。

二、喉癌的影像表现

1. CT 表现

(1)声门上型。①会厌型:发生于会厌喉面,肿瘤向前侵犯会厌前间隙,向上达会厌隙,向下至假声带及喉室,向两侧浸润杓会厌皱襞。②假声带型:好发于假声带的中前段,游离缘软组织突起。向前侵犯会厌基底部,也可达对侧假声带的前端;向下达喉室及声带;向后达杓会厌皱襞。③喉室型:原发于喉室内,由于假声带的掩盖,早期不易发现,增大后被误认为是发生于假声带或声带。

(2)声门型。声带局限性增厚、隆起和声带固定是声门型喉癌的重要征象。主要发生于声带膜部,早期表现为膜部局限性增厚和隆起,密度略高,声带活动自如。较大时,一侧声带不规则增厚并隆起,向前侵犯前联合,向后累及杓状软骨。若声带固定,提示喉肌和杓状软骨受累。肿瘤向声带深部发展达喉旁间隙,表现为脂肪间隙被弥漫或局限性软组织肿块影代替。晚期侵犯喉室、会厌及声门下区,声带固定、气道变窄。

(3)声门下型。声门下区基底较宽的软组织肿块,增强扫描后轻中度强化,边缘不整。肿瘤向上累及声带,向后侵犯杓状软骨,向前累及颈部软组织,向下达气管。喉前、气管前及颈深淋巴结转移多见。

（4）混合型。喉癌晚期表现，病灶范围较大，累及声门区及声门上区，伴有周围软组织、喉软骨浸润和淋巴结转移。

2. MRI 表现

T_1WI 肿瘤表现为等信号或略低信号，坏死区信号更低；T_2WI 为高信号，坏死区更高。增强扫描后肿瘤不同程度强化。MRI 能更清楚地显示肿瘤的范围及喉软骨的破坏情况。

【讨论】

如何对喉癌进行鉴别诊断？

任务 5　口腔颌面部疾病

【任务目标】

知识目标：掌握口腔颌面部正常影像表现；掌握口腔颌面部常见疾病（成釉细胞瘤、腮腺混合瘤）的影像征象；了解口腔颌面部疾病常用影像学检查方法。

技能目标：能够对常见口腔颌面部疾病典型病例的影像表现进行分析、诊断及初步的鉴别诊断。

素质目标：尊敬、爱护患者，体现 X 线防护观念；培养实事求是、科学、严谨的工作态度。

【任务导入 1】

患者，女，65 岁，左侧下颌部肿胀疼痛不适。医生建议行颌面部 CT 检查，结果如下（图 9 - 5 - 1）。

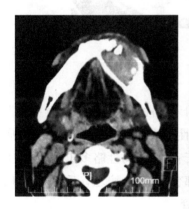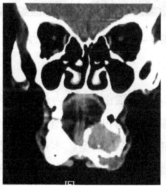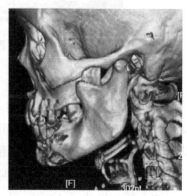

图 9 - 5 - 1　颌面部 CT 平扫及重建

影像表现　下颌骨左侧见不规则膨胀性骨质破坏，范围约 3.6cm × 2.7cm × 3.5cm，与周围结构分界较清晰。其内密度不均匀，见软组织密度影及少许点状高密度影，边缘骨质菲薄，局部不连续。

影像诊断　左侧下颌骨成釉细胞瘤。

【任务实施与分析】

一、口腔颌面部常用的影像学检查方法及正常表现

1. 影像学检查方法

口腔颌面部常用影像学检查方法为常规 CT 平扫,包括横断面扫描(轴位扫描)及冠状面扫描两种。横断面扫描为基本的检查方法,在临床上应用最多。扫描时患者取仰卧位,扫描范围为自颅底至下颌骨下缘 2cm。冠状面扫描时,扫描平面与听眦平面或听眶平面垂直,扫描范围自颞骨乳突后缘至鼻骨。

2. 正常影像表现

横断面图像在不同层面可以显示口腔颌面部不同结构的图像,眼眶平面可见眼球、眶壁、视神经、眼内、外直肌、筛窦及蝶窦;上颌窦上部平面可见上颌窦、鼻腔、翼板、翼腭窝、颞下窝、髁状突及翼外肌等;上颌窦中部平面可见上颌窦、下颌升支、咬肌、茎突、乳突、腮腺及鼻咽腔等;经上颌窦底部平面可见上颌窦底部、腮腺、翼内肌、咬肌、咽腔及咽旁间隙等(图 9 – 5 – 2)。

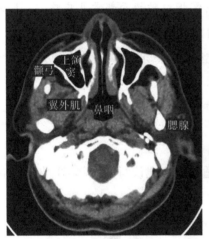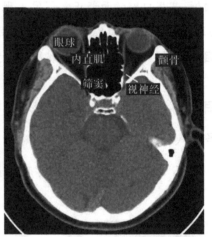

图 9 – 5 – 2　正常颌面部 CT 平扫

二、成釉细胞瘤的疾病概要

成釉细胞瘤(ameloblastoma)又称造釉细胞瘤,为最常见的牙源性良性肿瘤。肿瘤主要来源于牙釉质原基上皮层的基底细胞,多为骨内生长型,虽为良性肿瘤,但常呈浸润性生长。病理分型主要包括多囊型、单囊型和局部恶性征型。本病多见于青壮年,男性略多于女性;80%发生于下颌骨,肿瘤生长缓慢,早期无症状,增大时引起颌面部变形,肿块按之有乒乓球感,病变处可有牙齿松动、移位或脱落。合并感染时,出现疼痛及瘘管。

三、成釉细胞瘤的影像表现

1. X 线表现

①多囊型主要表现为蜂窝和皂泡状骨质破坏区,常成群排列,其边缘常为高密度骨质线所包绕。②单囊型主要表现为单囊状低密度骨质结构破坏区,边缘可呈分叶,有切迹,内可见牙齿,少见钙化。③局部恶性者主要表现为颌骨骨松质和骨密质的溶解破坏,颌骨外形轮廓消

失,周围软组织常肿胀。

2. CT 表现

可清晰显示颌骨的囊样破坏,周边可见线样高密度影包绕,增强扫描可见病灶强化不明显。

3. MRI 表现

病变部位 T_1WI 呈低、中信号,T_2WI 呈高信号,边界清,且 MRI 能清晰显示病变浸润的范围及病变和正常骨髓的界面。

【任务导入 2】

患者,男,37 岁,2 个月前洗澡时无意中发现右侧耳垂下为一类圆形肿物,无明显疼痛,近日感觉似有增大。查体:右侧腮腺区有一软组织肿物,质韧、略有活动度。医生建议行颌面部 CT 检查,结果如下(图 9 - 5 - 3)。

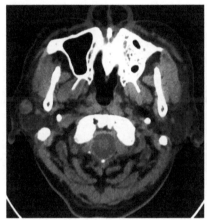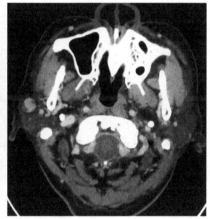

图 9 - 5 - 3　口腔颌面部 CT 平扫及增强扫描

影像表现　右侧腮腺区类圆形软组织密度肿块,较正常腺体密度略高,密度均匀,边界清楚,呈明显不均匀强化。

影像诊断　右腮腺占位,考虑腮腺混合瘤。

【任务实施与分析】

一、腮腺混合瘤的疾病概要

腮腺混合瘤(mixed tumor of parotid gland)又称多形性腺瘤, 多为类圆形肿块,包膜完整,边界清楚,其内见软骨样组织、黏液样组织和角化物,可囊变,少数可恶变。本病多见于青壮年,腮腺区或者耳后区有隆起包块,质地韧,生长缓慢,常无意发现,包块表面光滑,界限清楚,与周围组织不粘连,无明显压痛。

二、腮腺混合瘤的影像表现

1. CT 表现

腮腺内有圆形或椭圆形软组织密度肿块,较正常腺体密度略高,密度均匀,边界清楚,可呈不规则或浅分叶状,增强扫描早期,肿块边缘可清楚或不清楚,晚期廓清迟缓,呈延迟强化,病灶内囊变区不强化。

2. MRI 表现

腮腺区肿块信号均匀,T_1WI 呈等信号,T_2WI 呈略高信号。发生囊变时,其内信号不均匀。

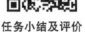

任务小结及评价　　　任务习题

参考文献

［1］ 田本祥,阴祖栋.医学影像诊断学［M］.2版.西安:西安交通大学出版社,2020.

［2］ 夏瑞明,刘林祥.医学影像诊断学［M］.4版.北京:人民卫生出版社,2020.

［3］ 王兴武.医学影像诊断学［M］.2版.北京:人民卫生出版社,2009.

［4］ 唐陶富,徐秀芳.CT检查与诊断技术［M］.北京:人民卫生出版社,2015.

［5］ 王振常,张晓鹏.医学影像学PBL教程［M］.北京:人民卫生出版社,2014.

［6］ 赵斌,祁吉,郭启勇.医学影像基础诊断学［M］.济南:山东科学技术出版社,2007.

［7］ 韩萍,于春水.医学影像诊断学［M］.4版.北京:人民卫生出版社,2017.

［8］ 白人驹,张雪林.医学影像诊断学［M］.北京:人民卫生出版社,2010.

［9］ 王鸣鹏.医学影像技术学［M］.北京:人民卫生出版社,2012.